全国中医药继续教育教材

中医外治技术

主　编　于天源　孟丽华

副主编　刘　军　张林峰　曾耀明　罗会斌

编　委（按姓氏笔画排序）

于天源　吕桃桃　刘　军　刘瑄慈
闫金燕　杨　超　吴　凡　张林峰
周　嫱　孟庆德　孟丽华　耿　楠
贾文端　曾耀明

中国中医药出版社
·北　京·

图书在版编目（CIP）数据

中医外治技术 / 于天源，孟丽华主编 .—北京：中国中医药出版社，2016.12（2021.12 重印

全国中医药继续教育教材

ISBN 978 – 7 – 5132 – 3789 – 5

Ⅰ .①中… Ⅱ .①于… ②孟… Ⅲ .①外治法—继续教育—教材
Ⅳ .①R244

中国版本图书馆 CIP 数据核字（2016）第 266133 号

中国中医药出版社出版
北京经济技术开发区科创十三街 31 号院二区 8 号楼
邮政编码 100176
传真 010 64405721
三河市同力彩印有限公司印刷
各地新华书店经销

开本 710×1000 1/16 印张 17 字数 268 千字
2016 年 12 月第 1 版 2021 年 12 月第 7 次印刷
书号 ISBN 978 – 7 – 5132 – 3789 – 5

定价 75.00 元
网址 www.cptcm.com

服务热线 010 64405510
购书热线 010 64065415 010 64065413
微信服务号 **zgzyycbs**

书店网址 **csln.net/qksd/**
官方微博 **http：//e.weibo.com/cptcm**

淘宝天猫网址 **http：//zgzyycbs.tmall.com**

前言

中医外治技术是一类具有明显中医特色的治疗技术，其疗效独特、作用迅速、历史悠久，具有简、便、廉、验之特点，包括针灸、按摩、熏洗、敷贴、贴膏药、头针、足疗、耳穴疗法、物理疗法等百余种方法，其治疗范围遍及内、外、妇、儿、骨伤、皮肤、五官、肛肠等科，与内治法相比具有“殊途同归，异曲同工”之妙，对“不肯服药之人，不能服药之症”，尤其对危重病症，更能显示出其治疗之独特，故有“良丁（高明的医生）不废外治”之说。

外治这一名词的出现由来已久，早在《素问·至真要大论》便有“内者内治，外者外治”的说法，其后历代医家著作中多有涉及，但其研究范围及概念一直不十分明确。至清中叶，《急救广生集》（德生堂外治秘方）、《理瀹骈文》（外治医说）相继刊行，至此外治理论趋向成熟，中医外治的发展也达到一个鼎盛时期。

本书对中医外治技术进行了简要的总结，内容分为上篇总论和下篇各论两部分，上篇主要介绍中医外治技术的基础理论知识和基本技术，下篇主要介绍在临床各科如何运用中医外治技术。

第一章概论重点讲述中医外治技术的起源、发展简史及相关中医基础理论，介绍了外治技术的起源和特点，并从秦汉、魏晋及隋唐、宋金元明清、新中国成立后四个阶段介绍了中医外治技术的发展史。同时，为了使不具备中医基础知识的读者能够顺利地学习中医外治技术，简要介绍了与之相关的最基本的中医基础理论，包括经络学说、藏象学说和气血津液学说。

第二章介绍了常用中医外治技术，为本书内容的主要部分。本章按照外治技术的种类分为十节，详细介绍了推拿疗法、拔罐疗法、刮痧疗法、透皮给药疗法、灸疗法、腧穴疗法、针刺疗法、头皮针疗法、耳针疗法、放血疗法等十种治疗方法的使用技巧和注意事项，以及每种治疗方法的适应证、禁忌证。为了提高本书的实用性，内容中使用了大量实景图片来详细描述操作方法。

第三章介绍了中医外治技术的常用介质。本章主要涉及介质的作用机理，以及介质的分类制作方法，其中重点介绍了临床最常用的膏剂、散剂、丹剂等。

第四章至第十一章为各论部分，分别介绍了中医外治技术在内科病证、皮肤科病证、外科病证、伤科病证、妇科病证、男科病证、儿科病证、耳鼻喉科病证的临床运用，各科疾病均选择中医外治效果良好者，分别从概述、病因病机、治疗等方面进行阐述，其中的治疗部分主要介绍中医外治的方法。

由于编者的水平有限，书中难免存在不足之处，希望读者能够提出宝贵的建议，以便再版时修订提高。

《中医外治技术》编委会

2016年11月

目 录

上篇 总 论

第一章 概论……………………………………………………………… 3
第一节 中医外治技术的起源 ……………………………………………… 3
一、中医外治技术的萌芽与起源 ………………………………………… 3
二、中医外治技术的临床应用特点 ……………………………………… 4
第二节 中医外治技术发展简史 …………………………………………… 7
一、秦汉时期 ……………………………………………………………… 7
二、魏晋及隋唐时期 ……………………………………………………… 8
三、明清时期 ……………………………………………………………… 9
四、新中国成立以后 ……………………………………………………10
第三节 中医外治技术相关基础理论 ……………………………………11
一、经络学说 ……………………………………………………………11
二、藏象学说 ……………………………………………………………18
三、气血津液学说 ………………………………………………………29
第二章 常用中医外治技术……………………………………………………35
第一节 推拿疗法 …………………………………………………………35
一、适应证 ………………………………………………………………35
二、禁忌证 ………………………………………………………………36
三、手法分类 ……………………………………………………………36

第二节 拔罐疗法 ……52
一、罐的种类 ……52
二、拔罐的吸附方法 ……54
三、作用与适用范围 ……56
四、适应证 ……56
五、具体操作方法 ……56
六、注意事项与禁忌证 ……57
第三节 刮痧疗法 ……59
一、刮痧法 ……59
二、撮痧法 ……61
三、挑痧法 ……62
四、放痧法 ……63
第四节 透皮给药疗法 ……64
一、作用机理 ……65
二、分类 ……66
第五节 灸疗法 ……72
一、作用 ……73
二、适应证 ……73
三、禁忌证 ……73
四、注意事项 ……73
五、灸后处理 ……74
六、艾灸反应 ……74
七、分类 ……75
第六节 腧穴疗法 ……78
一、穴位贴敷 ……78
二、穴位注射 ……81
第七节 针刺疗法 ……84

一、分类 ……84
二、体位选择 ……86
三、针具的选择及用法 ……87
四、禁忌证与注意事项 ……88
第八节　头皮针疗法 ……90
一、常用头皮针刺激部位分区（图 2-46）与主治 ……91
二、器具和操作 ……93
三、适应证 ……95
四、注意事项 ……95
第九节　耳针疗法 ……95
一、耳郭的表面解剖 ……96
二、耳穴的分布规律和定位、主治 ……97
三、耳穴诊断法 ……102
四、取穴原则与取穴方法 ……103
五、操作 ……104
六、适应证及治疗方法 ……106
七、注意事项 ……107
第十节　放血疗法 ……108
一、功效 ……108
二、作用机理 ……109
三、常用穴位 ……110
四、针具 ……110
五、治疗方法 ……111
六、注意事项 ……111
七、刺络放血疗法 ……112
第三章　中医外治技术常用介质 ……113
第一节　概述 ……113

第二节 作用机理 …… 114
一、透皮给药 …… 114
二、经络传导 …… 115
三、神阙调控系统 …… 115
四、黏膜吸收 …… 116
五、鼻腔吸收 …… 116
六、口腔吸收 …… 116
七、眼部吸收 …… 116
八、肺部吸收 …… 117
九、肠道吸收 …… 117
十、能量和信息的传递 …… 118
第三节 分类和制作方法 …… 118
一、膏剂 …… 119
二、散剂 …… 126
三、丹剂 …… 128
四、其他剂型 …… 133

下篇 各论

第四章 内科病证 …… 141
一、感冒 …… 141
二、失眠 …… 143
三、腹胀 …… 144
四、腹痛 …… 146
五、泄泻 …… 148
六、胃痛 …… 151
七、便秘 …… 153
八、脂肪肝 …… 155

九、单纯性肥胖 …… 157
十、偏头痛 …… 159
十一、面神经麻痹 …… 161
十二、膈肌痉挛 …… 163
十三、痛风 …… 165
十四、风湿性关节炎 …… 166
十五、类风湿关节炎 …… 168
十六、强直性脊柱炎 …… 170
第五章　皮肤科病证 …… 172
一、疣 …… 172
二、蛇串疮 …… 176
三、湿疹 …… 178
四、风瘙痒 …… 180
五、荨麻疹 …… 181
六、漆疮 …… 183
七、粉刺 …… 185
八、油风 …… 186
九、牛皮癣 …… 187
十、白疕 …… 189
第六章　外科病证 …… 192
一、冻疮 …… 192
二、烧烫伤 …… 193
三、痔疮 …… 194
四、筋瘤 …… 197
五、昆虫蜇伤 …… 198
第七章　伤科病证 …… 200

一、落枕 …… 200
二、颈椎病 …… 202
三、肋软骨炎 …… 205
四、腰部软组织劳损 …… 206
五、急性腰部软组织损伤 …… 208
六、腰三横突综合征 …… 209
七、梨状肌综合征 …… 211
八、腰椎间盘突出症 …… 212
九、肩关节周围炎 …… 215
十、冈上肌肌腱炎、冈上肌钙化性肌腱炎 …… 218
十一、桡骨茎突部狭窄性腱鞘炎 …… 219
十二、膝关节骨性关节炎 …… 220
十三、髌骨软化症 …… 222
十四、踝关节软组织损伤 …… 223
十五、跟痛症 …… 225
第八章　妇科病证 …… 227
一、痛经 …… 227
二、月经不调 …… 228
三、带下病 …… 231
四、乳痈 …… 232
五、乳癖 …… 233
第九章　男科病证 …… 235
一、子痈 …… 235
二、水疝 …… 236
三、精浊 …… 237
四、精癃 …… 238
第十章　儿科病证 …… 240

一、肺炎喘嗽 …… 240
二、泄泻 …… 241
三、厌食 …… 243
四、夜啼 …… 244
五、遗尿 …… 245
六、五迟五软 …… 247
第十一章 耳鼻喉科病证 …… 249
一、变态反应性鼻炎 …… 249
二、慢性咽炎 …… 250
三、耳鸣 …… 250
附录 外治验案 …… 252
一、长泰灵Ⅰ型治疗神经性皮炎临床观察 …… 252
二、痹证 …… 252
三、阴痒治验 …… 253
四、王不留行籽贴穴治疗坐骨神经痛 …… 254
五、针刺治疗落枕78例 …… 254
六、糖尿病足外治验案二则 …… 256
七、外治医话二则 …… 257

上篇

总论

第一章 概 论

第一节 中医外治技术的起源

中医外治技术是指一切施于体外或从体外进行的治疗技术和方法，属于中医外治法的范畴，如针灸、刮痧、拔罐等应用医疗器械的治疗方法，推拿等应用手法治疗的方法，以及应用天然物理因素的治疗方法和气功疗法等。

中医外治技术是我们劳动人民和古代医学家在长期与疾病斗争中总结出来的一套简便易行、独特有效的治疗技术和方法，也是中医学宝库的一个重要组成部分，不仅方法繁多，各具特色，而且适应证广泛，具有简、验、效、捷、廉的特点。这种萌芽于原始社会，经历了数千年曲折发展历程的中医外治技术，在现代科学技术的渗透及影响下，目前呈现出一个崭新的局面，近年来日益受到重视，展示了无限广阔的发展应用前景。

一、中医外治技术的萌芽与起源

中医外治技术历史悠久，在远古的原始社会已有多种外治技术的产生，如包扎、止血、外敷、热熨、砭石、按摩、针灸、五禽戏等。远古时期，人们的生活环境艰苦险恶，劳动工具简陋，经常会在与野兽斗争的过程中或在生产生活实践中跌打损伤、碰撞扭挫而致身体疼痛肿胀，古人有意无意地在负伤处用手压迫、抚摩，便起到了散瘀消肿、减轻疼痛的作用，这就是按摩法产生的源头。当人们被野兽咬伤或在寻找食物及劳动过程中被刺伤体表而引起出血时，用手指压迫或用捣烂的草茎、树叶、唾液等来涂敷伤口，就可以制止出血，促进伤口愈合，于是逐渐发现某些植物有止血作用，有些树脂还能杀菌、防腐、促进血液循环，这样就产生了最早的敷贴疗法。随着生产工具的改进及与疾病做斗争经验的积累，古人逐渐懂得了用兽角进行“杯吸术”，即拔罐法；用甲壳、兽骨、鱼刺、砭石等除去异物、开放脓肿和施行放血，即放血疗法。在古人发明了火以后，他们在围火取暖的同时，逐渐懂得用烧热的石块和砂石热熨局部可减轻或消除因寒湿引起的病痛；用某些干枯的植物茎叶作燃料，进行局部的温热刺激，能治愈腹痛、腹泻等疾病，这就是现代热熨法和灸法的萌芽。

我国现存最早的医学典籍《黄帝内经》全面系统阐述了中医学理论体系，并介绍了多种中医外治技术。如书中记载了“形苦志乐，病生于筋，治之以熨引”的熨法；“导引按跻”的按摩法以及浴法、膏法、熏法等外治技术。医圣张仲景在《伤寒杂病论》中记载了鼻内吹药、塞鼻、灌耳、舌下含药、润导、浸足、坐药、扑法、洗法、熏法、暖脐法、点药烙法、温覆取汗法、温粉止汗法、头风摩顶法以及救自缢而死的类似现代人工呼吸法等10余种外治技术。

二、中医外治技术的临床应用特点

中医内病外治、外病外治的一些治疗方法具有简、验、效、捷、廉等优点，且易学易用，使用安全，毒副作用少，在临床各科病症治疗中有显著疗效，尤其对老幼虚弱之体、攻补难施之时或不肯服药之人、不能服药之证，药物外治技术与内治法有殊途同归、异曲同工之妙，更有内服法所不及的诸多优点。

（一）治法多样、简便易行

外治技术来源于医疗实践，方式方法多种多样，如手法、器械、药物并用，施治部位较广泛，具有多种可供选择的治疗途径。由于外治技术大多作用于人体患部、经穴和特定部位，因而可选用点眼、塞鼻、塞耳、敷脐、敷手心、塞肛门、塞阴道等方法，这些部位均很容易找到且易于施术，故极易推广应用。此外，外治技术所用材料大多较为简单且容易获得，如艾灸、拔罐、挑刺等，药物也可以用葱、蒜等。特别是中药外治一般所需的剂量较小，无须高、精、尖或特殊的仪器和设备，故可以节约大量药材，减少开支，也便于操作，易于掌握和推广。

（二）疗效可靠、适应证广

实践证明，外治技术能够迅速而有效地控制和消除临床症状，故对内、外、妇、儿、皮肤、五官诸科的多种疾病有很好的治疗和辅助治疗作用。对病情轻浅者以及在疾病的初期阶段，完全可起到治疗作用，尤其是不肯服药的儿童，不能服药或鼻饲的病种，久病体虚或脾胃运化功能失常，难受攻补之人，均无过多禁忌，均可使用，每能起到内治所不能及的效果，以补内治之不足，丰富了临床治疗手段。如高热，用冰块敷前额降温，以防止发生变证；鼻衄可以用冰块敷双侧的迎香穴来止血；癫痫发作时，可急掐人中而使其缓解；中暑昏倒之病人可用卧龙丹取嚏使其苏醒；对尿潴留患者，采用搐鼻、敷脐等手段，亦可使尿液排出；对麦粒肿，可行背部挑刺治疗，等等。这对临床各种疾病的治愈创造了有利的条件，是一种行之有效的治疗方法。

外治技术不仅对急性病有迅速控制症状的作用，而且对某些慢性病疗效也十分显著。如治疗支气管哮喘采用外敷消喘膏，冬病夏治而方便易行，可使其症状得以减轻和治愈。其他如用罂粟壳敷脐治疗慢性腹泻，神阙穴贴五倍子膏治疗自汗、盗汗，滴耳治疗耳聋耳鸣等，均可以收到显著的效果。

（三）安全可靠、副作用少

中药外治所需的药量远远小于内服药量，且往往采用患病局部或病位相邻的部位施药，在局部形成较高的药物浓度，而血中药物浓度则甚微；有的药物即使通过人体直接吸收而发挥作用，也因其选择适宜的途径直接进入大循环，避免了药物对肝脏及其他器官的毒害。而敷脐、耳压等疗法则几乎无毒害作用。

由于外治技术是施术于体表且在体外进行，通过皮肤、黏膜的渗透作用起到治疗作用，这样就可以随时观察患者的不同反应而决定治疗手段的去留。因此，其方法较内服法安全可靠，副作用小，并且可避免意外事故的发生。正如《理瀹骈文》所言：“外治技术治而不效，亦不致造成坏症，尤可另易他药而收效，未若内服不当则有贻误病机之弊。”“自来相戒，误人非心毒药，所见不真，桂枝下咽，承气入胃，并可以毙，即一味麻黄、一味黄连、一味白术、一味熟地，用之不当，贻误无穷。”从中可以领悟到，治疗疾病要求辨证准确，治其根本，才能立起沉疴，勿犯虚虚之戒。外治技术亦是如此，只要辨证准确，施治得法，操作细致，一般情况下比内服药安全可靠，且副作用很少。

（四）精于辨证、定位用药

辨证论治是中医遣方用药的根本，古今历代医家均十分重视审证求因，通过运用望、闻、问、切四诊来全面地了解患者的症状和体征，然后进行分析、综合、归纳，弄清疾病发生的原因、部位、性质、轻重程度、范围大小及发展趋势，从而选择适宜的外治方法进行治疗。如果虚实不明、寒热不辨、表里相混、阴阳不分地使用外治技术，就不会取得应有的效果，有时亦会使病情恶化，这是在使用外治技术时要特别注意的。

《理瀹骈文》的作者吴尚先认为："外治之法间有不效者，乃看证未的，非药不效也。""大凡外治用药，皆本内治之理，而其中有巧妙处，则法为之也。"故其强调治病要"明阴阳，识脏腑"，在其著作中也始终应用阴阳五行、脏腑经络理论来指导临床。如小儿发热辨证属风热者，可选用薄荷叶捣烂揉擦迎香穴以疏风散热。只有辨证准确，才能使外治技术有据可依、有法可循、治之无误，更好地发挥其治疗作用。

中药外治技术施于局部组织内的药物浓度显著高于血药浓度，故发挥作用充分，局部疗效明显优于内治，且取效迅捷。如用气雾剂平喘；用锡类散灌肠治疗溃疡性结肠炎，可在病灶局部直接发挥解毒生肌的作用；治疗颈椎病项僵臂麻用活血通络的药物作枕，其疗效不逊色于内服，且免除了长期服药之苦；治疗关节局部寒冷疼痛用温经活血通络药局部外敷加热熨，散寒效果较内服药为优。

（五）重视剂型、防治结合

外治技术所用药物的剂型颇多，除传统的丸、散、膏、丹等外，目前又开发出气雾剂、灌肠剂、乳剂、熨剂等。各种剂型由于制剂工艺不同，作用特点各异，因而临床辨证施治时要针对性地加以选择，以充分发挥其疗效。如虚寒胃痛或妇女痛经则宜选用热熨剂或灸法来温通经络止痛；跌打损伤则宜选用中药外洗或外擦；疮疡溃烂则不宜选用对皮肤有刺激作用的药物如酊剂。所有这些均说明剂型的选择合理与否直接影响到疗效的高低，故应引起足够的重视。

中医古籍中有麻油点鼻预防瘟疫的记载，也有用液状石蜡点鼻预防流感的记载，这可能是利用油类在鼻黏膜上形成保护层的作用。又有用食醋熏蒸或滴鼻预防流感，对流脑、腮腺炎均有较好的预防效果，已普遍为群众所接受。

许多中药外治技术，如药物兜肚、药枕、药榻、药被、药衣疗法以及佩戴香囊等，不仅可以用于治疗疾病，还可健脑益聪、强身健体，经实践证实具有较高的养生保健和防治疾病的价值。

（六）强调三因制宜

中医学总结出"天人相应"的自然辩证法，认为大自然的千变万化、寒暑交替、斗转星移都直接影响着人体的生理与病理，而人体本身又有禀赋、年龄、体质、性别之不同，以及各地区的生活习惯和环境差异，因而运用外治技术时要注意到自然因素和人为的因素，即所谓因人、因地、因时制宜。

1. 因人制宜　外治技术和内治一样均需要根据患者的体质、年龄、性别、生活习惯以及既往病史等具体情况来采取适当的治疗，而不能片面地、孤立地看待疾病，也不能机械地使用外治技术。如小儿患风寒感冒，用葱白、生姜、胡椒加水煮沸，令患儿吸其蒸气，汗出即愈；而成人患风寒感冒则必须用搐鼻取嚏、生姜擦背而收功。因小儿脏腑娇嫩，形气未充，而年长者气血已衰，耐受力差，故不能使用刺激力强的治法。对孕妇则禁止在腹部使用刺激力强的外治技术。凡此种种，说明外治技术要因人施治，正确使用，方能取得效果。

2. 因时制宜　四时气候变化对人体的生理功能、病理变化均产生一定的影响，因此应根据不同季节气候特点采取适宜的治疗方法。吴师机治疗四时伤寒使用伤寒通用膏，在春夏加石膏、枳实，秋冬加细辛、桂枝，就充分体现了这一特色。如麻疹欲出不透者，在夏季气候炎热时宜用紫背浮萍、椿根皮、西河柳、生姜煮水擦背，而在冬季气候寒冷则应采用熏气疗法。

3. 因地制宜　我国地域辽阔，各地四季气候差异悬殊，因而在运用外治技术时，必须结合当地的气候特点，采取适当的治疗方法。如采用灌肠治疗小儿外感高热时，在西北严寒地区宜用辛温解表之品，如桂枝、麻黄等；而在东南温热之地，则辛温解表宜少用，以免过汗伤正。如有的地区药源匮乏，则需选择用药，以其他药代之，切不可死板僵化而治之失时。

第二节　中医外治技术发展简史

一、秦汉时期

中医外治技术从最早无意识的萌芽状态发展到秦汉时期，已经具备了一定的水平，开始应用于医疗实践了。

秦汉是中国医学史上承前启后、继往开来的发展时期，有以下主要特点：

1. 辨证论治思想的确立 辨证论治的思想出现于先秦，秦汉时期经过无数医家的努力，特别是东汉张仲景《伤寒杂病论》中以六经论伤寒、以脏腑辨杂病，形成了一套理法方药相结合的体系，建立了辨证论治的基本规范，确立了四诊、八纲、脏腑、经络、三因、八法等辨证论治的基本理论。

该时期开始出现了医案，西汉淳于意在继承前人学术经验的基础上，记录所诊治病人必详列姓名、身份、籍里、性别、病名、病因、脉证、诊断、治疗（方药、针灸、含漱药等）、预防等，反映了早期医案淳朴可鉴的学术风格，为后世医家书写医案树立了榜样。

2. 临床医学进展突出 华佗创用麻沸散施行外科手术，虽然其方药、操作技术失传，但它却在学术思想上启迪了外科医家。张仲景的《伤寒杂病论》在外感热病和内科杂病等辨证论治方面的理论与实践，被历代医家奉为圭臬。

3. 初步奠定药物方剂学体系 该时期以《神农本草经》为代表，该著作集东汉以前药物学术经验之大成，对历代本草学和方剂学发展有着深远的影响。《伤寒杂病论》所载方剂及方剂学理论被尊为众方之祖。

二、魏晋及隋唐时期

从三国时期开始，中医外治技术进入了一个快速的发展阶段。名医华佗应用“麻沸散”给病人内服麻醉做开腹手术，并用“神膏”外敷伤口以促进愈合。晋代葛洪的名著《肘后备急方》着眼于临床急救，书中近半篇幅介绍了中医外治技术，如用竹管导尿，救卒死用半夏末吹鼻，“令爪其病人人中取醒”以治卒中的方法等。南北朝时期龚庆宣所著《刘涓子鬼遗方》是我国现存最早的一部创伤外科专书，记载了脓肿切开排脓和用水银治疗皮肤病等经验。

晋代以后外治技术趋于细化，开始向专科发展。晋代皇甫谧的著作《针灸甲乙经》问世后，针灸疗法的经络穴位逐渐统一规范，经验日趋丰富。推拿则又分化出正骨推拿、小儿推拿、喉科推拿、养生按摩等。物理治疗出现后，已有泥疗、沙浴、日光浴、温泉浴、蜡疗之分。天然磁石应用于临床，产生了磁疗法。唐代医家孙思邈创造了磁穴疗法、磁水疗法、磁粥疗法、磁酒疗法，他的医学著作《千金要方》全书共30卷，其中23卷均有外治技术的内容；全书共收集医方4500多首，其中有1200余首外治方，运用了50多种外治方法，涉及内、外、妇、儿、五官、皮肤科及备急的各种病证;《千金要方》还记载有对尿潴留患者以葱管作导尿器械的记载。唐代医家王焘在《外台秘要》中也收集了大量外治方，如用苦参煎汤淋浴治小儿身热等。宋代的医学著作《太平圣惠方》和《圣济总录》等书中都载有伤科外治技术的内容。如《圣济总录》中有治疗骨折脱位的方法，以及对开放性创伤强调清创缝合，若有感染则要采取外洗疮口的方法以祛秽解毒等。

在这个时期，中医外治技术不论在治疗方法的种类上，还是在治疗疾病的范围上，都较以前有了大幅度的进步。魏晋隋唐时期中医的发展成果，为中医外治技术成熟鼎盛期的到来奠定了坚实的基础。

三、明清时期

中医外治技术发展的鼎盛期是在明清时期，此时外治技术已应用于临床各科数百种疾病的治疗。明代陈实功的医学著作《外科正宗》堪称此时期的代表作，在治疗脓肿病方面，他强调要“开户逐贼”“使毒外出为第一”，运用刀、针扩创引流，或采用腐蚀药物清除坏死组织；书中还记载有截肢术、鼻息肉摘除术、气管缝合术、咽喉食道内异物清除术以及竹筒吸脓法、枯痔散治痔法、火针治瘰疬法等，均具有极高的临床价值，体现了当时外治技术的兴旺发达。

明代医家李时珍的医药学巨著《本草纲目》辑录了大量外治方药。经初步统计，其外治方法有80余种之多，除皮肤科和伤科外，其余各科还有1600余首外治方药。《本草纲目》还记载了很多穴位敷药疗法，使药物外治技术与经络腧穴相结合，提高了临床疗效。

清代程鹏程编撰的第一部外治专书《急救广生集》，又名《得生堂外治秘方》，专门介绍中医外治技术，总汇了清代以前千余年的外治经验和大法。全书共10卷，收治病症400余种，选方1500余首，涉及杂证、急证、妇科、儿科、皮肤科、骨伤科等各科，所载诸方具有简、验、效、捷、廉的特点。如取五倍子末填脐中以及临卧用川郁金末均匀调涂乳上治疗自汗盗汗；用蒜泥贴足心治疗鼻血不止；用绿豆皮、决明子、野菊花等药制成药枕平肝明目；以葱白杵烂填脐中、艾火灸之治疗大小便不通；用硼砂末点眼治疗腰部扭伤等，均属外治佳法。

清代医家赵学敏总结前人经验，汇集整理成医学著作《串雅内编》《串雅外编》。其中《串雅外编》所收的外治技术资料十分丰富，该书分为禁药门、起死门、保生门、奇药门、针法门、灸法门、熏法门、贴法门、蒸法门、洗法门、熨法门、吸法门、取虫门等共28门，包括各种外治方法共600多条，书中记载内、外、妇、儿、五官等科的一些急慢性疾病均可选择外治技术治疗。

吴师机所著的《理瀹骈文》是清代成就最大、最具影响的一部外治专著，书中收集了近百种外治方法，并重点介绍了膏药治病的经验。书中记载治疗胸部以上部位疾病时，运用涂顶、覆额、点眼、塞鼻、塞耳、揉项及敷手腕、膻中、背心等方法；在治疗脐以上、胸部以下的中部疾病时，运用敷脐、熏脐、蒸脐、填脐等方法；在治疗脐以下部位疾病时，运用坐浴、坐熏、摩腰、暖腰、兜肚、敷膝、熏腿、贴腿肚等方法。吴师机不仅系统整理和总结了千余年来的中医外治技术的经验，并从理论上进行了深入探讨，指出内治与外治在治病祛邪方面并没有本质的区别，只是方法不同而已，医理是一致的。他还将众多的外治方法归纳为嚏、填、坐三法，创立了"三焦分治"的外治体系。

明清时期，人们对中医外治技术研究之深，运用之广，整理之系统，远远超过以前的任何时期，标志着中医外治技术达到了一个鼎盛期。

四、新中国成立以后

自清代末期以后，中医药事业的发展不断受到歧视、排斥和摧残，跌入了前所未有的低谷，中医外治技术也一度湮没不彰。新中国成立以后，随着中医药政策的贯彻落实，中医外治技术也获得了新的发展。尤其是与现代科学技术相结合后，采用了新的仪器和器具，催生了新的外治方法，如超声药物透入疗法、超声雾化吸入法、中药电离子导入法、红外线疗法、激光疗法、磁疗法、肌电生物反馈疗法、音乐疗法、心理疗法等，借助声、光、电、化学、磁的手段，促进药物由外而内，延伸和发展了传统的中医外治技术，提高了外治技术的疗效。

中医外治技术还不断吸收现代药物研究成果，大胆改革创新外用药物的传统剂型，提高了用药效率。如在膏药的生产制作中使用新型贴膏剂，有助于表皮的水合作用和角质软化，可加速药物的渗透吸收；还有的膏药应用透皮控释剂，可使药物持续 72 小时缓慢释放。

中医外治技术与保健品的结合是中医外治技术发展的一个亮点，其内涵还在不断丰富之中，如在治疗高血压、颈椎病、鼻炎、神经衰弱等慢性病时应用的药枕以及各种药物背心、兜肚、护肩、护膝、腰带、保健衣裤等。这既是对中医外治方法的继承与进一步发展，也是中医外治技术朝着现代化方向发展的又一条途径。

中医外治技术的不断发展进步，说明中医外治技术医疗实践应用方面正在全面复兴，同时也展现了中医外治技术强大的生命力和广阔的发展前景。

第三节　中医外治技术相关基础理论

一、经络学说

（一）经络的概念

经络是人体运行气血、联络脏腑肢节、沟通上下内外的通道。经络是经脉和络脉的总称，经是经脉，犹如途径，是经络系统的主干，其特点是纵行分布、位置较深；络是络脉，犹如网络，是经脉的分支，其特点是纵横交错、遍布全身。《灵枢·脉度》说："经脉为里，支而横者为络，络之别者为孙。"经脉沿一定的循行路径分布于身体的较深部，是经络中直行的主干，与各脏腑密切联系。经脉的分支称为络脉，横行于身体较浅表部，没有一定的循行路径。络脉上细小的分支为孙络。

经脉主要包括十二经脉（又称十二正经）和奇经八脉，十二经脉与奇经八脉中的督、任二脉合称十四经，每一经脉均有分支的络脉。纵横复杂的经络内联五脏六腑，外络皮肉筋骨，贯通上下，遍布全身，使人体成为一个完整的统一体。中医理论认为经络既是运行气血、内属脏腑、外络肢节、发挥营卫之气防御作用的通道，又是外邪入侵的途径，所以当人体生病时，经络便是疾病进犯机体和把内脏病变表现于体表的途径。经络学说不仅和阴阳、五行理论一样是中医基础理论体系的重要组成部分，而且对临床诊治、用药、针灸等均有实际指导意义。《医学入门》中“医者不明经络，犹人夜行无烛”的说法，充分体现了经络学说在中医学中的重要地位。

（二）经络系统的组成

经络系统由十二经脉、奇经八脉和十二经筋、十二经别、十二皮部，以及十五络脉、浮络、孙络等构成。经络的正经十二脉是构成整体循环的主体，奇经八脉有调节十二经脉之作用。

经络主要由经脉和络脉组成。经，原意是指纵行的丝，又有“径”的含义，指大而深的直行主干；络，则有“网”的含义，譬如网络，指小而浅的横行支脉；脉，则主要是指是血管，是血液运行的通道。概括来说，经络就是全身运行气和血的大小通路，大的主干为经脉，小的分支为络脉，总称为经络。

1. 经脉的主体部分

经脉在体内纵向循行，有一定的循行路线和名称，是运行气血营卫的主要干道，因而是经络系统的主体。经脉包括十二经脉和奇经八脉，十二经脉向外联络肢体，内行连属脏腑，将人体连贯成为一个有机整体。奇经八脉则对全身经脉起统率、联络和调节气血盛衰的作用。十二经脉各有专属的穴位，而奇经八脉中除任脉、督脉外均无专属的穴位。

络脉是由经脉分出行于浅层的支脉，由经脉别行分出的较大络脉主要有十五络，是十二经脉在四肢部以及躯干前、后、侧三部的重要支脉，起沟通表里和渗灌气血的作用。络脉再别出的细小分支称孙络，其浮现于皮肤表层、肉眼可以观察到的称浮络、血络，它们纵横交错，愈分愈多，愈分愈小，最后弥散网络全身。

十二正经从四肢肘、膝部别行正经深入体腔的支脉称十二经别，是十二经脉在胸、腹及头部的重要支脉，它们的作用主要是沟通脏腑、加强表里二经之间的联系，也是经络的主体部分。

2. 经络的连属部分

经络的连属部分包括内属和外连两大部分。

经络内属于五脏六腑，十二经脉的每一条经脉各连属了一个脏腑，连属于脏的经脉为阴经，连属于腑的经脉为阳经。

经络的外连部分包括十二经筋和十二皮部。十二经筋是十二经脉之气结聚于筋肉关节的外周连属部分，其主要作用是约束骨骼，利于关节的屈伸活动，保持人体正常的运动功能；十二皮部则是十二经脉之气在体表的分布，皮部位于人体最外层，具有保护机体、抵抗病邪入侵、反映相应脏腑经络病变的作用。

（三）经络的作用

《灵枢·经脉》指出："经脉者，所以决生死，处百病，调虚实，不可不通"，概括说明了经络系统在生理、病理和防治疾病方面的重要性。

1. 运行气血，协调阴阳

《灵枢·本脏》论经络的作用是："行血气而营阴阳，濡筋骨，利关节"。经气推动气血在经脉中运行，约束气血的运行轨道，调节气血的容量，对全身脏腑气血阴阳的协调平衡起着总领的作用。没有经络系统对全身的维系、协调和平衡，就不可能有机体正常的生命运动。

（1）运行气血：运行气血的功能首先取决于"宗气"。《灵枢·邪客》说："宗气积于胸中，出于喉咙，以贯心脉而行呼吸。"《黄帝内经太素》解释"心脉"为"心肺"，可知宗气总括心肺的活动功能。《灵枢·五十营》说："呼吸定息，气行六寸"，意指一呼一吸脉气可运行六寸，这是说明呼吸与经脉运行的关系，脉气的宗主即称宗气。

其次取决于出自"脐下、肾间"的"原气"。《难经·八难》指出"脐下、肾间动气"是"五脏六腑之本，十二经脉之根"。经络的功能活动表现称为"经气"，经气来源于真气，真气来自先天之原气，又依赖后天水谷精微之气的不断充养，是人体生命活动最根本的动力。原气与胸内的膻中一上一下，分别称为上、下气海。

此外，产生于中部的营气和卫气依赖于饮食，由水谷之气转化而成。营气运行于经脉之中，起濡养全身的作用，并变化为血液；卫气布散到经脉之外，起保卫全身的作用，抵抗病邪的侵犯，并有调节体温、管理汗液分泌、充实皮肤和温煦肌肉等功能。

由于宗气和原气的参与和推动，"内溉脏腑，外濡腠理"（《灵枢·脉度》），从而使体内的脏腑和体表的五官七窍、皮肉筋骨均能息息相通、协调一致。

（2）营阴阳：营阴阳除指经络气血营运全身、濡养所有器官组织外，还有协调阴阳的意义。如人体内外、上下、左右、前后、脏腑、表里之间，不仅由于经脉的联系使之相互联系，而且由于阴阳的相互协调、相互促进、相互制约，使气血盛衰、机能动静保持正常节律，从而使机体成为统一协调而稳定，并与外部环境息息相关的有机整体。这是经络在正常生理上的主要功能。

2. 抗御病邪，反映证候

经络的功能活动表现称为“经气”。经气不仅表现为“行气血、营阴阳”，还表现为经络的反应性和传导性。在疾病状态下，经络的反应性和传导性表现为抵御外邪、传入疾病和反映疾病。

（1）抗御病邪、传入疾病：经络内联脏腑，外络肢节，网络周身，当人体正气充足时，经脉之气就能首当其充，奋起抵御外邪的入侵；而当人体正气不足，抵抗力下降时，经络便会成为疾病的传入通路。邪气（致病因素）侵入人体，通过经络的传导由表向里，由浅入深，传入内脏，并且还会通过经络系统影响人体的其他部分。

《素问·气穴论》认为“孙络”能“以溢奇邪，以通营卫”，这是因为孙络分布范围最广，最先接触到病邪，而营卫——特别是卫气，就是通过孙络散布到全身皮部。当病邪侵犯时，孙络和卫气发挥了重要的抗御作用。临床上发现的体表反应点，一般均可从孙络的“溢奇邪”“通营卫”的作用来理解。穴位（包括反应点）是孙络分布的所在，也是卫气所停留和邪气所侵犯的部位，即《素问·五脏生成》所说：“此皆卫气之所留止，邪气之所客也，针石缘而去之。”正邪交争，在体表可出现异常现象。如果疾病发展，则可由表及里，从孙络、络脉、经脉……逐步深入，并出现相应的证候。《素问·缪刺论》说：“夫邪之客于形也，必先舍于皮毛，留而不去，入舍于孙络；留而不去，入舍于络脉；留而不去，入舍于经脉，内连五脏，散于肠胃，阴阳俱感，五脏乃伤。此邪之从皮毛而入，极于五脏之次也，如此则治其经焉。”温病学派运用“卫、气、营、血”的概念来分析热性病发展过程的浅深关系，其理论依据也是以运行营卫血气的生理功能为基础。经络及其所运行的营卫血气是有层次地抗御病邪，同时也有层次地反映证候。

（2）反映证候：脏腑病变有时也会通过经络传出体表，在体表某些部位出现压痛、结节、隆起、凹陷、充血等反应，这类反应常可用以帮助诊断有关内脏的疾病，因此经络又有诊断疾病的作用。

经络反映证候可分局部的、一经的、数经的和整体的。

一般来说，经络气血阻滞而不通畅，就会造成有关部位的疼痛或肿胀；气血郁积而化热，则出现红、肿、热、痛，这些都属经络的实证。如果气血运行不足，就会出现病变部位麻木不仁、肌肤萎软及功能减退等，这些都属经络的虚证。

如果经络的阳气（包括卫气、原气）不足，就会出现局部发凉或全身怕冷等症状，这就是《素问·疟论》所说的“阳虚则寒”；经络的阴气（包括营气、血液）不足而阳气亢盛，则会出现五心烦热（阴虚内热）或全身发热等症状，这就是所说的“阴虚而阳盛，阳盛则热”。可见寒热虚实的多种证候都是以经络的阴阳气血盛衰为根据。

经络与经络之间，经络与脏腑之间，在反映证候上也是互相联系的。如《伤寒论》一书所总结的热性病的“六经传变”规律，疾病的发展由表入里，可以从太阳经传至阳明经或少阳经，也可以由三阳经传入三阴经；在经络和脏腑之间病邪也可以相传，如太阳病可出现“热结膀胱”和小肠的腑证，阳明病也有“胃家实”证等。

关于十二经脉、奇经八脉、络脉、经筋等各有所属病症，是各经络所反映的证候，同时又是该经络穴位所能主治的适应证，两者是一致的。由此可以理解，运用针灸等治法激发了经气和经络本身抗御病邪的功能，从而疏通经脉，通行周身，调节阴阳平衡，促使人体功能活动向正常状态恢复。

3. 传导感应，调整虚实

针灸、按摩、气功等方法之所以能防病治病，正是基于经络具有传导感应和调整虚实的作用。《灵枢·官能》说：“审于调气，明于经隧”，就是说运用针灸等治法要讲究“调气”，要明了经络的通路。针刺治疗必须“得气”，针刺中的“得气”现象和“行气”现象是经络传导感应现象的表现。

（1）经气与神气：与经络密切相关的气有原气、宗气、营气、卫气，行于经络则概称为“经气”，这是将“经”与“气”紧密结合起来说明经络的多种功能。

经气所表现出来的生命现象又称作“神气”，经络所属的腧穴就是“神气之所游行出入”之所在（《灵枢·九针十二原》）。《黄庭内景经》说：“泥丸、百节皆有神”，意思是脑及全身百节都有神气活动。针刺中的“得气”“行气”等感觉现象的“气”与“神”是密切相关的，所谓“气行则神行，神行则气行”（《灵枢集注·行针》），故经络传导感应的功能又可以说是“神气”的活动。

“神”与脑有关，后人所称“脑为元神之府”（《本草纲目》），在《灵枢·本神》里主要把它说成与“心”和“脉”有关，如“心藏神，脉舍神”以及“心怵惕思虑则伤神”等。从“脉舍神”的意义来理解，可见经络与神气活动是直接结合在一起的。

（2）调整虚实：经络的调整虚实功能是以正常情况下的协调阴阳作为基础，针灸等治法就是通过选取适当的穴位和运用适量的刺激方法激发经络本身的功能，调节机体失常的机能而使之趋向平衡，“泻其有余，补其不足，阴阳平复”（《灵枢·刺节真邪》）。当疾病表现为“实”时，选取适当腧穴，采用不同针刺或艾灸方“泻”其有余，反之则“补”其不足，从而达到体内平衡。

经络调整虚实的功能还体现在经络在针刺或艾灸的刺激下，可使不同的病理变化都向有利于机体恢复的方向转化。大量临床研究表明，经络对机体各个系统和器官都能发挥多方面、多环节、多途径的调整作用。例如针刺足三里时，对胃弛缓者可使收缩波加强，而对胃紧张者可使之弛缓，这种影响对病人更为明显；针刺有关经络的穴位对亢进者有抑制作用，对抑制者有兴奋作用。

临床研究还证明，不同的经络穴位具有相对的特异性。例如针刺心经和心包经的神门、曲泽、内关等穴治疗心律失常获得较好的疗效，心电图检查常常显示心率得到调整，心肌劳损也有好转；而针刺脾经的三阴交、胃经的足三里和膀胱经的昆仑等穴，则效果较差。通过X线钡餐检查以及胃计波摄影，发现正常人胃蠕动较少者针刺足三里后胃蠕动增多、波幅增大，针刺非穴位则变化不明显。

（四）经络学说的临床应用

经络理论在临床上的运用主要有诊断和治疗两方面。

各条经脉的循行有一定的部位，根据病变的部位可以分析其所属经络脏腑，根据经络来诊察体表和辨别证候，这种方法称为“分经论证”（“经络诊法”）；而根据各条经络的生理、病理特点来分析临床证候的，则称作“分经辨证”；根据经络联系全身以及经气的传导作用以及经络的生理病理特点，在相应经脉循经取穴施术，运用不同的治法，称为“循经治疗”（循经取穴和分经用药）。根据经络协调平衡全身阴阳的作用，便可通过各种刺灸方法补虚泻实、调整阴阳，从而达到治疗疾病的目的。

《灵枢·经水》说："审、切、循、扪、按，视其寒温盛衰而调之"，这些都是对经络部位进行诊察的方法，如审查、指切、推循、扪摸、按压，以及观察该部寒温和气血盛衰现象。《素问·三部九候论》说的"视其经络浮沉，以上下逆从循之"，也是同一意思。"切循而得之"，本身就是检查经络的基本方法。经络外诊多用直接的检查，近代又采用一些客观的检测方法，如从皮肤电现象入手进行观察等，使检查方法趋于多样化。

分经切脉原属经络诊法的主要内容，《灵枢》以寸口脉诊候阴经病证的虚实，人迎脉诊候阳经病证的虚实。又以阳明脉最盛，其下部可诊候冲阳（趺阳）脉，肾之盛衰则可诊候太溪脉。

分部诊络则是指分皮部诊察血络的色泽，以辨痛、痹、寒、热等。近人又有从皮疹辨证，也属于诊络法。

压痛的检查对临床取穴尤为重要，"按其处，应在中而痛解（懈）"（《灵枢·背俞》)，这既是取穴法，也是经络诊法之一。

1. 分经辨证

全身外至皮肉筋骨，内至五脏六腑，都以经络为纲，按经络来分析病证即称分经辨证。《素问·皮部论》说："皮有分部，脉有经纪，筋有结络，骨有度量，其所生病各异"，指出皮肤的分部，筋肉的有起有结，骨骼连属和长短，都是以经脉为纲纪，从而分析其所发生的不同病证。

十二经脉各有"是动则病"和"是主某所生病"的记载，意指此经脉变动就出现有关的病证，此经脉腧穴能主治其所发生的病证，这就是经脉的主病。各经脉既有其循行所过部位的疾病，即所称的经病（证），又有其有关的脏腑病（证）。此外，络脉、经筋也各有主病；皮部之病实即经络之病的综合反映。奇经八脉与各经相交会，其所主病证又有其特殊性质。

分经辨证主要就是分十二经（合为六经）和奇经八脉，一般以十二经正经主疾病之常；奇经为十二经的错综组合，主疾病之变。

2. 循经取穴

经络各有所属腧穴，腧穴于分经之外还有不同的类别，腧穴以经络为纲，经络以腧穴为目，经络的分布既有纵向的分线（分行）关系，还有横向的分部（分段）关系，这种纵横关系结合有关腧穴其意义更为明显。循经取穴的意义应当从这种关系去全面理解，因而按经络远道取穴是循经，按经络邻近取穴也是循经。

3. 药物归经

药物按其主治性能归入某经和某几经，简称药物归经，此说是在分经辨证的基础上发展起来的。因病症可以分经，主治某些病症的药物也就成为某经和某几经之药。清代徐灵胎《医学源流论》说："如柴胡治寒热往来，能愈少阳之病；桂枝治畏寒发热，能愈太阳之病；葛根治肢体大热，能愈阳明之病。盖其止寒热、已畏寒、除大热，此乃柴胡、桂枝、葛根专长之事。因其能治何经之病，后人即指为何经之药"。近代药物书中多有归经的记载。

4. 指导针灸治疗

针灸治病是通过针刺和艾灸等刺激体表经络腧穴，以疏通经气，调节人体脏腑气血功能，从而达到治疗疾病的目的。由于经络、脏腑与皮部有密切联系，故经络、脏腑的疾患可以用皮肤针叩刺皮部或皮内埋针进行治疗。如胃脘痛可用皮肤针叩刺中脘、胃俞穴，也可在该穴皮内埋针；经络闭阻、气血瘀滞可以刺其络脉出血进行治疗，如目赤肿痛刺太阳穴出血，软组织挫伤在其损伤局部刺络拔罐等。

二、藏象学说

（一）藏象学说的内容和特点

藏象，指藏于躯壳里的内脏；象，即征象、现象。藏象是人体内在脏腑器官的生理功能、病理变化反映于体表的征象。正如张介宾（景岳）在《类经》中所说："象，形象也。藏居于内，形见于外，故曰藏象。"

藏象学说是研究和阐明人体脏腑组织器官以及精、气、血、津液的解剖结构、生理功能、病理变化及其相互关系的学说。藏象学说在中医学理论体系中占有极其重要的地位，它贯穿整体观念和辨证论治的精神，体现了中医学生理病理有机联系的观点，对于临床实践具有普遍指导意义。

1. 藏象学说的内容

藏象学说的形成原因有三方面：①古代解剖知识的积累丰富，为藏象学说的形成在形态学方面奠定了基础；②中医学者长期以来对人体生理病理现象的观察；③反复的医疗实践，从病理现象和治疗效应来分析和反证机体的某些生理功能。三方面知识的有机结合，促使藏象学说逐渐形成。

藏象学说的基础是脏腑。脏腑是内脏的总称，按脏腑的生理功能特点和形态结构可分为脏、腑、奇恒之腑三类。脏，即心、肝、脾、肺、肾，合称为五脏；腑，即胆、胃、小肠、大肠、膀胱、三焦，合称六腑；奇恒之腑，即脑、髓、骨、脉、胆、女子胞（子宫）。

五脏的共同生理特点是化生和贮藏精气，六腑的共同生理特点是受盛和传化水谷。奇恒之腑之“奇”字作“异”解，“恒”是常的意思，因其形态类腑，功能类脏，非脏非腑，异于寻常，故称为“奇恒之腑”。《素问·五脏别论》说：“所谓五脏者，藏精气而不泻也，故满而不能实。六腑者，传化物而不藏，故实而不能满也。”脏与腑的这种不同生理特点在临床实践中有很大的指导意义，如脏病多虚，腑病多实，脏实者可泻其腑，腑虚者可补其脏。

2. 藏象学说的主要特点

藏象学说的主要特点是以五脏为中心的整体观，具体体现于四个方面：

（1）脏腑系统：脏腑相合构成表里关系，形成五个系统，如心与小肠，肺与大肠，脾与胃，肝与胆，肾与膀胱。其理论依据是相为表里的一对脏腑在生理功能上密切配合，在经脉循行上相互络属。

（2）五脏与五官九窍联成一个整体：五脏与其他形体组织结构及五官九窍联成一个整体。如心，其华在面，其充在血脉，开窍于舌；肺，其华在毛，其充在皮，开窍于鼻；脾，其华在唇，其充在肌，开窍于口；肝，其华在爪，其充在筋，开窍于目；肾，其华在发，其充在骨，开窍于耳及二阴。

（3）五脏的生理功能活动与精神情志密切相关：中医学认为人的精神情志活动是心、脑的功能，与五脏存在密切关系。如心在志为喜，肺在志为悲忧，肝在志为怒，脾在志为思，肾在志为惊恐。精、气、血、津液等五脏功能的产物是精神意识思维活动的物质基础；五脏生理功能正常是精神意识思维活动正常的前提；精神意识思维活动对五脏功能有调节作用。在病理上，五脏有病可以引起精神情志的异常；精神情志的异常亦可导致五脏发病。

（4）五脏生理功能的协调平衡维系着人体内环境的稳定：五脏通过与体表组织器官的联系，沟通体内外环境之间，维系着体内外环境之间的协调平衡。

中医藏象学说中的脏腑名称虽然与西医学所指的内脏器官的名称相同，但在生理、病理的概念中却不完全相同。中医藏象学说中一个脏腑的功能可能包含西医学几个内脏器官的生理功能，如中医脾的功能与西医学的造血系统、消化系统、泌尿系统的许多脏器有关；西医学所指的一个脏器的生理功能可能分散在中医学的几个脏腑生理功能之中，如肾生成尿液的功能分散在中医脏腑的肺、脾、肾三脏生理功能之中。说明中医的脏腑除有解剖学的概念外，更重要的是具有生理学、病理学概念。

（二）五脏六腑

1. 五脏

（1）心

①主血脉：“主”是主持、管理、主宰的意思；“血”指的是血液；“脉”指的是血液运行的通道。“心主血脉”指的是心脏具有推动血液在脉管中运行全身、营养全身各个脏腑组织器官的功能。心主血脉必须具备三个条件：脉道通利；血液充盈；心气（心脏搏动的原动力）充沛。

心主血脉的功能正常，人体表现为面色红润，脉象和缓有力；如果心气不足，血液亏虚，则见面色苍白无华，脉象细弱无力；若心脉瘀阻，则可出现面唇舌紫、心前区憋闷刺痛、脉涩或结代等。

②主神志：又称为心藏神。心主神志是心脏具有管理人体所有脏腑组织器官生理功能活动和人的精神意识思维活动的功能。即所谓“心者，君主之官，神明出焉”（《素问・灵兰秘典论》），“脏腑百骸，听所是命”（《类经・藏象类》），“心者，五脏六腑之大主，精神之所舍也”（《灵枢・邪客》），说明心是人体生命活动的主宰，脏腑组织器官所有的生理功能活动都是在心的管理协调下进行。

神又指人的精神意识思维活动，是大脑对外界事物的反应。故心主神志功能正常，则神志清楚、反应敏捷、精神振奋；失常则表现为失眠、多梦、神志不宁，甚则神昏谵语、癫狂，或反应迟钝、健忘、精神萎靡，甚至昏迷、不省人事等。

心主血脉和心主神志的生理功能紧密相连。血液是神的物质基础，神乃血液所化，故心主血脉是心主神志的前提条件。若心主血脉的功能异常，心血不足，心神失养，就会出现精神恍惚、健忘、失眠、多梦等心神不宁症状。另一方面，血液的正常运行受神的调节支配，如人站在起跑线上，发令枪响之前心率已明显加快，这就是心神支配心主血脉的表现，所以说“心藏脉，脉舍神”。

（2）肺

①主气、司呼吸：肺主气是指肺具有管理全身之气和呼吸之气的功能，主要包括以下两方面：

主呼吸之气：肺具有呼吸运动的功能，是体内外气体交换的场所。肺通过呼吸运动吸入自然界清气，呼出体内浊气，实现了体内外气体交换，促进气的生成，调节气的升降出入运动，保证人体新陈代谢的正常进行。

主全身之气：人体全身之气都归于肺，由肺所主。首先，全身之气的生成，尤其是宗气的生成依靠肺吸入的自然界清气与脾运化产生的水谷精气在肺脏相结合而成。其次，肺的呼吸对全身之气的升降出入运动起着主要的调节作用，肺呼吸功能正常是气的生成和气机调畅的根本条件。如果呼吸功能失常，不仅使肺主气功能障碍，而且会进一步导致全身气、血、津液的生成、运行、输布失常等病症。

②主宣发肃降：“宣发”是指肺脏通过呼气运动向上、向外宣布、发散的作用。表现在三个方面：排出体内浊气；发散由脾所转输的津液、水谷精微和由肺吸入的自然界清气；宣发卫气，调节腠理开合，排出汗液。如果宣发失常可出现呼吸不利、胸闷咳喘及鼻塞、喷嚏、无汗等病症。

“肃降”即清肃下降，是肺具有通过吸气运动向下、向内布散物质并清除呼吸道异物、保持呼吸通畅的作用。表现于以下三个方面：吸入自然界清气；清除呼吸道异物，以保持其洁净通畅；将肺吸入的清气和由脾所转输的津液、水谷精微以及卫气向下、向内布散，并将代谢以后的水液通过三焦向下输送于肾。若肃降失常，就可以出现呼吸短促、表浅、咳嗽、咯痰、水肿等病症。

肺的宣发和肃降功能相反相成，是一个过程的两个方面，是肺的生理功能不可分割的两个方面，宣发有利于肃降，肃降促进宣发。如两者失调，就会发生“肺气不宣”“肺失肃降”“宣降失司”的病理变化，出现胸闷、咳喘等病症。

③通调水道：“通调水道”是指肺具有疏通水液运行的道路、调节水液代谢平衡的作用。肺通过宣发功能，将水液向外、向上布散于体表和人体上部，并促

使代谢后的水液以汗的形式、呼出之气的形式排出体外；通过肃降功能，将水液向内、向下布散于体内和人体下部，并促使代谢后的水液借三焦通路汇聚于肾，经肾的气化作用以尿的形式排出体外。故肺在水液代谢平衡中发挥着重要的调节作用，所以有“肺主行水”“肺为水之上源”之说。

④朝百脉、主治节：“肺朝百脉”是指全身的血液经经脉汇聚于肺，通过肺的呼吸进行气体交换后，又将富含清气的血液通过百脉运行至全身。“治节”，既治理和调节，即肺通过呼吸运动和调节全身的呼吸和气机的功能，推动和调节全身血液的运行，并通过宣发、肃降、通调水道的功能调节全身津液的运行、输布和排泄。

（3）脾

①主运化：“运”是指转运、输送；“化”是指消化吸收。脾脏具有消化吸收水谷精微并将水谷精微运输传送至全身的功能。体现于以下两个方面：

运化水谷：包括三个阶段，即：帮助小肠将饮食水谷分解成精微和糟粕两部分；帮助胃、小肠吸收水谷精微；把水谷精微上输于肺，通过心肺的作用化生气血，输布全身，营养全身，或通过“脾居中州，灌溉四旁”的途径直接输布精微于全身。所以说“脾为后天之本，气血生化之源”。若运化功能减退（脾失健运），就可产生腹胀、便溏、食欲不振、倦怠乏力等病症。

运化水液：脾具有吸收、输布水液，防止水液在体内停滞的作用。人体所摄入的水液经过脾的吸收，通过“上输于肺”的功能和“脾居中州，灌溉四旁”的途径布散全身，发挥滋养、濡润作用。脾同时把各组织器官利用后多余的水液转输于肺、肾，经肺、肾的气化作用，化为汗和尿液排出体外，从而维持机体水液代谢的平衡。若运化水液功能障碍，就可产生痰、饮、水湿、水肿等病理改变。故云：“诸湿肿满，皆属于脾”（《素问·至真要大论》）。

②主升清：“升”是指上升；“清”是指水谷精微和对人体有用的津液。脾主升清是脾脏将水谷精微、津液等营养物质上输于心肺、头目，再通过心肺化生为血，营养全身，并维持内脏位置相对恒定的作用。若脾气不升，就可出现神疲乏力、久泻脱肛、子宫下垂、胃下垂等病症，称为“中气下陷”。

③主统血：“统”是指统摄、控制之意。脾具有统摄血液在经络中运行，不使其溢于脉外的作用，称脾统血。脾统血是通过气的固摄作用来实现的。若脾气

虚弱，统摄无权，就可产生便血、尿血、崩漏、衄血等多种出血的病理现象。

（4）肝

①主疏泄：“疏泄”是疏通、畅达之意。肝主疏泄指肝具有保持全身气机疏通畅达的作用。通过疏畅气机，促使人体精、气、血、津液、水谷精微、食物及其糟粕运行道路通畅，升降出入协调，并促进物质的上升运动。这反映了肝为刚脏、主升、主动的生理特点，其疏泄功能主要表现于以下四个方面：

调畅气机：肝的生理特性是升、动、散，肝的疏泄保证了气的运行道路通畅，升降出入协调，促进气的上升运动，同时促进津血的正常运行。如果肝疏泄不及、气机不畅，就会出现胸胁、乳房、少腹胀痛不适，称为“肝气郁结”。气机郁滞、阻碍血行可见胸胁刺痛、癥积等病理表现。气机郁滞，气不行津，津液内停，形成水、湿、痰、饮等病理产物，临床上可见梅核气、臌胀等病症。疏泄太过，肝气上逆，可致头目胀痛、面目红赤、头晕目眩，甚则咯血、呕血、昏不识人等病症。

促进消化：肝主疏泄保障了脾、胃、胆升降道路的通畅，脾胃升降关系的协调，胆汁的正常分泌、贮存、排泄，从而保障脾运化功能的正常进行。若肝失疏泄，木不疏土，既可产生肝脾不和的腹痛、腹胀、飧泄、痛泻之病症，又可产生恶心呕吐、嗳气、呃逆、胃脘胀痛之肝胃不和病症，还可见到胁下胀痛、口苦、纳食不化甚至黄疸等肝胆不和病症。

调畅情志：情志活动属于狭义神的范畴，总统于心。气血为情志活动的物质基础，肝脏通过调节气机、气血，进而调畅人的情志。也就是说，肝疏泄正常，人的情志就会处于舒适、安逸、惬意的状态。疏泄不及导致肝气郁结，则见情志抑郁、胸胁胀闷、善太息等病症。疏泄太过，肝火上炎，常见烦躁易怒、失眠多梦、面目红赤等病症。

调理男子排精、女子月经：肝主疏泄与男子排精、女子月经关系密切。疏泄正常，道路通畅，气机调畅，男子排精、女子月经就正常；疏泄失常，则会出现男性排精异常，女子月经紊乱，经行不畅，甚或痛经等病症。

②肝主藏血：肝脏具有贮存血液、调节血量、防止出血的作用。其贮血、调血的基本方式是：“肝藏血，心行之，人动则血运诸经，人静则血归于肝。”（《素问·五脏生成·王冰释语》）

肝脏具有收摄血液于血脉之中，不使之溢于脉外的作用，也就是具有防止出血的功能，是肝藏血功能的延伸，与疏泄作用相反相成。若收摄不及，疏泄太过，就会出现肝火旺盛，灼伤脉络，迫血妄行而见吐血、衄血、咯血、月经量多、崩漏等出血病症；若收摄太过，疏泄不及，就可导致瘀血病症的发生。

（5）肾

①主藏精："藏"是指闭藏、贮藏；"精"是指肾精。肾精所化之气叫肾气，肾精、肾气统称精气，两者可以互相转化。肾贮藏、封藏精气的功能叫肾藏精。肾精具有推动人体生长发育和促进生殖功能的作用。人在少年七岁时，肾中精气逐渐旺盛，故有齿更、发长的生理变化；到青春期在肾中精气旺盛的情况下，人体产生一种具有促进性腺成熟功能的物质——天癸。在天癸的作用下，男子有精液排泄，女子有月经来潮，男女开始有生殖能力。以后肾中精气继续旺盛，人体发育更成熟，体力、智力、生殖能力进一步增强。进入老年以后，肾中精气逐渐衰少，天癸逐渐衰弱，以至丧失，所以身体逐渐衰老，智力逐渐减退，性功能逐渐衰弱，以至丧失。如果肾精不足，就会出现小儿生长发育迟缓、成人早衰、生殖功能障碍等病症。

肾中精气是人体生命活动的根本，其生理功能可概括为肾阴、肾阳两个方面。肾精对各个脏腑组织器官的滋润营养作用，称为"肾阴""真阴""元阴"；肾精对各个脏腑组织器官的温煦、生化、推动作用，称为"肾阳""真阳""元阳"。肾阴、肾阳相互依存，相互制约，共同维系着肾及全身阴阳的相对平衡。如果肾的阴阳平衡失调，既可出现眩晕、耳鸣、腰膝酸软、男子遗精、女子梦交、五心烦热、舌红少苔、脉象细数等肾阴虚证候，也可发生疲惫乏力、形寒肢冷、腰膝冷痛、小便清长或不利、遗尿、尿失禁、性功能减退、水肿、舌淡苔白、脉沉迟无力等肾阳虚证候，还可以产生"阴损及阳""阳损及阴"的阴阳两虚等病症。

②主水：肾具有管理全身水液代谢、维持体内水液平衡的作用。在生理情况下，人体津液是通过胃、小肠的吸收，脾的运化，肺的宣降，肾的蒸腾气化，以三焦为通路，输送到全身，经过代谢后转为汗液、尿液排出体外。其中肺、脾等脏腑对津液的气化均依赖于肾中精气的蒸腾气化。当水液通过肾脏时，在肾的蒸腾气化作用下，有用的水液借三焦水道重新回到全身；无用的水液形成尿液，下

注膀胱，以尿的形式排出体外。肾的蒸腾气化功能失常既可引起少尿、水肿等病理现象，又可引起气化功能失常而发生小便清长、尿量增多等病理改变。

③主纳气："纳"指受纳、固摄。肾主纳气是指肾具有摄纳肺所吸入的清气、保障体内外气体正常交换、防止呼吸表浅的作用。也就是说肺吸入之清气必须下达于肾，才能保证呼吸的深度，这是肾的闭藏作用在呼吸运动中的体现。所以说："肺为气之主，肾为气之根"，若肾不纳气，就可出现呼吸表浅、动则气喘、呼多吸少等病理现象。

2. 六腑

（1）胆：胆的主要生理功能是在肝主疏泄的情况下接收、贮藏、排泄胆汁（精汁）达于小肠，帮助消化饮食水谷。若肝气不疏，胆气郁结，就会影响脾胃运化而出现胁下胀痛、食欲减退、腹胀、便溏等症状，若胆气上逆、外溢还可出现口苦、呕吐黄绿苦水、黄疸等病症。

胆腑所藏胆汁有利于饮食水谷的消化，故属六腑；但它本身与饮食水谷不直接接触，且藏胆汁，又别于六腑，似于五脏，故又属奇恒之腑。

（2）胃

①受纳、腐熟水谷："受纳"是接收和容纳的意思。因其容纳食物，故又称"水谷之海""太仓"。"腐熟"是指对食物进行初步消化并形成食糜的生理功能。

胃对食物消化腐熟有以下三种方式：通过蠕动把食物磨成小的碎屑；分泌胃液分解食物（即胃阴腐化食物）；胃中阳气（胃阳）蒸化食物，并把腐熟所形成的食糜下传小肠，其精微通过脾的运化营养全身，对维持生命活动至关重要。临床治疗中常把"保胃气"作为重要的治疗原则。

②主通降，以降为和："通降"是指食物经胃的腐熟后下行入小肠，经过进一步消化吸收后，小肠将食物残渣下输大肠，大肠向下传化糟粕。若胃失通降，可出现口臭、脘腹胀满、疼痛、便秘等症状。若胃气上逆，则可出现恶心、呕吐、嗳气、呃逆等病症。

（3）小肠：小肠包括西医学的十二指肠、空肠、回肠三部分。其功能主要有以下几方面：

①受盛化物：小肠是接收经胃初步消化之食物的盛器；食物在小肠中需有较长时间的停留，以便进一步充分地消化吸收。

②泌别清浊：小肠将食物消化后分成有用（清）和无用（浊）两部分，把水谷精微（清）和对人体有用的津液（清）吸收，把糟粕和无用的水液（浊）输送于大肠。由于小肠吸收了大量的水液，故有“小肠主液”之说。若小肠泌别清浊功能失常，则大便稀薄、小便量少，故临床常用“利小便以实大便”的治法。

（4）大肠：大肠的主要生理功能是传化糟粕，即大肠接收小肠下输的食物残渣，在向下传导过程中吸收其中部分水液，将糟粕变成粪便，向下排出体外。大肠的向下传导变化是胃降浊、肺肃降功能的延伸，亦与肾的气化功能相关。若传化功能失调，可出现腹痛、腹胀、腹泻、便秘等病症。

（5）膀胱：膀胱的主要生理功能是贮尿、排尿。

人体内通过代谢的津液在肾的蒸腾气化作用下形成尿液，下输膀胱，待贮至一定量时又在肾的气化作用下排出体外。若肾的气化功能失常，则膀胱开阖失司，临床表现为小便不利、癃闭或尿频、遗尿、尿失禁等病症。若出现尿频、尿急、尿痛，则属膀胱湿热病症。

（6）三焦：三焦是上焦、中焦、下焦的合称。其概念有二：为六腑之一，即脏腑之间和脏腑内部的间隙所构成的通道；部位功能的概念。三焦理论包含三焦的功能和分部两个方面的内容。

①三焦的功能

主持诸气，总司全身的气机和气化：三焦是全身之气升降出入的通道，又是各种物质气化的场所，人体诸精微之气通过三焦布达五脏六腑、四肢百骸，充养并推动各个脏腑组织器官的功能活动。

是水液运行的通道：全身的水液代谢是由肺、脾、肾、膀胱、肠等协同作用而完成的。水液的正常气化以三焦为通道，才能正常地升降出入于脏腑组织器官之间。全身水液代谢的平衡，正是三焦气化作用的结果。

综上所述，三焦是人体所有物质（精、气、血、津液、饮食水谷、水谷精微等）运行的通道，气化的场所。

②三焦的分部与功能

上焦：指横膈以上的胸部，包括心、肺两脏。其生理特点是“上焦如雾”，概括了心、肺宣布发散营养物质、滋润灌溉全身的生理功能。

中焦：指横膈以下至脐以上的上腹部，包括脾、胃。其生理特点是“中焦如沤”，形容脾胃运化腐熟功能。

下焦：脐以下的部位为下焦，包括肾、膀胱、小肠、大肠、女子胞等脏腑。其生理特点是“下焦如渎”，概括了下焦排泄的生理功能。

3. 奇恒之腑

奇恒之腑包括脑、髓、骨、脉、胆、女子胞。胆既属于六腑，又属于奇恒之腑，已在六腑中述及，骨和脉属于五体，因此本节重点介绍脑、髓、女子胞。

（1）脑：脑居颅内，由髓汇聚而成，故名“髓海”。《灵枢·海论》云：“脑为髓之海。”关于脑的生理功能和病理变化，《素问·脉要精微论》曰：“头者，精明之府。”明代李时珍指出：“脑为元神之腑。”清·王昂说：“人之记性，皆在脑中。”清·王清任说：“灵机、记在脑。”可见脑是生命要害之所在，是人体极其重要的器官，人的视觉、听觉、语言、嗅觉、思维、记忆、精神意识均出于脑。脑通过经络与五脏六腑紧密相连，脏腑功能正常，精、气、血、津液旺盛，脑得充养，其功能就正常；如果脏腑经络或精、气、血、津液失常，势必影响于脑，导致其功能失常。如肝肾不足，肝阳上亢，就会发生眩晕、耳鸣、头目胀痛，甚至突然昏倒、不省人事等病症。当然，脑也通过经络的联系对脏腑组织器官功能起调节管理作用，脑功能失常能导致脏腑组织器官功能失常的病症。

（2）髓：髓是骨腔中的一种膏样物质，为脑髓、脊髓和骨髓的合称。髓由先天之精所化生，由后天之精所充养，有养脑、充骨、化血之功。

①充养脑髓：髓以先天之精为主要物质基础，赖后天之精的不断充养，分布骨腔之中，由脊髓而上引入脑，成为脑髓，故曰脑为髓海，“诸髓者，皆属于脑”（《素问·五脏生成篇》）。脑得髓养，脑髓充盈，脑力充沛，则元神之功旺盛，耳聪目明，体健身强，故曰：“内肾之命门，为生髓养脑之元气也。其精中之精气，上养脑神，精中之柔液，统养百骸；其液出脑，由项贯督入脊，旁络全体。”（《医经玉屑》）先天不足或后天失养，以致肾精不足，不能生髓充脑，可以导致髓海空虚，出现头晕耳鸣、两眼昏花、腰胫酸软、记忆力减退，或小儿发育迟缓、囟门迟闭、身材矮小、智力低下、动作迟钝等症状。

②滋养骨骼：髓藏骨中，骨赖髓以充养。精能生髓，髓能养骨，故曰：“髓者，骨之充也”（《类经·脏象类》）。肾精充足，骨髓生化有源，骨骼得到骨髓的滋养，则生长发育正常，才能保持其坚刚之性，所以说：“盖髓者，肾精所生，

精足则髓足；髓在骨内，髓足则骨强，所以能作强而才力过人也”（《中西汇通医经精义 · 上卷》）。若肾精亏虚，骨髓失养，就会出现骨骼脆弱无力或发育不良等。

③化生血液：精血可以互生，精生髓，髓亦可化血。“肾生骨髓，髓生肝”（《素问 · 阴阳应象大论》），“骨髓坚固，气血皆从”（《素问 · 生气通天论》）。可见，骨髓是造血器官，骨髓可以生血，精髓为化血之源。因此，血虚证常可用补肾填精之法治之。

（3）女子胞：女子胞又称胞宫，其主要生理功能是发生月经和孕育胎儿。

①发生月经：女子 14 岁左右肾精旺盛，天癸至，任脉通，冲脉血盛，胞宫发育成熟，月经来潮。49 岁左右肾精渐衰，天癸渐绝，任、冲两脉气血衰少，月经紊乱，以至绝经。胞宫主持月经的功能受肾气、天癸、任脉、冲脉的制约和调节。

②孕育胎儿：妇女月经来潮后，胞宫就具备了妊娠和孕育胎儿的功能；妊娠后，胞宫就成为保护胎元、营养胎儿的主要器官，并在胎儿发育成熟后将其娩出母体。

胞宫的生理功能与以下三个方面密切相关：

①天癸的作用：天癸是肾中精气充盈到一定程度人体所产生的能促进性腺发育以及生殖活动的一种物质。妇女在天癸作用下，任、冲二脉开放，气血灌注胞宫，促进生殖器官发育成熟，月经来潮，为孕育胎儿准备条件。由于年老或某些疾病导致妇女肾精衰少，天癸衰少，甚至竭绝，则任、冲二脉不通畅，月经闭止，失去生育能力。

②冲、任二脉的作用：冲、任二脉同起胞中，冲脉与肾经并行，与胃经相通，通调十二经脉气血，故有“血海”之称。任脉能调节全身阴经，故有“阴脉之海”之称、“任主胞胎”之说。青春期妇女天癸至，任脉通，冲脉盛，十二经脉气血通过任、冲二脉注入胞宫，才能有月事，开始具有生殖能力。幼年女子天癸未至，老年妇女天癸衰竭，任、冲二脉不通，故没有月事和生殖能力。

③心、肝、脾的作用：心主血；肝藏血，主疏泄；脾生血，脾统血。妇女月经来潮，孕育胎儿，离不开血。所以以上三脏功能失调均会引起妇女月经失调、妊娠失常。如肝不藏血，脾失统血，可引起月经过多、崩漏等病症；脾生血不

足，肝血亏损，则可产生月经量少、闭经、不孕等病症。

三、气血津液学说

气、血、津液是构成人体的基本物质，也是维持人体生命活动的基本物质。气、血、津液是人体脏腑、经络等组织器官生理活动的产物，也是组织器官进行生理活动的物质基础。

气是不断运动、具有很强活力、极其细微的物质；血是循行脉内的红色液体；津液是人体一切正常水液的总称。从气、血、津液的相对属性来区分阴阳，气具有温煦、推动的作用，属于阳；血和津液是液态物质，具有滋润、濡养作用，属于阴。

（一）气

1. 气的基本概念

在中医学中，“气”具有多种含义，譬如把致病的六淫称“邪气”，把机体的生理功能和抗病能力称“正气”，把中药的寒、热、温、凉性质称“四气”。但这里所论述的气，是专指构成人体和维持人体生命活动的最基本物质而言。

气是构成人体的最基本物质，也是维持人体生命活动的最基本物质。人是天地自然的产物，《黄帝内经》中将人生活的场所称之为“气交”，“气交”是下降的“天气”和上升的“地气”相互交汇的地方。人既然生活在“气交”之中，就必然和天地万物一样，都是由气构成，并且是最精微的部分构成了人体。人体之气是维持人体生命活动的物质基础，其运动变化也就是人体的生命活动。气聚则生，气散则死。

2. 气的生成

构成人体和维持人体生命活动的气，一是来源于父母生殖之精，即构成人体胚胎发育原始物质的先天之精；二是来源于从后天摄入的饮食中的营养物质和存于自然界的清气。

3. 气的运动

气的运动称为气机，包括升、降、出、入四种基本形式。气的运动是有规律的，相对平衡协调才能发挥其维持人体生命活动的作用，这种生理状态称之为“气机调畅”；如气机失调，就会出现各种病理现象。由于气的运动形式多样，故气机失调的形式也很复杂，如气的上升运动太过称“气逆”；气的运动受阻，在局部发生瘀滞，称“气滞”；气的出入运动受阻，郁结在内，称“气郁”。如平时听得比较多的“肝气郁结”，那是因为肝气是上升、疏散的，一旦肝气的运动受阻，郁滞不通，就会出现嗳气、喜叹息、肝区疼痛等“肝气郁结”的表现。

4. 气的生理功能

（1）推动作用：是指气具有推动和激发人体生长发育以及各脏腑经络生理功能的作用，并且推动血液的生成、运行，以及津液的生成、输布、排泄。当此作用减退时，则影响人体的生长发育或出现早衰，各脏腑经络生理功能减退，血和津液生成不足，输布和排泄受阻等。

（2）温煦作用：是指气具有温煦人体的作用。人体各脏腑经络的生理活动需要气的温煦作用来维持；血和津液都是液体，都需要气的温煦才能正常运行。阳气愈多，产热愈多，故有“气有余便是火，气不足便是寒”的说法。

（3）防御作用：是指气有维护肌肤、防御邪气的作用，与西医学的防御屏障相关联。气的防御功能强，则人体不易发病。

（4）固摄作用：是指气具有统摄和控制体内的液体，不使其无故流失的作用。其中对血液则是防止血液溢出脉外，保证血液在脉中正常运行。

（5）气化作用：是指气的运动产生的各种变化，即气、血、津液各自的新陈代谢及其相互转化，是物质和能量转化的过程。

（6）营养作用：是指气与各种营养物质结合，运行到全身，发挥营养作用，是人体生命活动的原动力。

5. 气的分类

历代医家推崇“气本一元”之说，认为人体的气从整体而言是由生殖之精气、水谷精气和自然界的清气组成，但由于组成、分布部位和功能的不同，故又可以分为元气、宗气、营气和卫气四种。

（1）元气

①基本含义：又名原气，是人体最基本、最重要的根源于肾的气，包括元阴和元阳。

②生成分布：由肾中精气所化生，依赖后天水谷精微物质的营养。元气起源

于肾，通行全身，内达五脏六腑，外至肌肤腠理。

③主要功能：推动人体的生长发育，机体的生、长、壮、老、已都与肾中精气的盛衰密切相关。激发、调节各脏腑、经络等组织器官的生理功能，是人体生命活动的原动力。

（2）宗气

①基本含义：宗气是由清气和水谷精气结合而成，聚于胸中之气。

②生成分布：由肺从自然界吸入的清气和脾胃所化生的水谷精微之气组成，积聚于胸中，贯注入心和肺，从肺而出，行走于呼吸道；贯注入心的，则经心脏注入血脉中，推动气血运行。

③主要功能：有帮助呼吸和帮助心脏推动气血运行的功能。凡言语、声音、呼吸的强弱，均与宗气的盛衰有关。如称赞对方讲话声音洪亮，即“宗气足”。

（3）营气

①基本含义：营气是行于脉中、具有营养作用之气。由于行于脉中，可化生血液，与血液不可分离，故又称“营血”。因行于脉中，与卫气相对而言，在内属阴，故又称“营阴”。

②生成分布：由脾胃所化生的水谷精气生成，通过十二经脉和任督二脉运行全身，贯注五脏六腑。

③主要功能：化生血液，营气注入脉中，成为血液的组成部分；营养全身，为各脏腑、经络等的生理活动提供营养物质。

（4）卫气

①基本含义：卫气是行于脉外、起保护作用之气。因行于脉外，属阳，故又称“卫阳”。

②生成分布：也是来自脾胃所化生的水谷精微之气。关于卫气的循行路径，历代医家说法不一，大致有以下三种：卫气与营气并行；昼行于阳，夜行于阴，即白天行走于体表六腑和阳经，夜晚行走于体内五脏和阴经；散行全身，无处不到。

③主要功能：有以下几方面：

温养作用：维持人体体温，保证机体生命活动的正常进行。

调节作用：卫气统管汗孔的开合，调节汗液的排泄，维持体温的相对恒定，调节气血，维持机体内外环境的阴阳平衡。

防御作用：肌肤、毛发是机体的第一道防御屏障，通过卫气温养肌肤、毛发，调节汗孔开合，使肌肤致密，充分发挥其防御功能。

与人体睡眠有关：当卫气行于体内时，人便入睡；当卫气出于体表时，人便醒寤。如卫气行于体表的时间过长则少眠，行于体内的时间过长则多眠。

营气和卫气都来源于水谷精气，其中精柔部分构成了营气，慓疾滑利部分构成了卫气；营气营养于内为阴，卫气护卫于外为阳。二者一阴一阳，互为其根，故营卫之间必须协调，不失其常，才能发挥正常的生理功能。

其实，中医学将人体的生命活动看作一个运动的行为过程，正如一台运行着的机器，运行正常其功能也发挥正常；同样，人体内气体的升降出入正常，人体就健康，否则就出现病态。

（二）血

1. 血的概念

血是运行于脉中具有很强营养和滋润作用的红色液体，是构成人体和维持人体生命活动的基本物质之一。

2. 血的生成

血主要是由营气和津液组成。营气和津液都是来自于脾胃所化生的水谷精微物质。《灵枢·决气》说："中焦受气取汁，变化而赤，是谓血"，是指脾胃（中焦）将摄入的饮食物化生为血液的功能。

3. 血的功能

血具有很强的营养和滋润作用。血液在脉中运行，内至脏腑，外达皮肉筋骨，对全身各脏腑组织器官起着营养和滋润作用，以维持正常的生理功能。

如果血液的营养和滋润功能正常，则面色红润、肌肉丰满壮实、皮肤毛发润泽有华、感觉灵敏、活动灵活自如等。如果血液生成不足或过度耗损，导致血液的营养和滋润功能减弱时，就会出现面色苍白、唇色指甲淡白无华、头晕目眩、肢体麻木、筋脉拘挛、心悸怔忡、皮肤干燥、头发枯焦等一系列血虚失于濡养的症状。

另外，血液还是机体精神活动的物质基础。人的精神充沛，神志清晰，感觉灵敏，活动自如，均有赖于气血的充盛。所以，不论何种原因所造成的血虚，均可出现精神不振、健忘、失眠、多梦、烦躁，甚则精神恍惚、惊悸不安、谵狂等神志失常的病理表现。

4. 血的运行

血在血管中运行到达全身，为全身脏腑器官提供营养。

血属阴主静，需要气的推动作用才能运行至全身；同时也需要气的固摄作用，防止在运行当中溢出血管外。

血液能否正常运行，取决于气的推动和固摄作用之间的协调平衡和血管是否通利。如果以上因素失调，就会导致血液运行失常，出现运行速度异常，或导致出血。

（三）津液

1. 津液的概念

津液是机体一切正常水液的总称，包括各脏腑组织器官的内在体液及其正常的分泌物，如胃液、肠液、涕、泪等，同样也是构成人体和维持人体生命活动的基本物质。

津液包含津和液两个概念，虽同属水液，都来源于水谷精微物质，但根据其性状、功能、分布部位不同，会有一定的区别。性质较清稀，流动性较大，分布于体表皮肤、肌肉和孔窍，并能渗注到血管中，起滋润作用的，称为津；性质较稠厚，流动性较小，灌注于骨关节、脏腑、脑、髓等组织，起濡养作用的，称为液；但因津和液是可相互转化的，故津和液常同时并称。

2. 津液的生成、输布、排泄

津液的生成、输布和排泄是非常复杂的过程，涉及多个脏腑的一系列功能。

（1）生成：津液来源于饮食物，通过脾胃的运化功能化生而成。

（2）输布、排泄：这一过程主要是通过脾的转输、肺的宣降和肾的蒸腾气化作用来完成。通过脾的转输，一方面将津液输送到全身，另一方面将津液往上输送到肺。

肺对津液的输送和排泄主要是通过宣发和肃降功能。通过肺的宣发作用，将津液向外向上布散到全身，并将多余的部分转化为汗液排出；通过肺的肃降作用，将津液向下输送到肾和膀胱，多余的部分形成尿液排出。

肾所藏的精气是机体生命活动的原动力，也是气化作用的原动力。通过肾脏精气的蒸腾气化作用，将津液有用的部分布散到全身，将代谢废物排出体外。

3. 津液的功能

津液具有滋润和濡养作用，主要体现于渗入到各脏腑器官孔窍而起滋润和濡养作用，渗入到血脉中构成血液的一部分。

第二章　常用中医外治技术

中医外治技术是相对于内治法而言的，主要是指以中草药等天然植物为原料，经简单加工后，施以敷贴、熏洗、药浴、灌肠、药袋、热熨等疗法，或运用推拿、艾灸等方法，使其直接作用于机体外表某部位或特定穴位，以达到治疗或调理目的的一类技术。下面我们介绍几种常用的中医外治技术。

第一节　推拿疗法

推拿又称按摩，是在中医基础理论指导下，结合西医学理论，运用推拿手法作用于人体特定的部位和穴位，以达到防病治病目的的一种治疗技术。

推拿具有舒经通络、促进气血运行、调整脏腑功能、润滑关节、增强人体抗病能力等作用。正因为推拿具有这样的作用，在运动系统、神经系统常见疾病的治疗和调理方面效果很明显。

一、适应证

1. 慢性软组织劳损，如腰部软组织劳损。

2. 骨与关节退行性疾病，如颈椎病、退行性膝关节骨性关节炎。

3. 急性软组织损伤。早期用于止痛、关节复位，恢复期用于消肿，促使功能恢复。

4. 多种骨折脱位后关节功能障碍的恢复。

5. 多种内外科病证，如头痛、失眠、胆囊炎、糖尿病、乳腺炎等。

6. 多种妇科病证，如痛经等。

7. 多种儿科病证，如疳积、遗尿、发热、泄泻、小儿肌性斜颈等。

二、禁忌证

1. 诊断不明的患者，特别是怀疑有骨折、脱位、脊髓损伤和骨病的患者。
2. 有出血倾向的患者。
3. 醉酒、精神失常等不能与医生合作的患者。
4. 有严重心肺等疾患的患者。
5. 治疗部位皮肤有异常的患者，如局部有过敏、痈、疥、瘊等。
6. 有皮肤传染病、呼吸道传染病的患者。
7. 在软组织损伤早期肿胀较重的部位。
8. 孕妇、经期妇女的腰骶部和小腹部。

三、手法分类

（一）揉法

1. 操作

（1）指揉法（图 2–1）：用指端着力于治疗部位，做轻柔缓和的环旋活动。因着力面积为一个点，所以也称为“点揉法”。

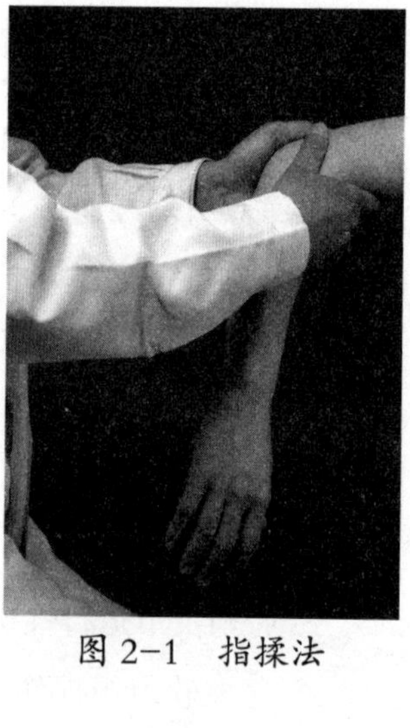

图 2–1　指揉法

（2）掌揉法（图 2–2）：用掌着力于治疗部位，做轻柔缓和的环旋活动。

（3）鱼际揉法（图 2–3）：用大鱼际或小鱼际着力于治疗部位，做轻柔缓和的环旋活动。

（4）前臂揉法：用前臂的尺侧着力于治疗部位，用力做环旋揉动。

（5）肘揉法：用尺骨鹰嘴着力于治疗部位，用力做环旋揉动。

2. 动作要领

（1）应以肢体的近端带动远端做小幅度的环旋揉动，如用前臂带动腕、掌做掌揉法。

（2）着力部位要吸定于治疗部位，并带动深层组织。

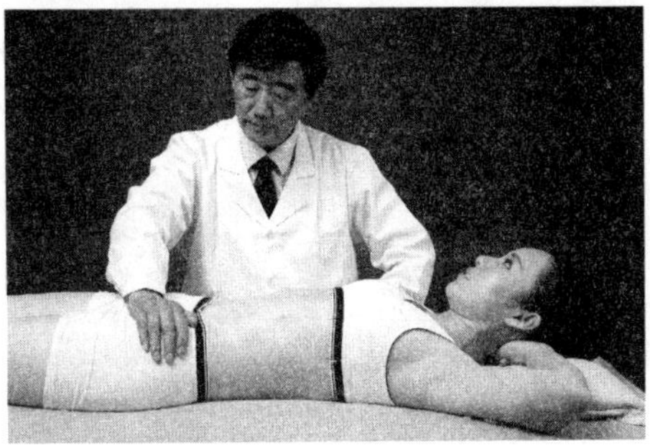

图 2-2　掌揉法

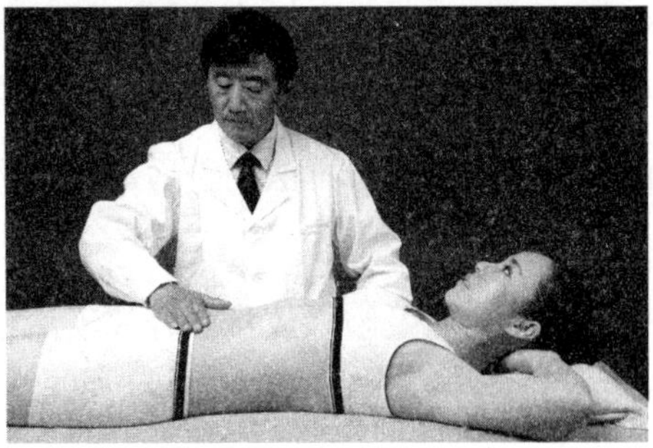

图 2-3　鱼际揉法

（3）压力要均匀，动作要协调且有节律。

（4）揉动的幅度要适中，不宜过大或过小。

3. 作用及应用

揉法是缓解肌肉痉挛、消除疲劳的重要手法，也可以缓解损伤部位的疼痛，用于腹部有调理胃肠功能的作用。指揉法主要用于穴位；掌揉法主要用于腰背、腹部；鱼际揉法多用于头面部；掌根揉法、前臂揉法、肘揉法主要用于腰骶部、臀部。

4. 作用层次

揉法作用于腰背、四肢等处时，应使力量达到肌肉层；作用于腹部时，力量应达胃肠；作用于穴位时，应有酸、麻、胀、痛等感觉；作用于头面部进行美容时，力量仅达皮肤和皮下。

5. 特点

轻柔缓和，刺激量中等，可用于全身多个部位。

6. 注意事项

着力部位应吸附在治疗部位上，环旋揉动的幅度应适中，如果幅度过大或过小均会影响放松效果。

（二）摩法

1. 操作

（1）掌摩法（图 2-4）：患者取仰卧位，医生坐于患者右侧，以掌置于腹部，做环形而有节律的抚摩，亦称摩腹。在摩腹时常按如下顺序进行：胃脘

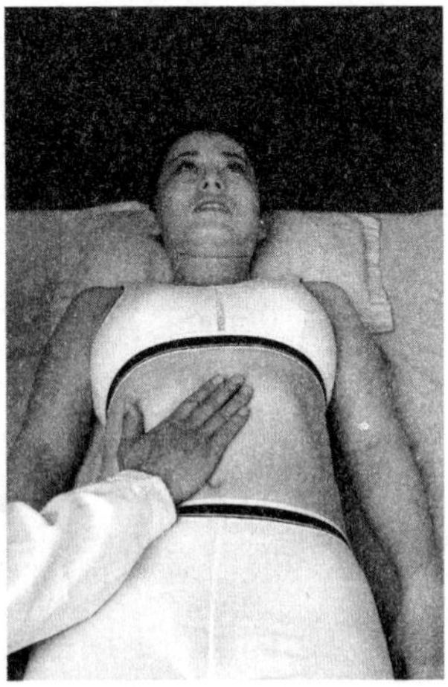

图 2-4　掌摩法

部→上腹→脐→小腹→右下腹。

（2）指摩法：以食指、中指、无名指、小指指腹附着在治疗部位上，做环形而有节律的抚摩。本法用于面部、胸部或穴位。

2. 动作要领

（1）上肢及腕掌放松，轻放于治疗部位。

（2）前臂带动腕及着力部位做环旋活动。

（3）动作要缓和协调。

（4）用力宜轻不宜重，速度宜缓不宜急。

3. 作用及应用

掌摩法主要用于腹部，能调理胃肠功能，预防术后肠粘连。若顺时针作用于腹部有通腹作用；若逆时针作用于腹部有涩肠作用。指摩法主要用于颜面、眼周及穴位，可用于治疗眼部疾病，也可用于美容、保健。指摩法作用于穴位时，根据不同的穴位有不同的治疗作用，如摩膻中可宽胸理气，治疗胸闷、气喘、心悸等症。

4. 作用层次

掌摩法作用层次在胃肠；指摩法作用层次在皮肤和皮下。

5. 特点

刺激量轻柔和缓，是治疗消化系统疾病、美容、保健常用的手法。

6. 注意事项

指摩法作用于颜面、眼周时常用一些供美容使用的按摩乳、磨砂膏，以保护皮肤并使得皮肤更具有活力。

【按语】

用力较重的摩法亦称拭法；用力较轻的摩法又称抚法。

（三）擦法

1. 操作

（1）掌擦法：用掌着力于施治部位，做往返直线快速擦动。掌擦法主要用于腰骶、四肢、肩部。

（2）侧擦法：用手的尺侧着力于施治部位，做往返直线快速擦动。侧擦法主要用于腰骶、肩背及四肢。

（3）鱼际擦法：用大鱼际着力于施治部位，做往返直线快速擦动。鱼际擦法主要用于上肢及颈肩部。

2. 动作要领

（1）无论上下擦还是左右擦，都应沿直线往返操作，不可歪斜。

（2）着力部位要紧贴皮肤，压力要适中。

（3）动作要连续，速度要均匀且快，往返距离尽量拉长。

（4）在做擦法时，医生应面向施术部位，另一手轻轻固定或扶住患者以助力。

3. 作用及应用

本法可温通经络，治疗寒性疾病。

4. 作用层次

本法作用层次为由浅至深，作用效果是热从浅层至深层，将此称为“透热”。

5. 特点

本法用力虽小，但产生的热能透达深层组织，即“透热”。掌擦法接触面积大，产热低且慢；侧擦法接触面积小，产热高且快；鱼际擦法接触面积小，产热较快。

6. 注意事项

（1）治疗部位应充分暴露。

（2）治疗部位应涂适量润滑剂，如按摩乳、松节油等。

（3）本法多用在治疗的最后。

（4）在施用本法时医生要注意自然呼吸，不要憋气。

（四）推法

1. 操作

（1）掌推法（图 2–5）：用掌着力于治疗部位，进行单方向的直线推动。多用于背部、胸腹部、季肋部、四肢部。

（2）指推法：用指着力于治疗部位，进行单方向的直线推动。用于肌腱、腱鞘、骨缝部位。

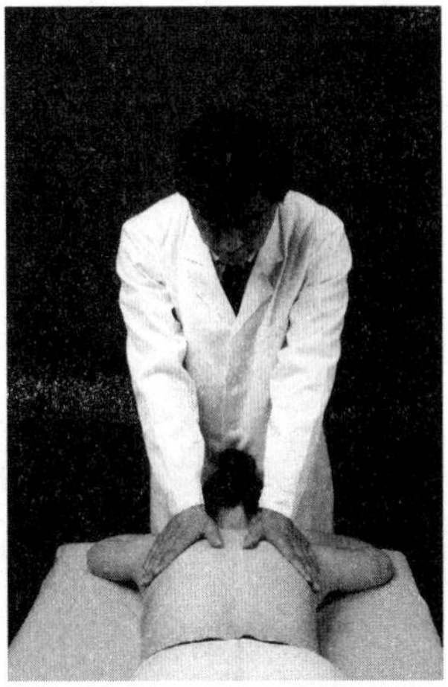

图 2–5　掌推法

（3）肘推法：用肘着力于治疗部位，进行单方向的直线推动。用于脊柱两侧。

（4）拇指分推法：以两手拇指从中间分别向两侧推动。在前额部操作时，医生坐于头侧，以两手拇指的桡侧置于印堂，自印堂经前额正中线向两旁分推至太阳，如此反复操作。在上胸部操作时，医生站于头侧，两手拇指置于膻中，自膻中经胸部正中线向两侧分别推至胸部两侧。

（5）十指分推法：患者取仰卧位，医生站于侧方或头侧，十指微屈，自胸部正中线沿肋间隙向两侧分推，如此反复操作，亦称“开胸顺气”。

（6）鱼际分推法：患者取仰卧位，医生站于侧方，以两手拇指及大鱼际着力于腹部，自腹部正中线沿肋弓向两侧分推，如此反复操作。

（7）合推法：以两手拇指或掌从施治部位的两边向中间推动。

2. 动作要领

（1）着力部位要紧贴皮肤，压力适中，做到轻而不浮、重而不滞。

（2）应参考气血流行、经络循行方向推动。

（3）速度要均匀。

（4）掌推法应手指在前，掌根在后。

（5）非两侧同时操作时应用单手推。

3. 作用及应用

具有通经活络的作用，治疗经络闭阻引起的症状，如恶心、呕吐、咳嗽、腹胀；具有促进静脉血液回流作用，治疗静脉曲张；具有化瘀消肿作用，治疗损伤引起的瘀血肿痛。

应用推法时应参考气血流行、经络循行方向推动，如胃气上逆引起的呕吐或肝气郁结引起的腹胀，应从上向下推；治疗下肢静脉曲张应从肢体远端向近端推，以促进静脉血液回流；治疗肢体肿痛亦应从远端推向近端。

4. 作用层次

可深可浅，应根据具体情况选择力量，达到相应的层次。

5. 特点

手法的作用与方向有关。

6. 注意事项

压力要适中，方向要正确。

【按语】

指推法又称拂法、抿法；分推法又称梳法、分法；合推法又称合法；用力较轻的推法有时也称拭法。

（五）捋法

1. 操作

（1）拇指捋法（图2-6）：以单手或双手拇指指腹着力于治疗部位，沿着腱鞘、肌腹、条索、骨缝、脊柱两侧往返推动。用于腱鞘、肌腹、条索、骨缝、脊柱两侧。

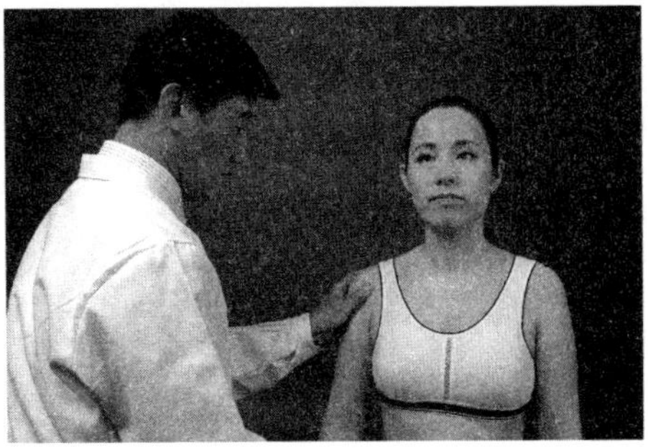

图2-6　拇指捋法

（2）掌指捋法：以一手拇指指腹置于施治部位，另一手手掌按于该拇指之上，以掌发力，以拇指着力，沿着脊柱两侧、肌腹、骨缝走行方向往返推动。用于脊柱两侧、肌腹、骨缝。

2. 动作要领

（1）先按后捋。

（2）应沿着腱鞘、肌腹、条索、骨缝走行方向施用捋法。

（3）以上肢带动着力部位，掌指关节及指间关节不动。

（4）在长距离操作或与皮肤之间有相对移动时应使用一些润滑剂，以方便操作。

3. 作用及应用

具有疏通狭窄的作用，用于治疗腱鞘炎；具有舒筋通络、缓解肌肉痉挛作用，用于全身多个部位肌肉的放松；用于保健时主要作用在脊柱两侧，以达到放松竖脊肌的目的。

4. 作用层次

肌肉层。

5. 特点

刺激量较大，主要用于伤科疾病的治疗。在保健中应适当减小按压的力量。

6. 注意事项

捋的方向应与肌腱、肌腹、条索走行方向一致。

（六）抹法

1. 操作

用双手拇指的罗纹面着力于治疗部位，以拇指的近端带动远端，做上下或左右的单方向移动。用于前额部、胸部（图 2–7）。

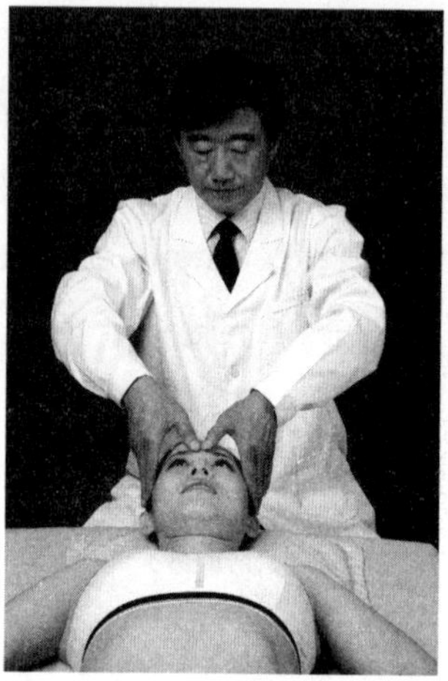

图 2–7　抹法

2. 动作要领

（1）用力宜轻不宜重，宜缓不宜急。

（2）用拇指近端带动远端进行操作。

（3）两手用力、两手的速度以及其余四指放置的部位要对称。

3. 作用及应用

具有镇静安神、提神醒脑的作用，用于颜面部又有保健、美容的作用。作用于印堂至神庭穴时，又称开天目或开天门，常用拇指自下而上交替进行。在前额部从中线向两侧分抹时又称分推前额，常用拇指自中间向两旁太阳穴处分推，然后再回至中间，如此反复进行，用于治疗头痛、失眠、眩晕、眼周疾病。本法多在头部手法治疗开始时应用。在前额部操作时，应视患者皮肤调整按压的力量，对于油性皮肤患者力量可大，干性皮肤力量应小。

4. 作用层次

刺激温和而浅，仅达皮肤和皮下，不带动皮下深层组织。

5. 特点

刺激量小，轻快柔和。

6. 注意事项

应用本法时不要用力按压局部。如为干性皮肤患者，应酌情使用按摩推拿介质。

（七）拿法

1. 操作

拇指与其余四指对合呈钳形，施以夹力，以掌指关节的屈伸运动所产生的力捏拿治疗部位，即捏、提、松的交替动作。

2. 动作要领

（1）前臂放松，手掌空虚。

（2）捏拿的方向要与肌腹垂直。

（3）动作要有连贯性。

（4）用力由轻到重，不可突然用力。

（5）应以掌指关节运动为主捏拿肌腹，指间关节不动。

3. 作用及应用

具有缓解肌肉痉挛、提高肌肉兴奋性、消除疲劳的作用。多用于颈、肩、四肢、头部。

4. 作用层次

肌肉层。

5. 特点

作用柔和，适用部位广，无论男女老幼、体质虚实均可应用。

6. 注意事项

指间关节不动。若指间关节运动，易造成掐的感觉，从而影响放松效果。

（八）点法

1. 操作

以点的形式刺激穴位即为点法，也称为点穴。在点穴时可以持续点按穴位，也可瞬间用力点击穴位。点穴时可用拇指（图 2–8）、食指、中指、食中两指、拇食中三指、尺骨鹰嘴点按穴位。在做点法时还可借用器械（如木针，图 2–9）点按治疗部位，如足底。

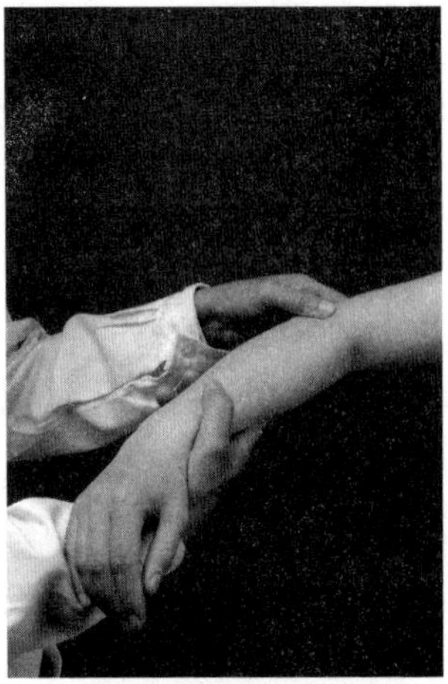

图 2–8　拇指点法

2. 动作要领

点穴时手指应保持一定姿势，避免手指过伸、过屈或患者因疼痛躲闪而造成损伤。

3. 作用及应用

具有通经活络、调理气机、通调脏腑的作用，多用于止痛、急救、调理脏腑功能。应用时应根据具体

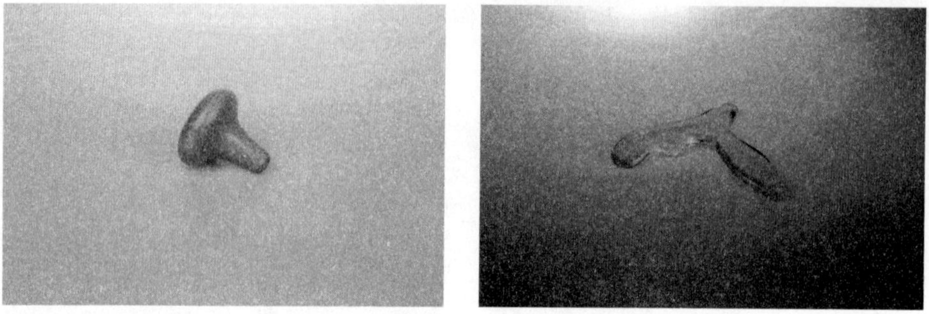

图 2-9　木针

情况，辨证选穴并配穴。

4. 作用层次

本法作用层次深。在点穴时，患者局部应有酸、麻、胀、重等感觉。

5. 特点

刺激量大，见效快。

6. 注意事项

施用点法时，既要注意保护自己的手指，同时也要注意保护患者的皮肤。

【按语】

点法又称押法。瞬间用力的点法又称戳法。以手指在施术部位做一紧一松的按压称捺法。

（九）按法

1. 操作

以掌着力于治疗部位，垂直向下按压。

2. 动作要领

应逐渐用力。

3. 作用及应用

本法多与其他手法结合应用，如与揉法结合应用称为按揉，与摩法结合应用称为按摩。因此，按法主要是加大其他手法的按压力量。

4. 注意事项

施用本法时要根据治疗部位选择着力部位。

（十）摇法

1. 颈部摇法

（1）操作

①托枕颌摇颈法（图 2–10）：患者取坐位，颈部放松。医生站在患者的侧后方，一手扶住患者的后枕部，另一手托住患者下颌，做缓慢的环旋摇动，并使颈部摇动的范围逐渐加大。

②托枕夹颌摇颈法（图 2–11）：患者取坐位，颈部放松。医生站在患者的侧后方，一手扶住患者的后枕部，用另一肘夹住患者的下颌，做缓慢的环旋摇动，并使颈部摇动的范围逐渐加大。

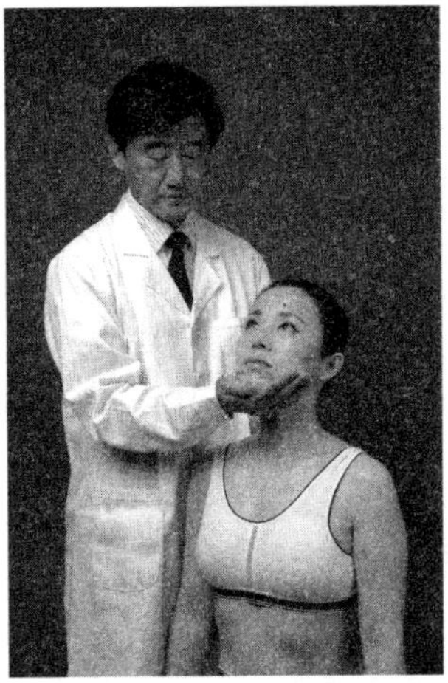

图 2–10　托枕颌摇颈法

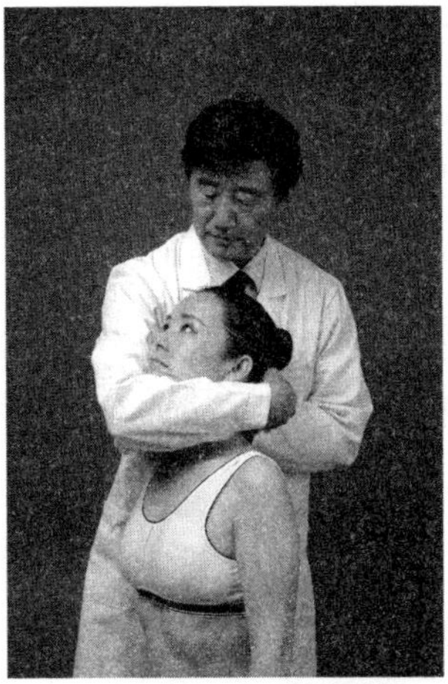

图 2–11　托枕夹颌摇颈法

③双手托头摇颈法（图 2–12）：医生站在患者的后方，拇指在后、其余四指在前托住下颌部，两手向上托住患者的头部，两前臂的尺侧压住患者的肩部，边向上拔伸边缓慢地做环旋摇动，并使颈部摇动的范围逐渐加大。

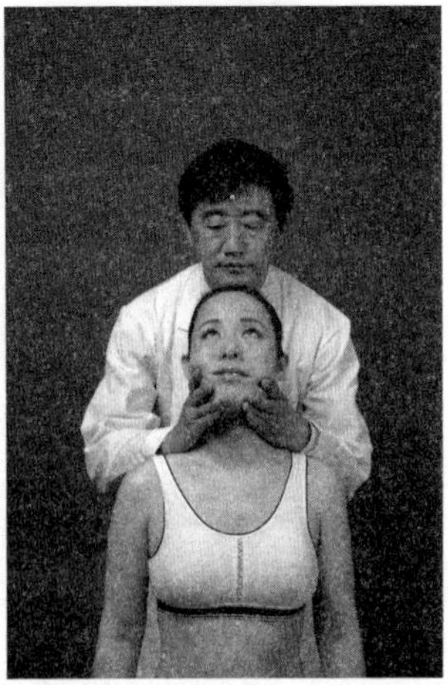

图 2–12　双手托头摇颈法

（2）动作要领

①在向上拔伸的基础上做颈部摇法。

②摇动速度宜慢不宜快，以免引起患者头晕。

③摇动幅度宜小不宜大。

④沿着受限区域逐渐加大摇动范围。

⑤做托枕颌摇颈法、托枕夹颌摇颈法时随着摇动范围的加大，医生应逐渐从患者的侧方移向后方。

⑥做托枕颌摇颈法、托枕夹颌摇颈法时，若以下颌作参照，建议摇动的方向为下颌向下→对侧→上→医生所站的方向摇动。

（3）作用及应用：托枕颌摇颈法、托枕夹颌摇颈法的主要作用在于恢复颈部运动范围，主要用于治疗颈椎病、落枕。双手托头摇颈法的作用主要在于滑利关节，用于治疗颈部运动不利。

（4）注意事项：对于眩晕的患者慎用。摇动时应嘱患者睁开双眼，以免头晕。

【按语】

摇法又称盘法、旋法。

2. 腰部摇法

（1）操作

①坐位摇腰法（图 2–13）：患者坐于床边，一助手双手按压患者的大腿以固定，医生站于患者背后，双手从腋下穿过抱住患者，然后环旋摇动患者的腰部，并使腰部摇动的范围逐渐加大。

②站立摇腰法（图 2–14）：患者站立，弯腰扶住床边。医生站在患者的侧后方，一手扶住患者的腹部，另一手扶住患者的腰部，两手相对用力，环旋摇动患者的腰部，并使其摇动的范围逐渐加大。

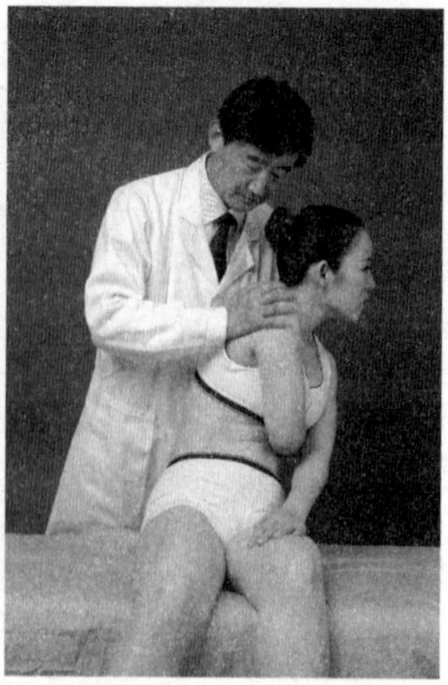

图 2–13　坐位摇腰法

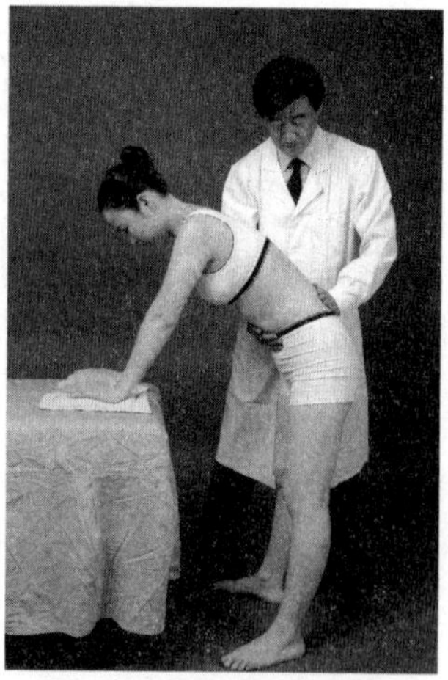

图 2–14　站立摇腰法

（2）动作要领

①摇动速度宜慢。

②逐渐加大腰部摇动范围。

③沿着受限区域逐渐加大摇动范围。

（3）作用及应用：可恢复腰部运动范围，用于治疗腰部软组织损伤引起的腰功能受限，如急性腰肌损伤、腰椎间盘突出症。具有滑利关节作用，用于治疗腰部运动不利。

（4）注意事项：应使患者腰部充分活动。

3. 肩部摇法

（1）操作：以右肩为例，患者取坐位。

①握手托肘摇肩法（图 2–15）：医生站于患者左后方，以腹部顶住患者背部，右手托住患者右肘，左手握住患者右手手指或右手的尺侧，使肩关节沿前下→前上→后上→后下→前下的方向摇动，并使其摇动的范围逐渐加大。

②握腕摇肩法（图 2–16）：医生站在患者的右后方，左手扶按患者的右肩，右手握住患者的右腕部，环旋摇动患者的肩关节。

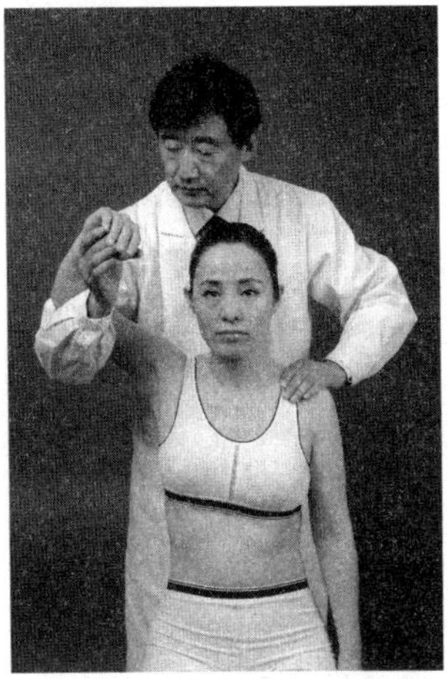

图 2–15　握手托肘摇肩法

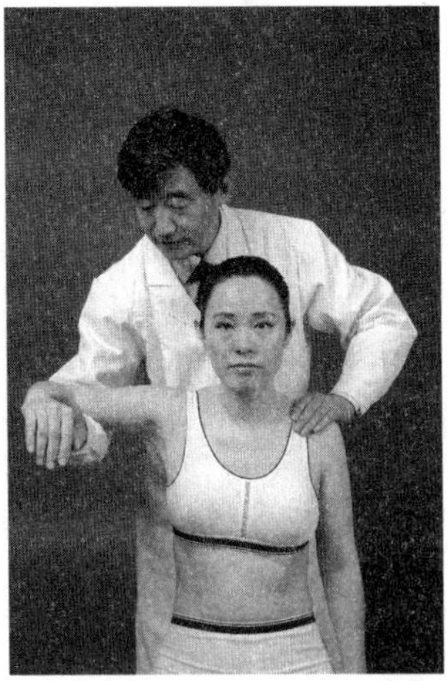

图 2–16　握腕摇肩法

③托肘摇肩法（图 2–17）：医生站在患者的右后方，左手扶按患者的右肩，右手托住患者的右肘，环旋摇动患者的肩关节。

④扶肩托臂摇肩法（图 2–18）：医生站在患者的右后方，左手扶住患者的右

肩，右手虎口经患者的腋下握住患者右前臂下段的桡侧，做前下→前上→后上→后下的摇动，亦可做水平方向的摇动。

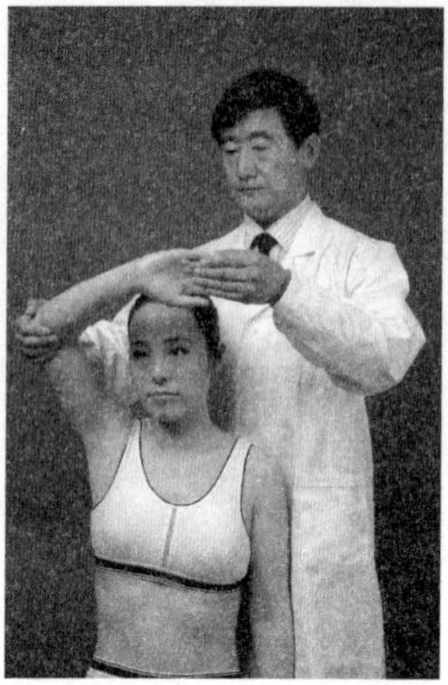

图 2-17　托肘摇肩法

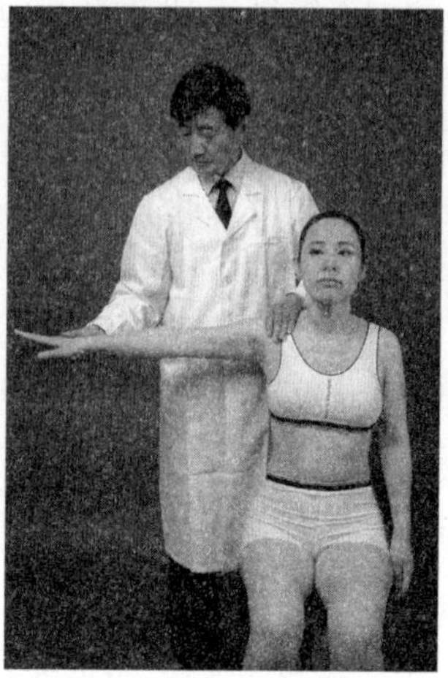

图 2-18　扶肩托臂摇肩法

⑤扣肩摇肩法（图 2-19）：医生站在患者的右后方，左手置于患者的右肩后，右手从患者的腋下绕过置于患者的右肩前；医生左右手与右臂协同用力摇动患者的肩关节，并使其摇动的范围逐渐加大。

⑥大摇肩法（图 2-20）：医生站于右前方，右手反掌托患者右腕，左手压其上呈夹持状。两手协调用力，将患者上肢从前向后向上抬起，再向后向下回落。如此反复操作。

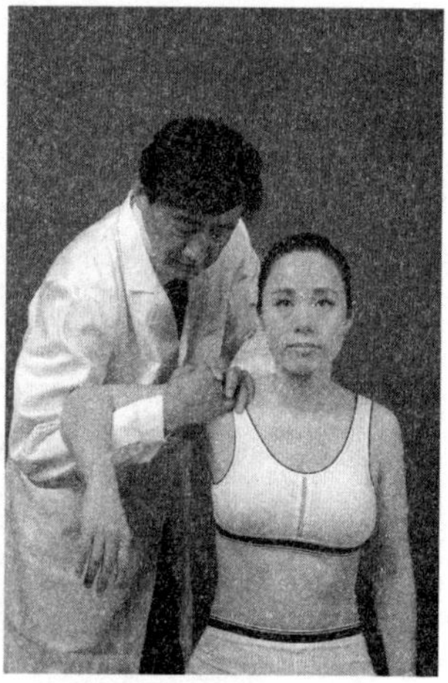

图 2-19　扣肩摇肩法

（2）动作要领

①沿着受限区域逐渐加大摇动范围。

②摇动的方向应为前下→前上→后上→后下→前下。

③做握手托肘摇肩法时，医生腹部应顶住患者背部，以使患者身体固定；以托肘之手运动为主。

④做托肘摇肩法时，应适当控制前臂，避免在摇动过程中前臂屈伸而影响操作。

⑤做扣肩摇肩法时，医生双手的作用在于保证摇法使肩关节充分运动。

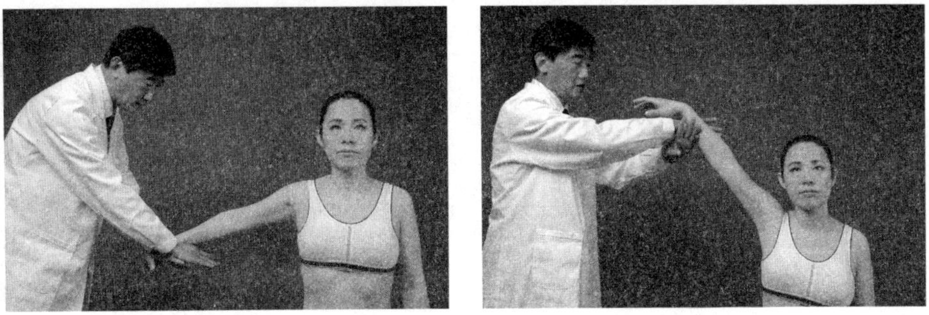

图 2–20　大摇肩法

（3）作用及应用：握手托肘摇肩法、扣肩摇肩法的作用主要在于恢复肩部运动范围，治疗肩周炎及创伤后因固定导致的肩关节粘连。握腕摇肩法、托肘摇肩法、扶肩托臂摇肩法的作用主要在于滑利关节，用于治疗肩关节运动不利。

（4）注意事项：摇动过程中应使肩关节充分活动，沿着受限区域逐渐加大摇动范围。

4. 前臂摇法

（1）操作：医生一手托住患者的肘关节，另一手握住患者的手腕部，旋前（图 2–21–A）、旋后（图 2–21–B）摇动患者的前臂。

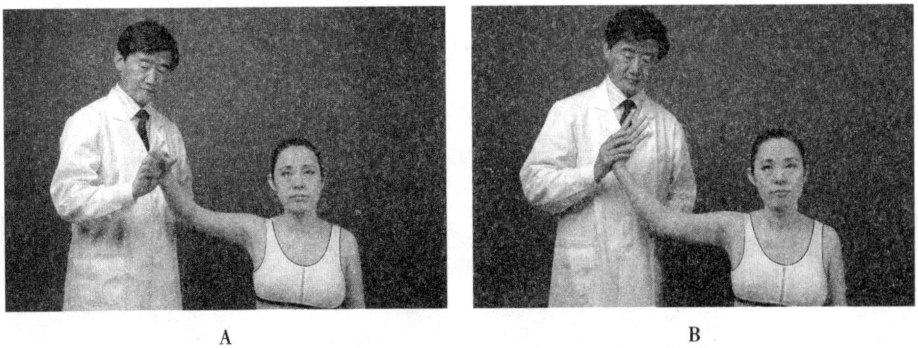

A　　　　B

图 2–21　前臂摇法

（2）动作要领：沿着受限区域逐渐加大摇动范围。

（3）作用及应用：可恢复前臂运动范围，用于治疗前臂旋转功能受限，如治疗肱骨外上髁炎、前臂骨折引起的前臂旋转功能受限，还可用于前臂部的保健。

（4）注意事项：重点在功能受限区域进行操作。

5. 腕部摇法

（1）操作：医生一手握住患肢前臂下段，另一手五指与患者的五指交叉握住，环旋摇动腕关节（图 2–22）。

（2）动作要领：摇动的范围要逐渐加大，充分做腕关节背伸→尺偏→屈曲→桡偏的动作。

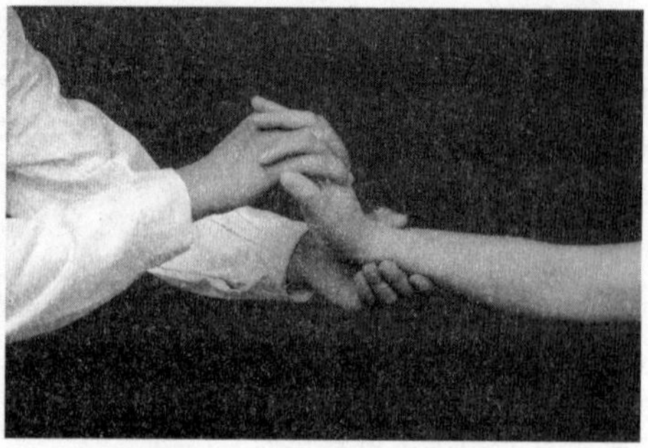

图 2–22　腕部摇法

（3）作用及应用：具有恢复腕关节运动范围的作用，用于腕部伤筋、前臂下段和腕部骨折致腕部运动功能受限的治疗。

（4）注意事项：重点在功能受限区域进行操作。

6. 髋部摇法

（1）操作：患者取仰卧位，两下肢伸直。医生站在患侧，一手扶患侧膝部，另一手扶踝部；先使膝关节屈曲（图 2–23–A），同时使患侧髋关节外展、外旋至最大限度（图 2–23–B），然后使髋、膝关节极度屈曲；再使髋关节极度内收、内旋（图 2–23–C）；最后伸直患侧下肢（图 2–23–D）。

（2）动作要领

①在整个摇动过程中，医生始终不将患肢拿起，应使患肢尽量贴在床面上，并用推的力量使患肢运动，最后运用下肢自身重量使患肢从内收、内旋位伸直并回置床上。

②在整个摇动过程中，扶膝之手从膝内侧→膝下→膝外侧→膝上方。

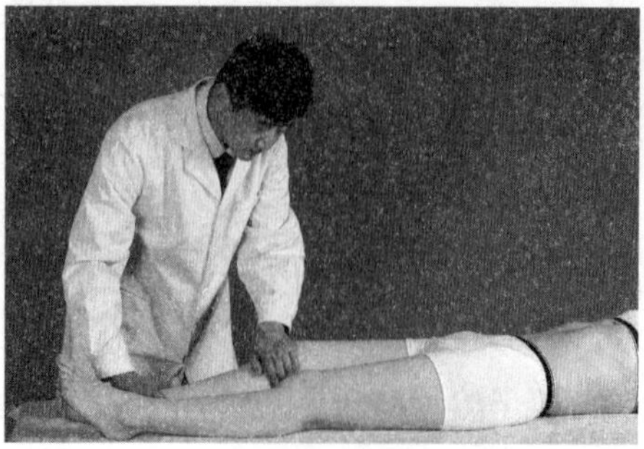

A

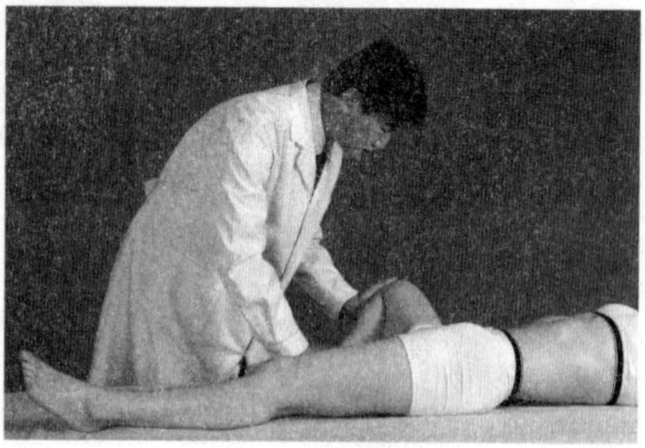

B

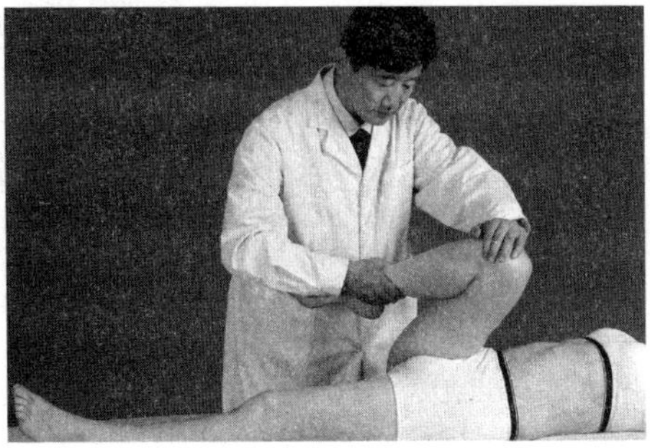

C

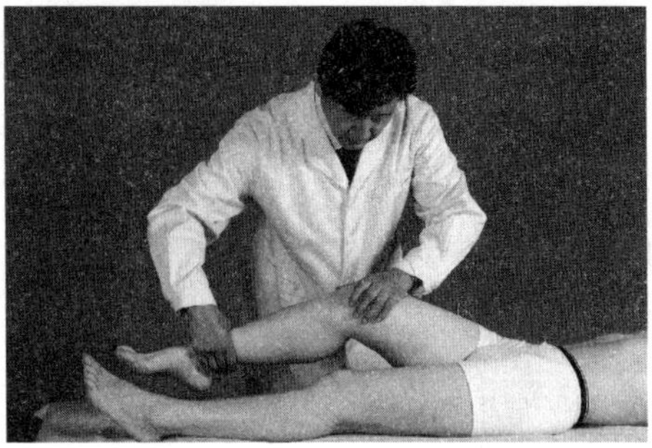

D

图 2-23　髋部摇法

（3）作用及应用：具有恢复髋关节运动范围的作用，治疗髋关节功能受限，还可用于治疗小儿髋关节一过性滑膜炎。

（4）注意事项：对于髋关节周围的骨折后遗症导致的髋关节功能障碍，摇动范围应适当，避免强力牵拉导致再骨折。

7. 膝部摇法

（1）操作

①仰卧摇膝法：患者取仰卧位，医生站在患侧，一手扶膝，一手托踝，环旋摇动膝关节，并使膝关节摇动范围逐渐加大。

②俯卧摇膝法：患者取俯卧位，医生站在患侧，一手扶患者大腿后侧，另一手扶患者小腿下段或足跟部，环旋摇动患者的膝关节，并使膝关节摇动范围逐渐加大。

（2）动作要领

①沿着受限区域逐渐加大摇动范围。

②以足跟作为参照，建议摇动的方向为向对侧→向上→医生侧→向下。

（3）作用及应用：具有恢复膝关节运动功能的作用，重点恢复膝关节屈曲功能。

（4）注意事项：对于膝关节周围的骨折后遗症导致的膝关节功能障碍者，摇动范围应适当，避免强力牵拉摇动而发生再骨折。

【按语】

膝部摇法实为髋关节旋转、膝关节屈伸的复合运动。

8. 踝部摇法

（1）操作：患者取仰卧位，医生坐于患者足侧，一手托患者的足跟部，另一手握患者的前足部，环旋摇动踝关节，并使踝关节摇动范围逐渐加大。

（2）动作要领：沿着受限区域逐渐加大摇动范围。

（3）作用及应用：具有恢复踝关节运动范围的作用，用于治疗踝关节软组织损伤、骨伤导致的踝关节运动功能受限。

（4）注意事项：对于踝关节周围骨折后遗症导致的踝关节功能障碍，摇动范围应适当，避免强力牵拉摇动而发生再骨折。

第二节　拔罐疗法

拔罐疗法也称角法，又称吸筒法，是以杯罐作为工具，借燃烧、抽气等方法排去其中的空气以产生负压，使吸着于腧穴或应拔部位的体表，从而产生刺激，使局部皮肤充血、瘀血，以达到防治疾病目的的一种方法。古代医家在治疗疮疡脓肿时用它来吸血排脓，后来又扩大应用于肺痨、风湿等内科疾病的治疗。新中国成立以后，由于不断改进，拔罐疗法有了新的发展，进一步扩大了治疗范围，成为针灸治疗的一种重要疗法。临床上，推拿治疗也往往配合拔罐来提高疗效。

拔罐可产生局部组织充血或皮下轻度的瘀血，使机体气血活动旺盛，经络通畅，因此具有行气止痛、消肿散结、祛风散寒等作用，是推拿疗法的常用辅助疗法。

一、罐的种类

火罐因材料及使用方法的不同而各有所异，目前常用的有竹罐（图 2-24）、陶罐、玻璃罐（图 2-25）、抽气罐（图 2-26）、多功能罐等，古代角法所用的兽角罐和近代的金属罐已被淘汰。

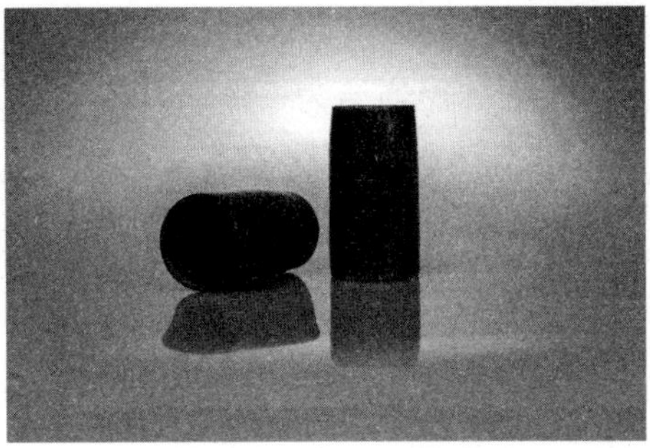

图 2-24　竹罐

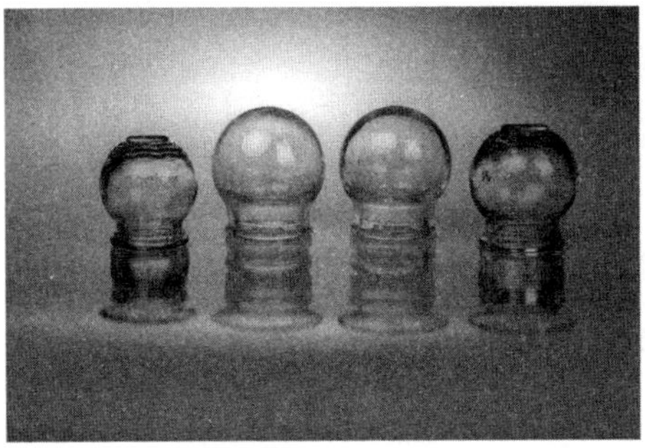

图 2-25　玻璃罐

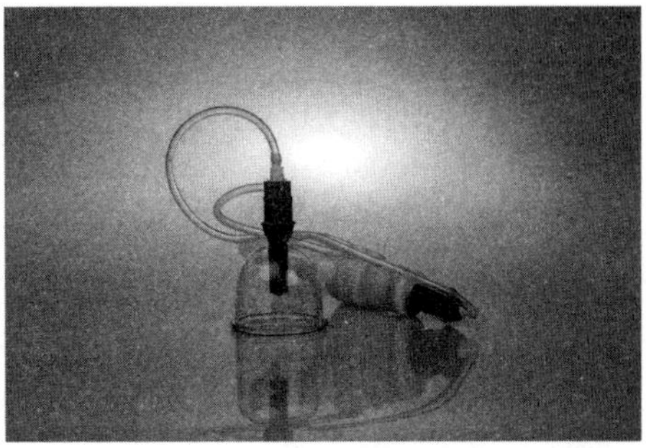

图 2-26　抽气罐

（一）竹罐

用直径 3 ～ 5cm 坚固无损的细毛竹做成，中间呈腰鼓形。它的优点是取材容易，制作简便，轻巧价廉，不易摔碎；缺点是容易燥裂、漏气，吸着力不大。

（二）陶罐

由陶土烧制而成，罐的两端较小，中间略向外展，形同腰鼓；口径的大小不一，口径小的略短，口径大的则较长。陶罐的优点是吸力大，缺点是较重，落地易碎。

（三）玻璃罐

采用耐热质硬的透明玻璃制成，形状如笆斗，肚大口小，口边微厚而略向外翻，分大、中、小三种型号。玻璃罐的优点是质地透明，使用时可以窥见罐内皮肤的瘀血、出血等情况，便于掌握拔罐治疗的程度，缺点也是容易破碎。

（四）抽气罐

抽气罐分为连体式与分体式两类。

1. 连体式抽气罐

连体式抽气罐是将罐与抽气器连结为一体，其上半部为圆柱形的抽气唧筒，下半部是呈腰鼓形的罐体，采用双体止阀产生 0 ～ 18kg/cm^2 的负压值，穴位吸附力可随意调节，便于临床应用，不易破损。

2. 分体式抽气罐

（1）带有活塞嘴的透明塑料罐：分大、中、小多种规格，配有一外接抽气唧筒，使用时需将抽气唧筒与罐嘴对接，将罐扣于施治部位，可根据需要连续抽拉唧筒至适宜的负压为止。其优点是质轻透明，可窥见罐内情况，负压强度可随意调节，不易破碎。

（2）橡皮排气球抽气罐：挤压排气球即可将气体排出，使其吸拔于施术部位。

（3）电动抽气罐：经穴电动拔罐治疗仪就属于这一种，其负压大小可以调整，且可连接测压仪表，以随时观察罐内负压情况。

抽气罐的优点是可以避免烫伤、操作方法容易掌握，不足之处是没有火罐的温热刺激。

（五）多功能罐

多功能罐是指功能较多的罐，如有一种其罐内有一凹斗，可依治疗需要放入药液或药末、药片，施治时药物可徐徐敷布于治疗部位，从而加强疗效；且这种火罐口厚，有特殊设计的口嘴，附着皮肤而不吸肉，尤其适用于走罐法治疗疾病，并容易吸着于一般不易着罐的部位，如颈下、腋下等特殊部位。

（六）代用罐

代用罐是日常生活中随手可用的应急用罐。代用罐应注意选择罐口平整宽厚光滑、耐热的器皿，如罐装瓶、圆口茶杯均可用作代用罐。如罐口不够光滑，可根据情况用砂纸打磨光滑后再用。代用罐的特点是可以就地取材，以应急需。

二、拔罐的吸附方法

（一）闪火法

一手握住罐体、罐口朝下，另一手用镊子或止血钳等挟住酒精棉球，点燃后在火罐内壁中段绕 1 ～ 2 圈或稍作短暂停留后迅速退出并及时将罐扣在施术部位上，即可吸住。此法比较安全，不受体位限制，是较常用的拔罐方法。此法的特点是简单且具有温热作用。

（二）投火法

投火法是民间常用的一种拔罐方法，是将纸折成宽筒条状，点燃后投入罐内，然后迅速将罐扣在施术部位。此法适用于侧面拔。将纸条投入罐内时，未燃的一端应向下。若需要拔平卧部位的皮肤时，可用较硬的纸片卷成筒，然后把纸卷燃烧的一端放入罐底，纸卷的尾部对着皮肤，并立即将罐体扣于皮肤上，因有小纸卷尾端顶在皮肤上，可以保证既能使火罐吸拔于施术部位，又不易烫伤皮肤。此法的特点是简便安全。

（三）贴棉法

贴棉法与投火法有相似之处，都是将燃烧物投入罐中，但贴棉法是将燃烧物贴于罐壁。具体操作是：取一小块棉片，直径 1 ～ 2cm，棉片不宜过厚，蘸上 95% 的酒精，挤出多余的酒精以使棉片干湿适度，然后将棉片贴于罐体内壁底部或侧壁，将棉片压牢，以罐体倒置时棉片不掉为好，点燃棉片后立即扣于施术部位。此法的特点是简单可控。

（四）水罐法

一般选用竹罐在锅内加水煮沸，也可根据病情采用不同的中草药煎煮竹罐，这样可提高疗效；然后用镊子或筷子将罐夹出，甩去水液并迅速用干净的干毛巾捂住罐口，以便吸去水液，降低罐口温度，保持罐内热气；然后趁热迅速将罐扣在施术部位上，并稍加按压半分钟，使之吸牢。此法的特点是温热作用较好。

（五）滴酒法

滴酒法是民间常用的方法，具体操作是：将酒精或白酒滴入罐内底部大约两三滴，滴入酒精多少应根据罐体大小而定，且应使罐口朝上；然后转动罐体，使酒精均匀地沾湿罐底内壁；点燃后迅速将罐扣于施术部位。此法的特点是操作简单，不需要其他辅助用品，酒精、白酒均可用。

（六）抽气法

先将备好的抽气罐紧扣在需拔罐的部位上，用抽气筒将罐内的空气抽出，使之产生所需要负压，即能吸住。此法适用于任何部位拔罐，其特点是罐内负压的大小容易控制，不易引起烫伤，不足是无温热感。

三、作用与适用范围

拔罐具有逐寒祛湿、拔毒泻热、疏通经络、祛除瘀滞、行气活血、消肿止痛等作用，所以对腰背肌肉劳损、腰椎间盘突出症有一定的治疗作用。火罐还可以用在人体穴位上，多只火罐可以同时使用，治疗头痛、眩晕、咳嗽、气喘、腹痛等病。它还具有调整人体的阴阳平衡、解除疲劳、增强体质的功能，从而达到扶正祛邪、治愈疾病的目的。

拔罐的作用范围很广，许多疾病都可以采用拔罐疗法进行治疗。比如人到中年，筋骨疼痛常见，多属风湿入骨，拔火罐时罐口吸附在患处，可以吸拔出病灶处的湿气，同时促进局部血液循环，达到止痛、恢复机能的目的，从而可治疗风湿痹痛、筋骨酸楚等不适。

四、适应证

拔罐的适应证较广泛，主要包括呼吸系统、消化系统、循环系统、运动系统、神经系统疾病以及妇科疾病、外科疮疡等。

五、具体操作方法

（一）留罐法

留罐法又称坐罐法，是最常用的拔罐方法。该法是将罐吸附于体表留置10～15分钟，一般疾病均可使用此法。留罐又分单罐法与多罐法，单罐法用于病变范围较小或压痛点处；多罐法也称排罐法，是指同时拔数个或数十个罐，用于病变范围广泛的病证。

（二）闪罐法

闪罐法是指握住罐底，将罐吸拔在皮肤上后迅速将罐起下，然后再拔罐，如此反复多次，直至局部皮肤潮红或出现瘀斑为止。此法刺激量较轻，多用于虚弱、消耗性、麻木性病症；也可用于毛发较多易落罐处及颊面等不宜留瘀斑的部位。

（三）走罐法

走罐法又称行罐法、推罐法。拔罐前在走罐区或罐口涂润滑剂（凡士林、刮痧油等），用小于留罐的压力将罐吸拔在皮肤上后，将罐沿所需线路来回移推，如此反复，直至皮肤呈红润充血或出现痧点。此法有出痧和拔罐吸附双重作用，多用于急性热病或疼痛、肌肉萎缩、麻痹等，适用于背、脊、腰、臀、大腿等面积较大部分。

（四）针罐

针罐是针刺和拔罐的结合，即针刺留针时将罐拔在以针为中心的部位上，留置 5 ～ 10 分钟，待皮肤红润、充血或瘀血时起罐，然后出针。此法主要适用于治疗风湿痹痛，一般在身体面积较大适于留罐处使用。

（五）刺络拔罐

刺络拔罐是先运用皮肤针叩刺患处，再在局部拔上火罐的一种方法。选定治疗部位后，用 75% 的酒精棉球消毒皮肤，先用放血针或三棱针快速点刺局部，以皮肤红润稍有渗血为好；将火罐迅速拔在刺血部位，火罐吸着留置时注意观察出血多少，以决定拔罐的时间，出血量少可时间稍长，出血量多即刻取罐，一般每次留罐 5 ～ 10 分钟；起罐后用消毒纱布擦净血迹，注意每次吸出的血不可太多。

刺络拔罐对于局部血脉瘀阻疼痛有很好的效果，该法可分为局部叩刺拔罐、穴位叩刺拔罐、循经叩刺拔罐、整体叩刺拔罐。运用皮肤针叩刺皮部可激发调节脏腑经络功能，疏通经络，调和气血，促使机体恢复正常，从而达到防治疾病的目的，适用于身体有瘀血部位。

六、注意事项与禁忌证

（一）注意事项

1. 拔罐时室温应保持温暖，避开风口，防止患者受凉。患者应选择舒适的体位，否则留罐时患者改变体位容易使罐脱落。

2. 拔罐时应根据患者所需拔罐的不同部位选择不同口径的火罐，一般宜选择肌肉丰满、富有弹性、没有毛发和骨骼、非关节凹凸的部位进行，以防脱落。

3. 用火罐、贴棉法、滴酒法时，注意酒精量要适中，以防烫伤皮肤。

4. 拔罐时操作动作要迅速而轻巧，要做到稳、准、轻、快。

5. 起罐时应注意不要生拉硬拽，以免皮肤受损或引起疼痛。

6. 在运用针罐时，需要注意拔罐可使皮肤突起，肌肉收缩，容易使针体弯曲或针尖的深度增加，尤其是胸背部的穴位，容易造成气胸，慎用此法。

7. 初次治疗的病人、年老体弱者、儿童及精神紧张患者以选择小罐为宜，拔罐时间宜短，负压力量宜小，手法宜轻。同时应选择卧位，随时注意观察患者的反应，以免发生晕罐现象。遇到晕罐情况立即令患者平卧，注意保暖。轻者服些温开水或糖开水即可迅速缓解并恢复正常；重者则应针刺人中、内关、足三里、中冲等穴或艾灸百会、中极、关元、涌泉等穴，一般也可很快缓解并恢复正常。

8. 拔罐可使皮肤局部出现小水疱、小水珠、出血点、瘀血现象，或有时局部出现瘙痒，均属正常治疗反应。

9. 拔罐的间隔时间应根据瘀斑的消失情况和病情、体质而定，一般瘀斑消失得快、急性病、体质强者，间隔时间宜短；瘀斑消失得慢、慢性病、体质弱者，间隔时间宜长。

10. 需要拔罐出血时，出血量应根据患者的性别、年龄、病情和体质而定。一般急性病、青壮年、体质强者出血量宜多；慢性病、老年、幼儿及体质弱者出血量宜少。

（二）禁忌证

1. 有出血倾向或损伤后出血不止的患者不宜使用拔罐疗法，如血友病、紫癜、白血病等。

2. 皮肤严重过敏者或皮肤患有疥癣等皮肤传染性疾病的患者不宜拔罐。

3. 恶性皮肤肿瘤患者或皮肤破损溃烂、外伤骨折、静脉曲张、体表大血管及皮肤丧失弹性处不宜拔罐。

4. 妊娠期妇女的腹部、腰骶部及乳部不宜拔罐，拔其他部位时手法也应轻柔。

5. 五官部位、前后二阴部及心尖搏动处不宜拔罐。

6. 重度心脏病、心力衰竭、呼吸衰竭及严重水肿的患者不宜拔罐治疗。

7. 醉酒、过饥、过饱、过渴、过劳者慎用火罐。

第三节 刮痧疗法

刮痧法是指用牛角刮痧板蘸取一定的介质，在体表进行反复刮动、摩擦，运用挤、揪、捏、刺等刺激，使皮肤局部出现红色粟粒状或暗红色出血点等“出痧”变化，通过刺激体表脉络，改善人体气血流通状态，从而达到扶正祛邪、排泄瘀毒、退热解凉、开窍醒神等功效。

可使用的刮痧器具（图 2–27）很多，诸如黄牛角刮痧板、苎麻、麻线、银圆以及檀香木、沉木香刮板、小水牛角板等；另外还有水、油、润肤剂等辅助刮痧的介质。

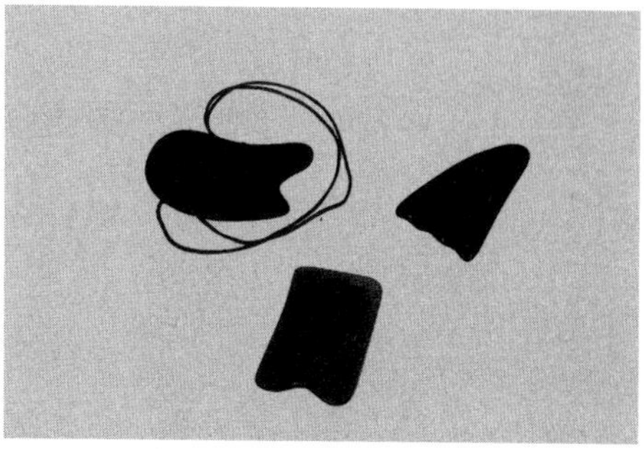
图 2–27 刮痧器具

刮痧法的作用原理有以下几方面：

1. 调整脏腑

刮痧对内脏功能有明显的调整阴阳平衡的作用。如肠蠕动亢进者，在腹部和背部等处进行刮痧，可使蠕动亢进的肠道受到抑制而恢复正常；反之，肠蠕动功能减退者，则可促进其蠕动恢复正常。这说明刮痧可以改善和调整脏腑功能，使脏腑阴阳得到平衡。

2. 活血祛瘀

刮痧可调节肌肉的收缩和舒张，使组织间压力得到调节，以促进刮拭组织周围的血液循环，增加组织血流量，从而起到活血化瘀、祛瘀生新的作用。

3. 舒筋通络

刮痧可以增强局部血液循环，使局部组织温度升高。另外，在刮痧板直接刺激下，可提高局部组织的痛阈。同时，通过刮痧板的作用可使紧张或痉挛的肌肉得以舒展，从而消除疼痛。

一、刮痧法

刮痧法是指针对背、脊、颈骨上下及胸前、胁肋、两背、肩、臂的痧证，用刮痧板蘸取介质刮之。头额、腿上之痧用棉纱线或麻线蘸香油刮之，大小腹软肉内之痧用食盐以手擦之。

1. 体位

背部刮痧取伏坐位、俯卧位，肩部取正坐位，腹部用卧位。

2. 适应证

感冒、发烧、中暑、头痛、肠胃病、落枕、肩周炎、腰肌劳损、肌肉痉挛、风湿性关节炎等病症。

3. 临床运用

（1）中暑：取脊柱两旁自上而下轻轻顺刮，逐渐加重。

（2）伤暑表证：取患者颈部痧筋（颈项双侧）刮治。

（3）伤暑里证：取背部刮治，并配用胸部、颈部等处刮治。

（4）湿温初起（见感冒、厌食、倦怠、低热等症）：取背部自上而下顺刮，并配用苎麻蘸油在腘窝、后颈、肘窝部擦刮。

（5）感冒：取生姜、葱白各10g，切碎和匀布包，蘸热酒先刮擦前额、太阳穴，然后刮背部脊柱两侧，也可配刮肘窝、腘窝。如有呕恶者加刮胸部。

（6）发热咳嗽：取颈部向下至第四腰椎处顺刮，同时刮治肘部曲池穴。如咳嗽明显，再刮治胸部。

（7）风热喉痛：取第七颈椎至第七胸椎两旁蘸盐水刮治，并配用撮痧法在颈部前两侧肌肉（胸锁乳突肌）操作约50次。

（8）呕吐：取脊柱两旁自上而下至腰部顺刮。

（9）腹痛：取背部脊柱旁两侧刮治，也可同时刮治胸腹部。

（10）疳积：取长强穴至大椎穴处刮治。

（11）伤食所致呕吐腹泻：取脊椎两侧顺刮。如胸闷、腹胀剧痛，可在胸腹部刮治。

（12）头昏脑涨：取颈背部顺刮，配合刮治或按揉太阳穴等。

（13）小腿痉挛疼痛：取脊柱两旁（第五胸椎至第七腰椎）刮治，同时配用刮治腘窝。

（14）汗出不畅：取背部、胸部顺刮。如手脚出汗不畅者，可在肘部、腘窝处刮治。

（15）风湿痹痛：取露蜂房100g，用酒浸3日后蘸酒顺刮颈、脊柱两旁，同时取腘窝、肘部或痛处刮治，每日2次。

4. 禁忌证及注意事项

（1）接触性皮肤病传染者忌用刮痧，因为这会将疾病传染给他人。

（2）有出血倾向者，如糖尿病晚期、严重贫血、白血病、再生障碍性贫血和血小板减少患者不要刮痧，因为这类患者在刮痧时所产生的皮下出血不易被吸收。

（3）凡体表疖肿、破溃、疮痈、斑疹和不明原因包块处禁止刮痧，否则会导致创口的感染和扩散。

（4）急性扭伤、创伤的疼痛部位或骨折部位禁止刮痧，因为刮痧会加重伤口处的出血。

（5）过度饥饱、过度疲劳、醉酒者不可接受重力、大面积刮痧，否则会引起虚脱。

（6）眼睛、口唇、舌体、耳孔、鼻孔、乳头、肚脐等部位禁止刮痧，因为刮痧会使这些黏膜部位充血，而且不能康复。

（7）精神病患者禁用刮痧，因为刮痧会刺激这类患者发病。

（8）有严重心脑血管疾病、肝肾功能不全、全身浮肿者禁用刮痧。因为刮痧会使皮下充血，促进血液循环，从而增加心、肺、肝、肾的负担，加重患者病情，甚至危及生命。

（9）孕妇的腹部、腰骶部禁用刮痧，否则会引起流产。妇女的乳头禁刮。

（10）夏季刮痧时应避免风扇直接吹刮拭部位。刮痧出痧后30分钟以内忌洗凉水澡。前一次刮痧部位的痧斑未退之前，不宜在原处进行再次刮拭出痧。刮痧出痧后最好饮一杯温开水（最好为淡糖盐水），并休息15～20分钟。

二、撮痧法

撮痧法是指用手指撮拧、拿捏、提拉患者的皮肉，使局部充血或出现出血点。

1. 操作方法

（1）撮痧选用的穴位：根据民间治疗的经验，选穴多在前额、前后颈部、胸部、背部、腹部。

①头部：印堂、太阳（双侧），共 3 处。

②颈部：前颈取廉泉、天突、廉泉与天突连线之中点及中点左右旁开 1 寸处，共 5 处。后颈取大椎、大椎直上后发际处、大椎与后发际连线之中点左右各旁开 1 寸处，共 5 处。前后颈共取 10 处。

③胸部：从璇玑起，分别向左右每隔 1 寸取一点，共取 7 处。

④腹部：下脘及石门、天枢（双侧），共 5 处。

⑤肩部：肩井（双侧）。

⑥背部：自陶道分别向左右每隔 1 寸取 1 点，共取 7 点。

⑦腰部：命门。

取穴时只要大体无差即可，民间治疗取穴并不十分准确，只要求在上述范围内施行手法，即可取得疗效。撮痧的穴位数目和次数可视病情而定。

（2）撮痧的手法：将手指用清水湿润，五指弯曲，用食指与中指的第二指节对准穴位将皮肤挟起，然后松开，这样一起一落反复进行，每点挟撮 6 ～ 8 次，直至被挟处出现橄榄状之紫红色充血斑为度。

2. 适应证

此法主要用于治疗痧证。急性胃炎、肠炎、中暑、流行性感冒、伤风等都属于痧证范畴。

3. 禁忌证

此法主要用来治疗痧证，治疗范围较小，适应证之外的病证不宜使用。

4. 注意事项

（1）手法的轻重、抓撮穴位的多少、每穴抓撮的次数要视患者的年龄、体质、疾病性质、疾病轻重等具体情况而定。儿童与年老体弱者手法宜轻，撮穴宜少；体质壮实者手法宜重，撮穴宜多。

（2）局部痈肿、疮疡、皮肤溃烂或损伤处不要抓撮。

（3）在用此法治疗的同时，可配合药物、针灸、推拿、擦涂等疗法，以求尽快治愈疾病。

三、挑痧法

挑痧法即通过挑刺人体一定部位，于皮下挤出点滴瘀血，从而治疗痧证的一种方法。本法属壮医针挑疗法之一，也称“放痧疗法”。

挑痧法即用消毒后的三棱针直刺于曲池穴、委中穴，放出紫黑色血液，以泄痧毒。若未见痧筋，可用手蘸水稍用力拍之即现。亦可在手足十指（趾）尖或指甲两侧处少许放血。此法可泻实热痧毒，主要用于治疗痧证，如暗痧、宿痧、郁痧、闷痧等。

1. 操作方法

以左手食指和拇指将治疗部位的皮肤捏起，右手持针刺至捏起部位皮肤深层，然后将针尖向皮肤外挑出细丝样组织，用刀片将细丝割断，每次挑切 5 ～ 7 条即可，挑毕在挑切部位用碘酒消毒，纱布外敷。

2. 适应证及临床应用

一般而言，对热盛火炽之痧证，可选择以下挑点或部位：百会、太阳、印堂、耳背络脉、舌下青筋、曲泽、十指、趾尖、委中、咽喉两旁青筋、委中、人中、金津、玉液。一般先挑放青筋。对昏不知人者，加挑人中、十指、趾尖；头晕而重者加挑太阳、印堂、百会；口噤、口渴者加挑金津、玉液；火毒炽盛神昏者重力挑刺委中。

（1）头颈项部挑刺：一般从印堂开始，头痛加挑双侧太阳，呕者挑颈两边各一痧痕点，后头痛挑项部两侧各一痧痕点。

（2）胸背部挑刺：从华盖开始，沿肋间左右各挑 5 ～ 7 个痧痕点，胃脘痛加挑中脘，腹痛加挑肚脐两侧各一痧痕点，小腹痛加挑丹田左右各一痧痕点。

（3）腰背部挑刺：喘者取肺俞及双肩筋双侧，胃、腹、腰痛均可加挑腰背俞穴，下肢抽筋加挑委中穴。

3. 禁忌证

有出血倾向者应慎用。

4. 注意事项

应注意挑刺的方向和力度，挑刺的点不宜过多。

四、放痧法

放痧法是以针刺静脉或点刺穴位出血，用于治疗因痧而致疾病的方法。

1. 操作方法

病人取舒适体位，充分暴露其施治部位。

如在静脉放痧时，应先将患者左上臂近心处用布带或止血带捆紧，嘱患者握拳，然后在局部用碘酒棉球消毒皮肤，再用75%的酒精脱碘。待干后，用消毒三棱针在肘静脉处缓慢刺入半分至1分深，随即缓慢拔出。针刺后让病人张开手掌，而后挤压放血，随放血随用消毒干棉球擦干。经3～5次后松开布带或止血带，并于放血处用一干棉球压迫片刻。

在穴位放血时，可根据病情需要，经皮肤消毒后用三棱针或缝衣针直接点刺。

2. 适应证及临床应用

（1）中暑：轻度中暑只表现为头晕、头痛、胸闷、恶心、口渴、乏力等，重度中暑则表现为头痛、恶心、呕吐、大汗、烦躁、高热、昏迷、抽风等。对中暑者可采用静脉放血法，也可点刺人中、合谷、十宣，针刺后应稍挤一下，使之出血，然后让病人脱离现场，并给清凉饮料，轻度中暑者即可很快治愈。

（2）胃肠道疾患：因痧气引起的胃肠道疾患症状如恶心、呕吐等，可用三棱针点刺曲泽、委中。

（3）吸出瘀血。

3. 禁忌证

有出血倾向者应慎用。

4. 注意事项

应注意挑刺的方向和力度，挑刺的点不宜多。

第四节　透皮给药疗法

透皮给药是中医外治技术之一，可以使药物不被胃肠道消化液破坏，不受酶类等的影响，且不经消化道吸收，从而可以不经过肝脏的首过效应，同时也避免了药物对胃肠道的刺激。这些因素可以使药物利用度提高，并能降低药物的毒性和副作用。

药物一旦穿透表皮很容易进入真皮吸收并进入血液循环，但实验表明药物会在局部浓集浸润，进入全身血液中的药物浓度相对于局部药物浓度非常低，并在很长时间内可维持一个恒定的血药浓度，这样可以提高药物对局部靶组织的作用，减少对全身的毒副作用，而对于需要全身治疗的疾病也可以避免血药浓度峰值时造成的高毒性和药物资源浪费。

由于中医外治药物通常含有适当的赋形剂，因此可使药物等介质透过表皮从真皮吸收到机体。因为真皮有 90% 是血管丰富的结缔组织，活跃的血液循环可使药物很快运转。

现代科学实验证实，药物透皮吸收过程包括释放、穿透、吸收入血三个阶段。释放系指药物从基质中脱离出来并扩散到皮肤或黏膜表面；穿透系指药物通过表皮进入真皮、皮下组织，主要对局部组织起作用；吸收系指药物通过皮肤微循环或黏膜接触后通过血管或淋巴管进入体循环而产生全身作用。穿透过程中小分子量的物质通过角质层扩散，大分子量物质通过毛孔及汗腺进入，强极性的药物以与组织蛋白水合的水为媒介扩散，弱极性的药物通过脂溶性介质扩散。因为角质层结构致密，许多药物分子不能通过，所以药物穿透表皮的限速层在角质层；药物一旦进入表皮以内，吸收则非常容易。

一、作用机理

透皮给药的优点是避免药物对肠胃道和肝脏的损害，同时避免了胃肠道与肝脏对药物的影响，从而提高了药物的利用度。透皮给药的机理包括以下几个方面：

1. 吸收入血

通过动脉通道、角质层运转（包括细胞内扩散、细胞间质扩散）和表皮深层转运而吸收，药物可通过一种或多种途径进入血液循环。

2. 水合作用

角质层的含水量与环境湿度相关，含有保湿因子的外用介质可使局部角质层的含水量由 5% ～ 15% 增加至 50% 左右。角质层经水合作用后可膨胀成多孔状态，有利于中药成分的穿透。实践证明，药物的透皮速率可因水合作用而增加 4 ～ 5 倍，同时还能使局部的皮肤温度提高，加速血液循环。

3. 表面活性剂作用

由于外治介质含有天然的表面活性剂，可促进被动扩散的吸收，增加表皮类脂膜对药物的透过率。

4. 芳香性药物的促进作用

在外治介质中，常有冰片、沉香、檀香、菖蒲、川椒、白芥子、姜、肉桂之类芳香药物与其他中药配伍使用。实验表明，芳香性药物敷于局部可使皮质类固醇透皮能力提高 6 ～ 8 倍。

5. 物理场的辅助作用

外治介质与声、光、电、磁等物理场配合使用，可促进药物的吸收与利用，能更好地发挥治疗、保健养生与美容的功效。例如中药外治介质配合超声波的按摩与透入，由于超声波的声孔效应，可使药物充分透入皮肤；由于超声波的力化学反应，可增加皮肤角质层的水合作用。

二、分类

（一）中药外洗

1. 方法简介

中药外洗是用煎煮好的中药药液在治疗部位进行外洗的方法。用于外洗的器皿宜选择容量大的不锈钢锅或盆，然后根据不同的外洗部位选择合适的加水量，外洗加水量宜大，一般 5 ～ 10 斤水，煮后即可使用。

2. 煎煮方法

首先将药物置于容器中，加冷水浸泡 30 分钟，然后加热煎煮。先用武火煎煮，沸后改用文火煎煮。在煎煮过程中要注意适度搅拌，以免煳锅，同时也能提高药物有效成分的煎出率；但不宜过于频繁打开锅盖，以尽量减少挥发性成分的流失。煮沸后一般用文火煎煮 10 分钟后滤取第一次药液；然后加热水适量，依上法煎煮，取第二次药液，将两次药液混匀。

3. 外洗方法

（1）中药水煎剂外洗法：每剂药物一般用 2 天，每天洗 2 次。将熬好的药液放温（不建议热洗），然后将手足或身体浸入药液中，每次洗 15 ～ 20 分钟，洗后可以用温水冲掉治疗部位的药液，然后将药液保存好下次备用。第二、三、四次洗时要将药液煮沸 5 分钟，放温后再洗。

一般情况下洗时药液温度不宜过高，以能耐受为宜，一般为 35℃～ 40℃。

如果为皲裂性湿疹皮肤肥厚、扁平疣或寻常疣，洗时温度可稍高，但应防止烫伤。

（2）中药颗粒剂外洗法：取外洗剂，将包装内的小袋全部倒入小盆或容器内，用开水冲开，温后外洗或外敷。

4. 注意事项

（1）药液量可根据部位大小进行调整，一般 200 ～ 600mL 即可。

（2）外洗时汤液不可过烫，应温凉适宜（30℃左右）。

（3）可用毛巾或纱布蘸汤液外洗，反复十几遍，注意常温下汤液不可过夜，可以放入冰箱，再用时加入适量温水即可）。也可蘸汤液后稍拧一下（不要滴水）再进行湿敷，湿敷注意时间不要太长，一般部位 20 分钟或半小时，面部 10 分钟以内。如果用来泡手足等，泡完后不要冲洗，晾干后可配合外用药膏。

（二）中药熏蒸

1. 方法简介

中药熏蒸治疗又称蒸汽疗法、中药雾化透皮疗法，是以中医理论为指导，利用药物煎煮后所产生的蒸汽，通过熏蒸机体达到治疗目的的一种中医外治法。它可以起到疏通气血、活血化瘀、祛风散寒的功效，是一种有效的外治方法。中药熏蒸通过热、药双重作用而发挥功效。

早在《黄帝内经》中就有“摩之浴之”之说，《理瀹骈文》曾指出：“外治之理，即内治之理；外治之药，即内治之药，所异者法耳。”实践证明，中药熏蒸作用直接，疗效确切，适应证广，无毒副作用。中药熏蒸利用透皮吸收的生理特性，使药物通过皮肤表层吸收、角质层渗透和真皮转运进入血液循环而发挥药理效应。

中药熏蒸集合了中医药疗、热疗、汽疗、中药离子渗透治疗等多种方法，融热度、湿度、药物浓度于一体，因病施治，药物对症，可有效治疗多种皮肤疾病。通过可调式中药熏蒸机，直接对中药进行蒸煮，免去了传统方法需要先将中药煎煮成液体的复杂过程，通过热药蒸汽对流和传导的方式直接作用于人体，扩张局部和全身的血管，促进体表组织的血液循环，改善皮肤的吸收作用，促进汗腺的大量分泌，加速皮肤的新陈代谢；同时，熏蒸药物中逸出的中药粒子（分子或离子）作用于体表，直接产生杀虫、杀菌、消炎、止痒、止痛等作用；或经透皮吸收，通过激发组织细胞受体的生物化学过程发挥药疗作用，进而消除病灶。

2. 中药熏蒸的特点

（1）效果独特：药物施布于皮肤、孔穴、腧穴等直达病灶，可迅速取得内服药所不能达到的效果。

（2）作用直接：可促进新陈代谢和血液循环，通经活络，驱邪而不伤正气，发汗而不伤营卫。

（3）绿色高效：药物通过毛细血管进入血管，可有效增大药物浓度，最大限度提高药物利用率，真正达到完全吸收。

（4）环保安全：药物经皮肤吸收，毒副作用小，肝肾受损少，不伤肠胃。

3. 适应证

（1）风湿类疾病：风湿、类风湿性关节炎和强直性脊柱炎。

（2）骨伤类疾病：腰椎间盘脱出、退行性骨关节病、各种急慢性软组织损伤、肩周炎、网球肘、颈椎病、腰椎间盘突出、增生性骨关节病、骨折延迟愈合等。

（3）皮肤类疾病：银屑病、硬皮病、皮肤瘙痒症、脂溢性皮炎、湿疹、荨麻疹、牛皮癣、痤疮等。

（4）内科疾病：感冒、咳嗽、高脂血症和高蛋白血症、糖尿病、失眠、神经官能症、血栓闭塞性脉管炎、慢性肠炎。

（5）妇科疾病：痛经、闭经、盆腔炎、附件炎等。

（6）五官科疾病：近视、远视、泪囊炎、过敏性鼻炎、鼻窦炎等。

（7）外科疾病：痔疮、前列腺炎等。

（8）神经精神类疾病：中风、（偏）头痛、睡眠障碍、抑郁症、焦虑症。

此外，熏蒸疗法还非常适合慢性疲劳综合征、亚健康人群。

4. 禁忌证

（1）重症高血压、心脏病、急慢性心功能不全、重度贫血、青光眼等。

（2）饭前、饭后半小时内以及处于饥饿、过度疲劳状态。

（3）妇女妊娠及月经期。

（4）急性传染病。

（5）有开放性创口、感染性病灶、年龄过大或体质特别虚弱的人。

5. 注意事项

（1）掌握好熏蒸温度，以 60℃～ 70℃为宜，避免烫伤，年老体弱者防止虚脱。

（2）某些患者在熏蒸过程中应注意观察其有无恶心、呕吐、胸闷、气促、心跳加快等不适。若有不适应当立即停止熏蒸，卧床休息。

（3）熏蒸后注意保暖，避免着凉受风。治疗期间注意休息，切忌过劳。

（4）空腹与饱食后均不宜熏蒸。

（5）治疗过程中患者可适当饮水。

（6）治疗时间不宜超过 1 小时。通常每次 40 分钟，每天 1 次，10 次为 1 个疗程。

（7）老人和儿童应有专人陪护。

（三）中药外敷

1. 方法简介

中药外敷是指将新鲜中草药切碎、捣烂，或将中药末加赋形剂调匀成糊状后敷于患处或穴位的方法，具有舒筋活络、祛瘀生新、消肿止痛、清热解毒、拔毒等功效。

2. 适应证

中药外敷适用范围广泛，包括内、外、妇、儿、五官、皮肤科等多种病证。

3. 操作流程

（1）物品准备：包括治疗盘、治疗碗内盛调制好的药物、油膏刀、棉垫或纱布块、棉纸、胶布、绷带。

（2）操作方法

①敷药局部做清洁处理。

②将调制好的药物平摊于棉垫或纱布上，并在药物上面加一大小相等的棉纸或纱布。

③将药物敷于患处，用胶布或绷带固定。

4. 护理

（1）调制的药物须干湿适中、厚薄均匀，一般以 0.2 ～ 0.3cm 为宜，大小须超出病变处 1 ～ 2cm，对皮肤有腐蚀作用的药物应限于病变部位以内使用。

（2）用水或醋调制的药物容易干燥，可加适量凡士林一起调制，一般 1 ～ 2 天更换 1 次。

（3）敷药后应询问病人有无瘙痒难忍感觉，并观察局部有无皮疹、水疱等过敏现象，若有过敏反应，应停止敷药。

5. 注意事项

（1）在敷药过程中让病人采取适当的体位。

（2）应对敷药部位进行清洁。

（3）敷药后包扎固定好，以免药物外流。

（4）妇女孕期禁用有堕胎及致畸作用的药。

（5）小儿皮肤娇嫩，不宜使用刺激性强的药物，用药时间不宜过长，并应加强护理，防止小儿将所敷药物抓脱。

（6）有过敏反应者及时对症处理。

（7）如局部出现水疱，应用消过毒的针刺破，外用消毒药物，防止皮肤继发感染。

（8）进行热敷时应把握好温度，以免烫伤皮肤。

（四）孟氏透皮疗法

1. 方法简介

孟氏透皮疗法始创于清乾隆四十八年（1783），当时中医药世家孟氏家族在山东一带以崇高医德而闻名。200 多年以来，孟家几代人坚持不懈地为无数患者解除病痛，同时也为孟氏透皮疗法的不断完善积累了宝贵经验和第一手资料。清末光绪年间，孟氏家族"闯关东"到了黑龙江。30 多年前，孟氏透皮疗法第六代传人孟庆德先生带领全家又迁移到了石家庄，至此，孟老先生在祖传秘方的基础上，结合大量经验和案例，苦心钻研数十年，终于研发出孟氏透皮疗法系列产品——"长泰灵"。

由于孟氏透皮疗法可使药物直接到达病灶部位，不经过口服，没有消化系统对药物有效成分的破坏和稀释作用，故对人体无刺激和毒副作用，且具有用量少、见效快、疗效高、无任何痛苦、费用低、使用方便等优点。

2. 药物分型及适应证

"长泰灵"为喷剂，分 3 种型号，分别适用于不同病症和人群。

（1）“长泰灵”Ⅰ型（图2–28）：是精选五倍子、儿茶、蒲公英、丹参、红花、路通、山甲珠、珍珠粉、七叶一枝花等三十多味中草药，并依据中医“君臣佐使”复方配伍理论精制而成，对大肠杆菌、金黄色葡萄球菌、绿脓杆菌、溶血性链球菌、病毒、真菌具有极强的杀灭和抑制作用，可疏通经络、活血化瘀、消肿止痛，重点解决患者“痛、痒、肿、烂”四大问题，主要有以下适应证：

①痛：风湿骨痛、关节炎、颈椎病、腰痛、腿痛、肩周痛、牙痛、头痛、肌肉酸痛、跌打损伤、乳腺肿块疼痛等。

②痒：外阴瘙痒、皮肤瘙痒以及蚊虫叮咬、脚气引起的瘙痒等。

③肿：膝关节滑膜炎水肿以及扭挫伤肿痛、无名肿痛等。

④烂：多种原因引起的皮肤损伤、溃烂，如褥疮、外伤引起的伤口不愈合，糖尿病烂足以及刀伤、烫伤等导致的溃烂。其中外伤、烫伤使用后可避免感染。

（2）“长泰灵”Ⅱ型（图2–29）：能够调节免疫力，具有补益气血的作用，适用于阴阳失调、气血不足引起的免疫力低下症状，以及气血亏虚、脏腑虚衰引起的易感冒、老年痴呆和其他免疫性疾病的患者。

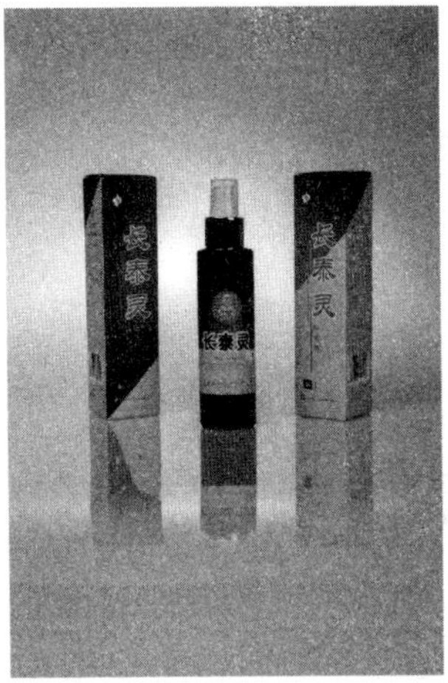

图2–28　“长泰灵”Ⅰ型

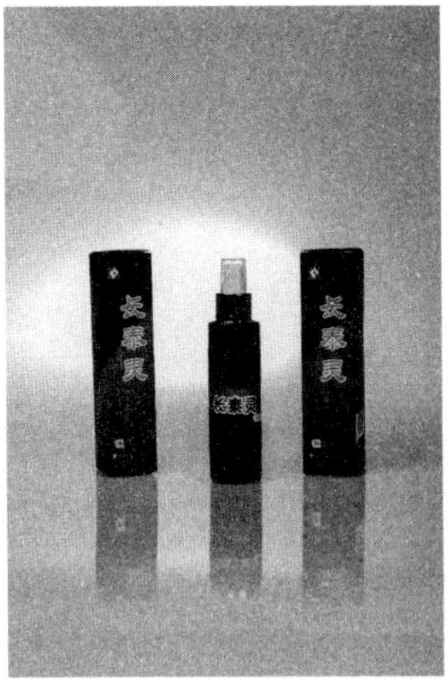

图2–29　“长泰灵”Ⅱ型

3. 作用原理

孟氏经穴透皮疗法通过人体经络系统发挥治疗作用。经络是人体组织结构的重要组成部分，是人体气血运行的通路，是沟通表里、内外、上下从而联系周身内外的一个重要系统，孟氏经穴透皮疗法是将“长泰灵”涂抹在病灶和相关的经络、穴位反射区，通过皮肤渗透及经络的传导发挥局部和整体治疗作用。

4. 使用方法

首先将“长泰灵”喷于病变局部或穴位上（图 2–30），通过推拿手法，主要为揉法（图 2–31）、点法，促进药物渗透进入深层组织，从而发挥治疗作用。

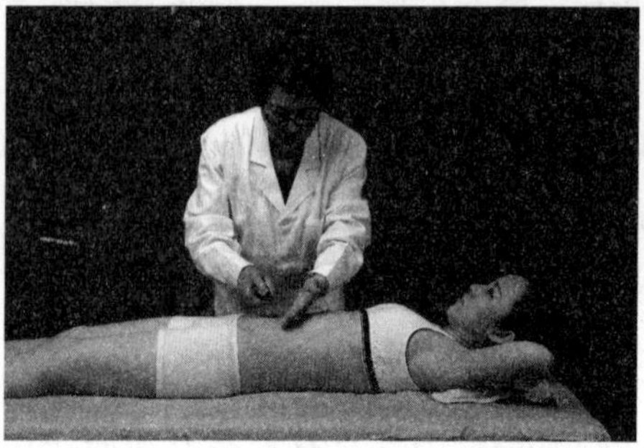

图 2−30　喷药

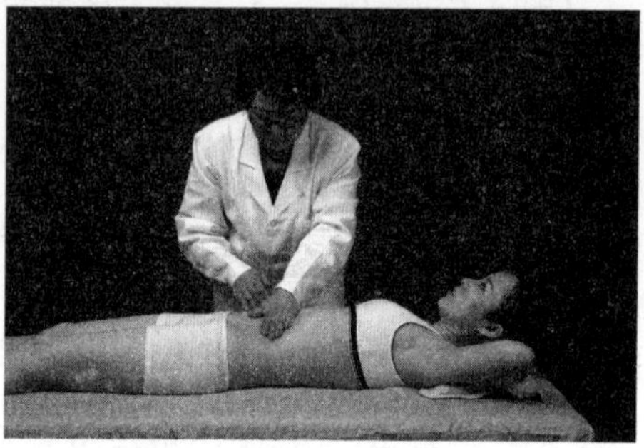

图 2−31　揉法

5. 注意事项

（1）皮肤出现小红疙瘩或伴随瘙痒一般属于正常情况，可停用 2 天后再使用；若持续出现该现象则属于过敏反应，不宜使用。

（2）皮肤出现红肿、疼痛者应先停药，观察 3 天后再使用，一般属于正常反应。

（3）孕妇慎用。

（4）对酒精过敏者慎用。

第五节　灸　疗　法

灸疗法是借灸火的热能给人体以温热性刺激，通过经络腧穴的作用，达到防病治病效果的一种方法。《医学入门》说：“药之不及，针之不到，必须灸之”。

施灸的原料很多，但以艾为主。艾为菊科多年生草本植物，艾叶气味芳香并易燃，用作灸料具有温通经络、行气活血、祛湿逐寒、消肿散结、回阳救逆及防病保健的作用。《名医别录》载：“艾味苦，微温，无毒，主灸百病。”艾灸所用材料主要是用干燥的艾叶捣制后除去杂质而成的纯净细软的艾绒。

一、作用

1. 温通经络、祛除寒邪

可用治寒邪所致疾患。

2. 引导气血

升提中气或引气下行，可治中气下陷或肝阳上亢之证。

3. 回阳固脱、补气固本

可治阳气虚脱证。

4. 行气活血、散瘀消肿

能治疗各种痛证和寒性疖肿等。

二、适应证

灸疗法对慢性病、虚寒证等较为适合，如久泄、痰饮、水肿、气喘、痿证、痹证、腹痛、胃痛、胃下垂、阳痿、遗尿、疝气、虚劳、脱肛，以及妇女崩漏、阴挺、胎位不正、中风脱证、外科阴疽、慢性肿疡、瘰疬、瘿瘤、婴儿腹泻等，亦可用于防病保健。

三、禁忌证

1. 凡实热证或阴虚发热、邪热内炽等证，如高热、高血压危象、肺结核晚期、大量咯血、呕吐、严重贫血、急性传染性疾病、皮肤痈疽疮疖并有发热者，均不宜使用艾灸疗法。

2. 器质性心脏病伴心功能不全者，精神分裂症患者，以及孕妇的腹部、腰骶部均不宜施灸。

3. 颜面部、颈部及大血管走行的体表区域、黏膜附近均不得施灸。

4. 空腹、过饱、极度疲劳者应谨慎施灸。

四、注意事项

1. 施灸的先后顺序

古人对施灸的先后顺序有明确的要求。《备急千金要方·针灸上》记载：“凡灸当先阳后阴，先上后下，先少后多”。临床上一般是先灸阳部，后灸阴部，先灸上部，后灸下部，壮数先少后多，艾炷先小后大。但在特殊情况下可酌情决定施灸顺序，如脱肛时即可先灸长强以收肛，后灸百会以举陷。因此不可过于拘泥。

2. 施灸的补泻方法

艾灸的补泻方法始载于《内经》。《灵枢·背俞》说：“以火补者，毋吹其火，须自灭也。以火泻者，疾吹其火，傅其艾，须其火灭也。”意思是补泻的时候补法宜缓，泻法宜疾。

五、灸后处理

施灸后如局部皮肤出现微红灼热，属于正常现象，无须处理。如因施灸过量或时间过长，局部出现小水疱，须注意不擦破，一般情况下可自然吸收。如水疱过大，可用75%的乙醇消毒后用注射器将疱内液体抽出，外涂甲紫溶液，再用敷料保护，以防感染。施灸时要做好防护，以防艾火烧伤皮肤或烧坏衣褥。使用温针时，可用硬纸片剪一小孔，套住针体后平放在进针处，即可避免艾火直接掉落于皮肤上。施灸后艾条必须彻底熄灭，以防失火。

六、艾灸反应

1. 皮肤潮红

艾灸时由于热力的作用，会使局部的毛细血管扩张，刺激血液流动，所以会出现皮肤潮红的现象。

2. 灸疱

灸疱是灸疮的前一个阶段，多见于化脓灸。

3. 灸疮

灸疮是艾灸的特征性表现，治疗某些疾病时只有出现灸疮疗效才好。出现灸疮期间也可坚持温和灸，让艾灸效力持续，否则会出现病情反复。

4. 口渴

很多人艾灸之后会口渴，这是正常现象。艾灸后可以喝红糖水或温开水，不要喝菊花茶等寒凉性质的饮料，否则影响艾灸的效果。

5. 灸感传导

施灸部位或远离施灸部位产生酸、胀、麻、热、重、痛、冷等感觉，是灸感传导产生的反应。

七、分类

灸疗法种类很多，主要有如下几种。

（一）艾炷灸（图 2-32）

将纯净的艾绒放在平板之上，用拇、食、中三指边捏边旋转，把艾绒捏成规格大小不同的圆锥形艾炷，小者如麦粒大，中等者如半截枣核大，大者如半截橄榄大。每燃烧一个艾炷称为一壮。临床上多用中、小艾炷。

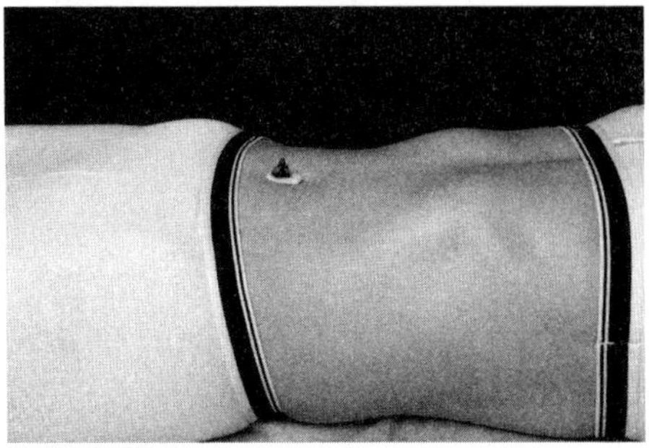

图 2-32　艾炷灸

将艾炷放置于皮肤上之后从上端点燃，当燃剩 2/5 左右、患者感到烫时，用镊子将艾炷夹去，换炷再灸，一般灸 3 ～ 7 壮，以局部皮肤出现充血、红晕为度，应施灸后皮肤不致起疱，或起疱后亦不致形成灸疮。此法适用于慢性虚寒性疾病，如哮喘、眩晕、慢性腹泻、风寒湿痹和皮肤疣等。

（二）瘢痕灸

瘢痕灸又名化脓灸，施灸时先将所灸腧穴部位涂以少量的大蒜汁，以增加黏附和刺激作用，然后将大小适宜的艾炷置于腧穴上，用火点燃艾炷施灸。每壮艾炷必须燃尽，除去灰烬后方可继续易炷再灸，待规定壮数灸完为止。施灸时由于火烧灼皮肤，可产生剧痛，此时可用手在施灸腧穴周围轻轻拍打，借以缓解疼痛。正常情况下，灸后 1 周左右施灸部位化脓而形成灸疮，5 ～ 6 周左右灸疮自行痊愈，结痂脱落后留下瘢痕。临床上常用于治疗哮喘、肺结核、瘰疬、慢性胃肠病等慢性疾病。

因灸治时要安放艾炷，且治疗时间较长，首先要选取平正而舒适的体位。固定体位后再正确点穴，可蘸龙胆紫或墨笔在穴位上做好标记。按要求备置艾炷，艾绒中可加芳香性药物，如丁香、肉桂等药的粉末，以利于热力的渗透。安放艾炷前先在穴位上涂大蒜液或凡士林，可增加对皮肤的黏附作用和刺激作用。安置好艾炷后点燃。当艾炷烧近皮肤，病人感到灼痛时，可在穴位周围用手拍打以减轻痛感。灸完 1 壮后以纱布蘸冷开水抹净所灸穴位，再依次续灸，一般可灸 7 ～ 9 壮。灸完后可在灸穴上敷贴淡膏药，每天换贴 1 次。数天后灸穴逐渐出现无菌性化脓反应。如脓液多，膏药应勤换，经 30 ～ 40 天灸疮结痂脱落，局部留有瘢痕。

（三）隔物灸

隔物灸是用药物将艾炷与施灸腧穴部位的皮肤隔开施灸的方法。改灸法所用间隔药物很多，如以生姜间隔者，称隔姜灸；用食盐间隔者，称隔盐灸。

1. 隔姜灸（图 2-33）

用鲜姜切成直径 2 ～ 3cm、厚 0.2 ～ 0.3cm 的薄片，中间以针刺数孔，然后将姜片置于应灸的腧穴部位或患处，再将艾炷放在姜片上点燃施灸。当艾炷燃尽，再易炷施灸，直至灸完规定的壮数，以使皮肤红润而不起疱为度。常用于因寒而致的呕吐、腹痛、腹泻以及风寒痹痛等。

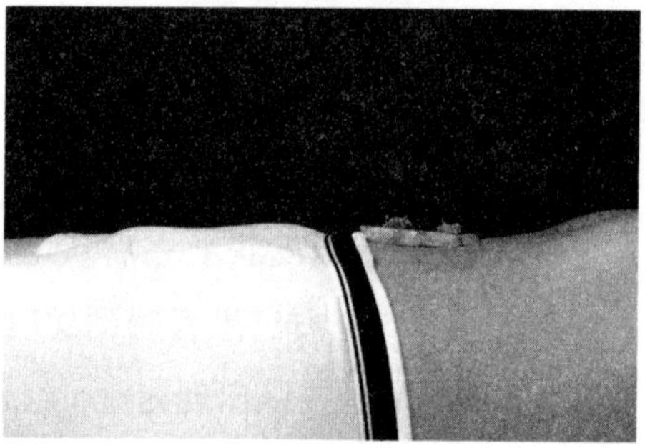

图 2-33　隔姜灸

2. 隔蒜灸

用鲜大蒜头切成厚 0.2 ～ 0.3cm 的薄片，中间针刺数孔（捣蒜如泥亦可），置于应灸腧穴或患处，然后将艾炷放在蒜片上点燃施灸。待艾炷燃尽，易炷再灸，直至灸完规定的壮数。此法多用于治疗瘰疬、肺痨及初起的肿疡等。

3. 隔盐灸

用纯净的食盐填敷于脐部，或于盐上再置一薄姜片，上置大艾炷施灸。多用于治疗寒泻或吐泻并作、中风等，有回阳、救逆、固脱之力，但须连续施灸，不拘壮数，以期脉起、肢温、证候改善。

（四）艾条灸

取纯净细软的艾绒平铺在 26cm 长、20cm 宽的细草纸上，将其卷成直径约 1.5cm 的圆柱形的艾卷，要求卷紧，外裹以质地柔软疏松而又坚韧的桑皮纸，用胶水或浆糊封口。也有的在艾绒中掺入肉桂、干姜、丁香、独活、细辛、白芷、雄黄、苍术、没药、乳香、川椒等药末，制成药艾条。施灸的方法分温和灸、雀啄灸和回旋灸。

1. 温和灸（图 2–34）

施灸时将艾条的一端点燃，对准应灸的腧穴部位或患处，距皮肤 2 ～ 3cm 进行施灸，使患者局部有温热感而无灼痛为宜，一般每处灸 5 ～ 7 分钟，至皮肤出现红晕为度。对于昏厥、局部知觉迟钝的患者，医者可将中、食二指分张置于施灸部位的两侧，这样可以通过医者手指的感觉来测知患者局部的受热程度，以便随时调节施灸的距离，防止烫伤。

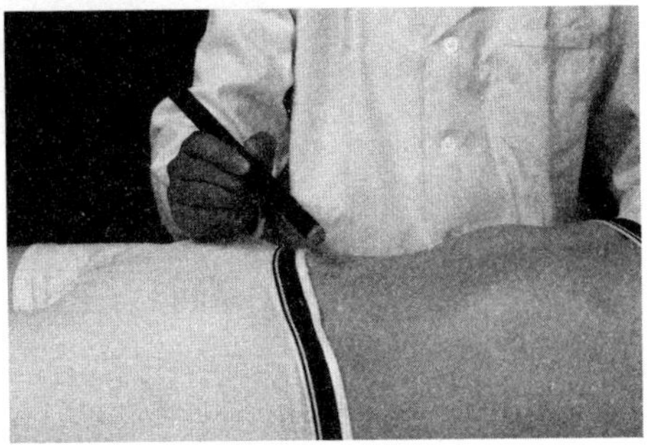
图 2–34　温和灸

2. 雀啄灸

施灸时将艾条点燃的一端与施灸部位的皮肤并不固定在一定的距离，而是像鸟雀啄食一样一上一下活动地施灸；另外也可均匀地上下或左右方向移动或反复旋转施灸。

以上两法对一般适合灸疗的病证均可采用，但温和灸多用于灸治慢性病，雀啄灸多用于灸治急性病。

3. 回旋灸

回旋灸是悬起灸之一种，是将艾条燃着的一端在施灸部位上方一定距离处做回旋运动，给患者以较大范围的温热刺激。适用于风湿痛、神经麻痹等。

回旋灸的操作方法有两种，一种为平面回旋灸，是将艾条点燃端先在选定的穴区或患部施灸，至局部有灼热感时，即在此距离做平行往复回旋施灸，每次灸 20 ～ 30 分钟，视病灶范围可适当延长灸治时间，以局部潮红为度，此法适用于灸疗面积较大之病灶；另一种为螺旋式回旋灸，即将艾条燃着端反复从离穴区或病灶最近处由近及远呈螺旋式施灸，本法适用于病灶较小的痛点以及治疗急性病证，其热力较强，以局部出现深色红晕为宜。

（五）温灸器灸（图 2–35）

温灸器是一种专门用于施灸的器具，用温灸器施灸的方法称温灸器灸，临床常用的有温灸盒和温灸筒。施灸时，将艾绒点燃后放入温灸筒或温灸盒里的铁网上，然后将温灸筒或温灸盒放在施灸部位 15 ～ 20 分钟即可。本法适用于灸治腹部、腰部的常见病。

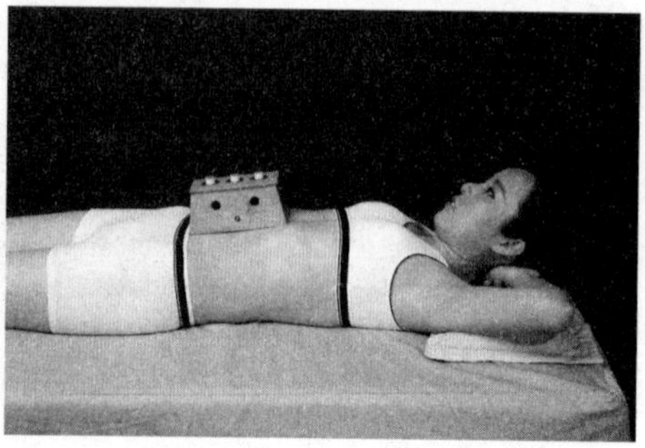

图 2–35　温灸器灸

第六节　腧穴疗法

腧穴疗法是在传统针灸疗法的基础上，应用自然和人工的各种物理因素（如机械、电、光、热、磁等）及化学因素（如中、西药物等）作用于腧穴，通过经络对机体的调节作用，从而达到预防和治疗疾病的基本方法。除传统的针法、灸法之外，各种不用针灸而刺激腧穴达到防治疾病效果的方法，一般都属于腧穴疗法的范畴。本节重点介绍腧穴疗法中最常用的穴位贴敷、穴位注射法。

一、穴位贴敷

穴位贴敷是在一定的腧穴上贴敷某种药物，通过腧穴和药物的双重作用以治病的方法。所用药物以芳香温通而有刺激性的为多，有时可引起局部皮肤起疱、化脓，与化脓灸相似，所以又称此法为“天灸”。常用于治疗咳喘、痹证、腹泻、喉喑、口疮、小儿遗尿等。

穴位贴敷疗法（图 2–36）是以中医经络学说为理论依据，把药物研成细末，用水、醋、酒、蛋清、蜂蜜、植物油、清凉油、药液甚至唾液调成糊状，或用呈凝固状的油脂（如凡士林等）、黄蜡、米饭、枣泥制成软膏、丸剂或饼剂，或将中药汤剂熬成膏，或将药末撒于膏药上，再直接贴敷穴位、患处（阿是穴），用来治疗疾病的一种无创痛穴位疗法。

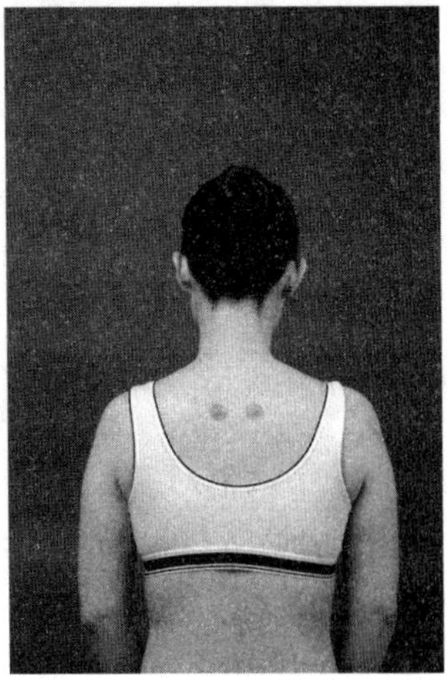

图 2-36　穴位贴敷

（一）基本操作方法

辨证选穴用药

（1）腧穴选择及配伍

①选择病变局部相应穴位贴敷：局部选穴如肾衰贴敷方取肾俞、关元穴。

②选择阿是穴贴敷：阿是穴是指病变的局部或内脏病理现象在体表的反映部位，也称病理反应穴。

③选择传统经验效穴贴敷：如肺俞、风门、膈俞等穴治疗咳嗽、哮喘；神阙、足三里治肠炎、痢疾、腹胀、腹痛等。

④药物贴敷腧穴：与针灸取穴相同，须辨证选用，灵活掌握。因其施药范围略大，所选取之穴是一个片而不是点，有利于药物吸收。

⑤远端取穴：根据上下相引的原则，上病下取，下病取上，如鼻衄、口疮取涌泉，脱肛取百会穴等。

（2）穴位贴敷法选药规律

①气味俱厚的选药特点：多选气味俱厚之品，一则易透入皮肤而起到由外达内之效；二则气味俱厚之品经皮透入，对穴位局部起到针灸样刺激作用；其三是所含芳香性物质能促进药物的透皮吸收，可起到皮肤渗透促进剂的作用。用离体皮肤实验研究表明，芳香性药物敷于局部可使皮质类固醇透皮能力提高 8 ～ 10 倍。《理瀹骈文》中的膏药处方几乎每方都用姜、葱、韭、蒜、槐枝、柳枝、桑枝、桃枝、凤仙、菖蒲、木鳖、山甲、蓖麻、皂角等气味俱厚之品。

②多效联合的组方特点——广略以取胜：贴敷药常以药不单走一经治一症，用多味药物汇而集之，以一膏统治多种病。疾病虽有多种，而其病机则不外气滞血凝及阴有寒湿、阳有燥热而已，关键在于把握其要害，而把握要害的方法可用一个“通”字概括，“理通则治自通”。

③辨证加药的穴位配药特点：外治穴位贴敷疗法是以单验方外治形式而问世的，但后来辨证施治的治疗原则逐渐渗透于这一治法中，赋以辨证施治的选药思想，使其疗效更加肯定。在临床应用时，常需辨证论治、三因制宜，而在临证灵

活加入掺药，一般要求加药与膏药相应，膏药统治而加药专治，所加的药物原则上选用治疗这一病证的主要药或选效验方和单方为主，以提高疗效。如治热秘除用膏药敷贴外，常在膏上掺以芒硝、大黄等，再贴于脐腹部。

（二）贴敷方法

1. 贴法

将已制好的药物直接贴压于穴位，然后外裹胶布粘贴；或先将药物置于胶布黏面正中，再对准腧穴进行粘贴。凝胶膏剂、硬膏剂可直接将其中心对准穴位贴牢即可。适用于膏药、凝胶膏剂、丸剂、饼剂、磁片的腧穴贴敷。

2. 敷法

将已制备好的药物直接敷在穴位上，外缚塑料薄膜，并以纱布、医用胶布固定即可。适用于散剂、糊剂、泥剂、浸膏剂的腧穴贴敷。对胶布过敏者可选用低过敏胶带或用绷带固定贴敷药物。

（三）贴敷时间

根据疾病种类、药物特性以及身体状况而确定贴敷时间。一般情况下，老年人、儿童、病轻者、体质偏虚者贴敷时间宜短，出现皮肤过敏症状如瘙痒、疼痛者应立即取下。

使用刺激性小的药物每次贴敷 4 ～ 8 小时，可每隔 1 ～ 3 天贴治 1 次。使用刺激性大的药物如蒜泥、白芥子等，应视患者的反应和发疱程度确定贴敷时间，约数分钟至数小时不等（多在 1 ～ 3 小时）。如需再贴敷，应待局部皮肤基本恢复正常后再敷药，或改用其他有效腧穴交替贴敷。

敷脐疗法每次贴敷的时间为 3 ～ 24 小时，隔日 1 次，所选药物不应为刺激性大及发疱之品。

冬病夏治腧穴贴敷从每年夏日的初伏到末伏使用，一般每 7 ～ 10 天贴 1 次，每次贴 3 ～ 6 小时，3 年为 1 个疗程。

（四）穴位贴敷特点

1. 适应证广

穴位贴敷疗法通过药物直接刺激穴位，并通过透皮吸收，使局部药物浓度明显高于其他部位，作用较为直接，其适应证遍及临床各科，“可与内治并行，而能补内治之不及”，对许多沉疴痼疾常能取得意想不到的显著功效。

2. 用药安全

穴位贴敷疗法不经胃肠给药，无损伤脾胃之弊，治上不犯下，治下不犯上，治中不犯上下。即使在临床应用时出现皮肤过敏或水疱，亦可及时中止治疗，给予对症处理，症状很快就可消失，并可继续使用。

3. 简单易学

穴位贴敷有许多较简单的药物配伍及制作，易学易用，不需特殊的药物和仪器。无论是医生还是患者或家属，均可兼学并用，随学随用。

4. 经济实用

穴位贴敷法所用药物除极少数是名贵药材（如麝香）外，绝大多数为常见中草药，价格低廉，甚至有一部分来自于生活用品，如葱、姜、蒜、花椒等。且本法用药量很少，既能减轻患者的经济负担，又可节约大量药材。

5. 疗效确切，无创

穴位贴敷疗法集针灸和药物治疗之所长，所用药方配伍组成多来自于临床经验，经过了漫长岁月和历史的验证，疗效显著，且无创伤、无痛苦，对惧针者、老幼虚弱之体、补泻难施之时、不肯服药之人、不能服药之症，尤为适宜。

二、穴位注射

穴位注射疗法即水针疗法，是选用中、西药物注入腧穴皮下和肌肉组织内，通过腧穴和药物的双重作用以治病的方法。

（一）操作方法

1. 用具与药物

（1）用具：使用消毒的注射器和针头（图 2-37）。根据使用药物的剂量大小及针刺的深度选用不同的注射器和针头，常用的注射器为 1mL（用于耳穴和眼区穴位）、2mL、5mL、10mL、20mL；常用针头为 4 ～ 6 号普通注射针头。

（2）常用药物：水针的常用药物有以下几类：

①中草药制剂：复方当归注射液、银黄注射液以及丹参、板蓝根、威灵仙、徐长卿、夏天无、肿节风、丁公藤、鱼腥草等多种中草药注射液。

②维生素制剂：如维生素 B_1、B_6、B_{12}，维生素 C、K_3 等。

③其他常用药物：如葡萄糖注射液、生理盐水、盐酸普鲁卡因注射液、注射

用水等。许多供肌肉注射用的药物也可考虑用作小剂量穴位注射。

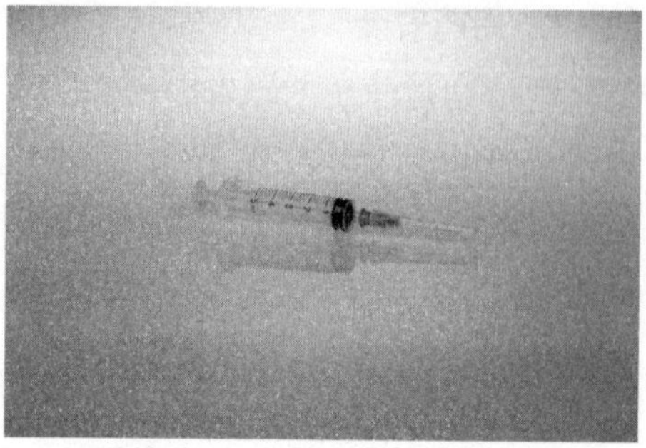

图 2-37　穴位注射针具

2. 穴位选择

一般可根据针灸治疗的处方原则进行辨证选穴。根据水针的特点，临床上常结合经络、经穴的触诊法选取阳性反应点进行治疗，即用拇指或食指以均匀的力量在患者体表进行按压、触摸、滑动，以检查其有无压痛、条索或结节等阳性反应物，以及皮肤的凹陷、隆起、色泽的变化等。触诊检查的部位一般是背腰部的背俞穴，四肢部则沿经络循行路线触摸，尤其是原穴、郄穴、合穴等特定穴部位及一些经验穴。有压痛等阳性反应者，注入反应点往往效果较好，反应不明显者可取俞、募、郄穴进行治疗。

软组织损伤者可选取最明显的压痛点；较长肌肉的肌腹或肌腱损伤时，可取肌肉的起止点；腰椎间盘突出症可将药液注入神经根附近。

耳穴根据耳针疗法中耳穴的探查方法选取有关穴位。

3. 操作方法

（1）操作程序：根据所选穴位及用药量的不同选择合适的注射器和针头。局部皮肤常规消毒后，用无痛快速进针法将针刺入皮下组织，然后缓慢推进或上下提插，探得酸胀等“得气”感应后回抽一下，如无回血，即可将药物推入。一般疾病用中等速度推入药液；慢性病、体弱者用轻刺激，将药液缓慢轻轻推入；急性病、体强者可用强刺激，可快速将药液推入。如需注入较多药液时，可将注射针由深部逐步提出到浅层，边退边推药，或将注射针更换几个方向注射药液。

（2）注射角度与深浅：根据穴位所在部位与病变组织的不同要求，决定针刺角度及注射的深浅。同一穴位可从不同的角度刺入。也可按病情需要决定注射深浅度，如三叉神经痛于面部有触痛点，可在皮内注射成一皮丘；腰肌劳损多在深部，注射时宜适当深刺。

（3）药物剂量：穴位注射的用药剂量决定于注射部位及药物的性质和浓度。头面部和耳穴等处用药量较小，每个穴位一次注入药量为 0.1 ～ 0.5mL；四肢及腰背部肌肉丰厚处用药量较大，每个穴位一次注入药量为 2 ～ 15mL。刺激性较小的药物如葡萄糖、生理盐水等用量较大，如软组织劳损时，局部注射葡萄糖液可用 10 ～ 20mL 以上；而刺激性较大的药物（如乙醇）以及特异性药物（如阿托品、抗生素等）一般用量较小，即所谓小剂量穴位注射，每次用量多为常规用量的 1/10 ～ 1/3。中药注射液的常用量为 1 ～ 2mL。

（4）疗程：每日或隔日注射 1 次，反应强烈者亦可隔 2 ～ 3 日 1 次，穴位可左右交替使用。10 次为 1 个疗程，休息 5 ～ 7 天再进行下一个疗程的治疗。

（二）适用范围

穴位注射疗法的应用范围较广，凡是针灸的适应证大部分都可用本法治疗。

（1）运动系统疾病：痹证（肩周炎、风湿性关节炎）、腰腿痛（腰肌劳损、骨质增生、椎间盘突出）、扭伤等。

（2）神经系统疾病：头痛、不寐、口眼歪斜、痿证、三叉神经痛、坐骨神经痛、肋间神经痛以及癫、狂、痫证等。

（3）消化系统疾病：胃痛（胃下垂、溃疡病、胃肠神经官能症）、腹泻、痢疾等。

（4）呼吸系统疾病：咳嗽（急慢性支气管炎、上呼吸道感染）、哮喘、肺痨等。

（5）心血管病：心悸（心动过速）、心痛（冠心病、心绞痛）、高血压等。

（6）外科、皮肤科疾病：乳痈、肠痈、腹痛（溃疡病穿孔、肠梗阻、胆石症、胆道感染）、淋证（尿路结石）、风疹、痤疮、银屑病等。

（7）五官科疾病：咽喉肿痛、目赤肿痛、中耳炎、鼻炎等。

（8）妇产科、小儿科疾病：阴挺（子宫脱垂）、催产以及小儿肺炎、小儿腹泻等。

（9）外科手术的麻醉：穴位注射施行针麻在五官科中应用最多，用穴有体穴、耳穴，用药有生理盐水、维生素 B_1 注射液及洋金花等中药制剂。

（三）注意事项

1. 治疗时应对患者说明治疗特点和注射后的正常反应。

2. 严格遵守无菌操作，防止感染，最好每注射一个穴位换一个针头。使用前应注意药物的有效期，不要使用过期药；并注意检查药液有无沉淀、变质等情况，如已变质即应停止使用。

3. 注意药物的性能、药理作用、剂量、配伍禁忌、副作用和过敏反应。凡能引起过敏反应的药物（如青霉素、链霉素、盐酸普鲁卡因等）必须先作皮试，皮试阳性者不可应用。副作用较严重的药物不宜采用。刺激作用较强的药物应谨慎使用。

4. 一般情况下药液不宜注入关节腔、脊髓腔和血管内。注射时如回抽有血，必须调整注射角度和深度，避开血管后再注射。如误入关节腔可引起关节红肿热痛等反应；如误入脊髓腔会损害脊髓，必须注意。

5. 在神经干旁注射时必须避开神经干，或浅刺以不达神经干所在的深度。如神经干较浅，可超过神经干之深度，以避开神经干。如针尖触到神经干，患者有触电感，就必须退针并改换角度，避开神经干后再注射，以免损伤神经而带来不良后果。

6. 躯干部穴位注射不宜过深，防止刺伤内脏。在背部脊柱两侧穴位注射时针尖可斜向脊柱，避免直刺而引起气胸。

7. 年老体弱者注射部位不宜过多，用药剂量可酌情减少，以免晕针。孕妇的下腹、腰骶部和三阴交、合谷等一般不宜进行穴位注射，以免引起流产。

第七节　针刺疗法

针刺疗法是运用各种不同的针具刺入腧穴，或刺激腧穴、经络，以达到防治疾病效果的方法，又称针法、刺法。针刺疗法和灸法共同组成针灸疗法，是中医针灸学的重要技术和治疗手段。

一、分类

根据针具的不同形状、用途、刺激方式等，针刺疗法主要有以下几种：

（1）毫针疗法：用毫针（图 2–38）刺入皮内。

（2）皮肤针疗法：用皮肤针（图 2–39）浅刺人体皮肤下。

（3）皮内针疗法：以特制的小型针具（图 2–40）固定于腧穴部的皮内或皮

下，进行较长时间的埋针。

（4）火针疗法：用特制的针（图2–41），针尖用火烧红后迅速刺入人体的一定穴位或部位。

（5）水针疗法：又称穴位药物注射法，即用注射针刺入皮肤后推注相应药物。

（6）鍉针疗法：用鍉针（图2–42）按压经络、腧穴以治疗疾病。

（7）电针疗法：以毫针刺入腧穴后接电针治疗仪（图2–43），使针柄通过电流，以加强刺激量。

（8）三棱针疗法：用三棱针（图2–44）刺血络以放血治病。

（9）圆利针疗法：用圆利针（图2–45）点刺体表或挑刺皮下组织。

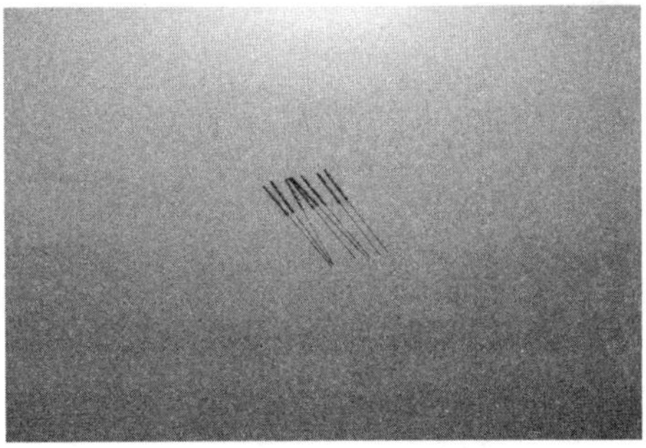

图2–38　毫针

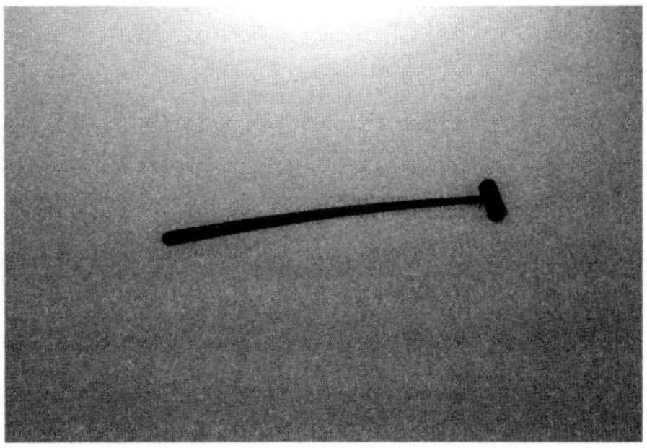

图2–39　皮肤针

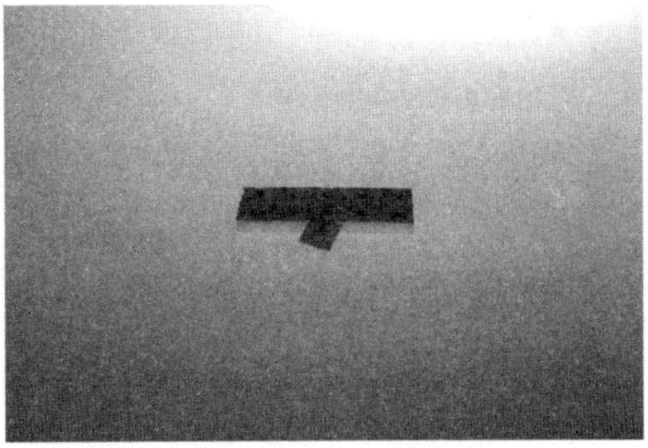

图2–40　皮内针

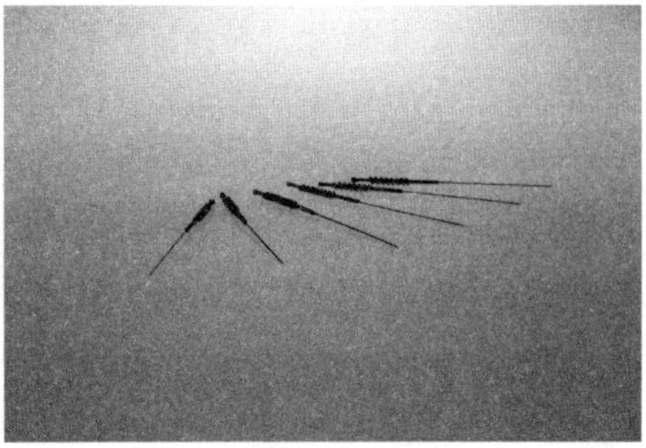

图2–41　火针

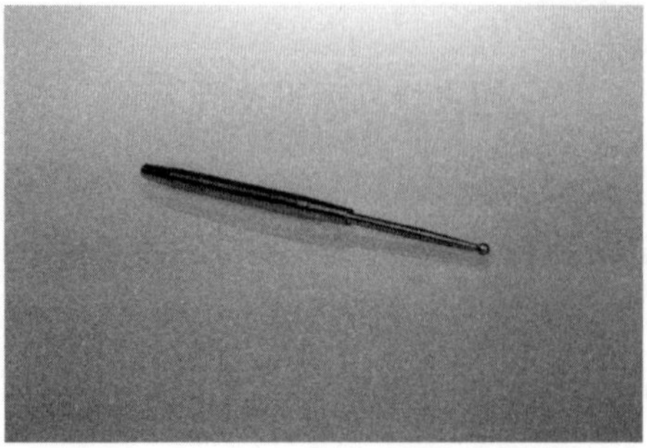

图 2-42　鍉针

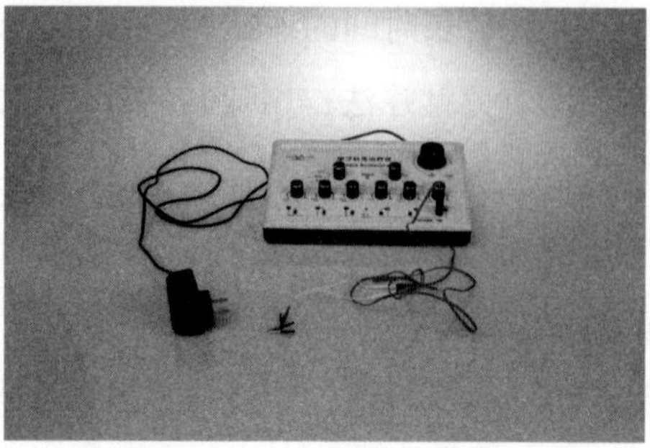

图 2-43　电针治疗仪

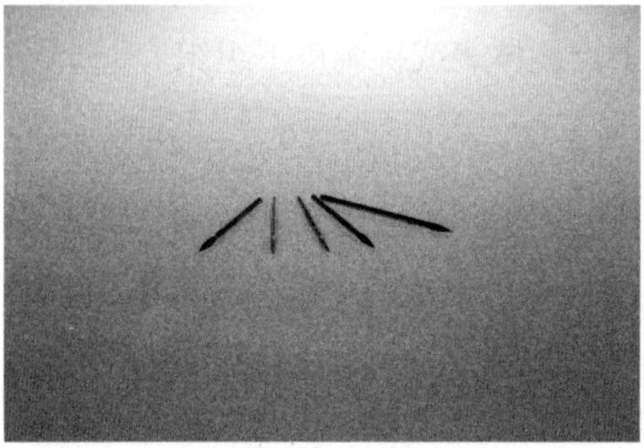

图 2-44　三棱针

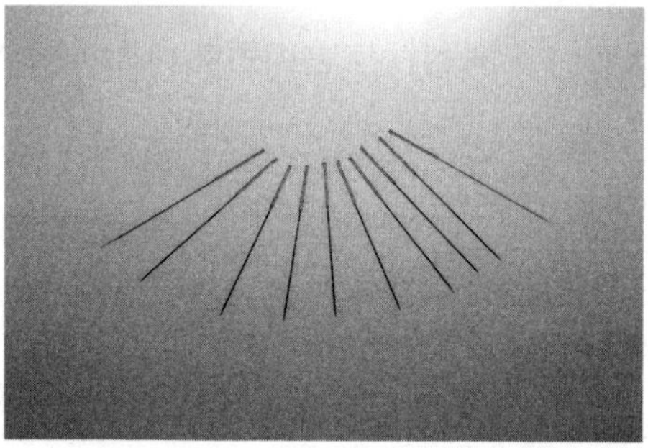

图 2-45　圆利针

二、体位选择

针刺时患者体位选择是否适当，对腧穴的正确定位，针刺的施术操作，持久的留针以及防止晕针、滞针、弯针甚至折针等，都有很大影响。如病重体弱或精神紧张的病人采用坐位，易使病人感到疲劳，往往易于发生晕针。又如体位选择不当，在针刺施术时或留针过程中病人常因移动体位而造成弯针、滞针，甚至发生折针事故。因此，应根据病情选取腧穴的所在部位，选择适当的体位，既有利于腧穴的正确定位，又便于针灸的施术操作和较长时间的留针而不致疲劳。

临床上针刺时常用的体位有如下几种：

（1）仰卧位：适宜于取头、面、胸、腹部腧穴，以及上、下肢部分腧穴。

（2）侧卧位：适宜于取身体侧面少阳经腧穴和上、下肢的部分腧穴。

（3）俯卧位：适宜于取头、项、脊背、腰尻部腧穴，以及下肢背侧及上肢部分腧穴。

（4）仰靠坐位：适宜于取头前、颜面和颈前等部位的腧穴。

（5）俯伏坐位：适宜于取后头和项、背部的腧穴。

（6）侧伏坐位：适宜于取头部的一侧、面颊及耳前后部位的腧穴。

三、针具的选择及用法

1. 针具的选择

选择针具应以具有一定的硬度、弹性和韧性为宜，临床上有金质、银质和不锈钢材质三种。金质、银质的针弹性较差，价格昂贵，故较少应用；临床应用一般以不锈钢针为多。

选针具应根据病人的性别、年龄的长幼、形体的肥瘦、体质的强弱、病情的虚实、病变部位的表里浅深和所取腧穴所在的具体部位，选择长短、粗细适宜的针具。如男性、体壮、形肥且病变部位较深者，可选稍粗稍长的毫针；反之，若为女性、体弱、形瘦而病变部位较浅者，就应选用较短、较细的针具。一般情况下，皮薄肉少之处和针刺较浅的腧穴，选针宜短而针身宜细；皮厚肉多而针刺宜深的腧穴，宜选用针身稍长、稍粗的毫针。临床上选针常以将针刺入腧穴应至之深度而针身还稍露在皮肤上为宜。如应刺入 0.6 寸可选 1.0 寸的针，应刺入 1.0 寸时可选 1.5 ～ 2.0 寸的针。

2. 消毒

针刺前必须做好消毒工作，其中包括针具消毒、腧穴部位的消毒和医者手指的消毒。消毒的方法如下：

（1）针具消毒：现多用一次性针，若无则可用汽锅消毒针具，或用 75% 的酒精消毒（将针具置于 75% 的酒精内浸泡 30 分钟，取出擦干使用）。置针的用具和镊子等可用 2% 来苏溶液与 1∶1000 的升汞溶液浸泡 1 ～ 2 小时后应用。治疗某些传染病患者用过的针具必须另行放置，严格消毒后再用。

（2）腧穴的消毒：对需要针刺的腧穴部位消毒时，用 75% 的酒精棉球拭擦即可。在拭擦时应由腧穴部位的中心向四周绕圈擦拭。或先用 25% 的碘酒棉球拭擦，然后再用 75% 的酒精棉球涂擦消毒。当腧穴消毒后切忌接触污物，以免重新污染。

（3）医者手指的消毒：在施术前，医者应先用肥皂水将手洗刷干净，待干后再用 75% 的酒精棉球擦拭即可。施术时医者应尽量避免手指直接接触针体，如必须接触针体时可用消毒干棉球作间隔物，以保持针身无菌。

3. 针刺手法

针刺操作时，左手按压所刺部位或辅助针身，故称左手为“押手”；右手持针操作，主要是以拇、食、中三指挟持针柄，其状如持毛笔，故右手称为“刺手”，刺手的作用是掌握针具，施行手法操作，进针时运指力于针尖而使针刺入皮肤，行针时便于左右捻转、上下提插或弹震刮搓。

（1）夹持进针法：又称骈指进针法，是指用左手拇、食二指持捏消毒干棉球，夹住针身下端，将针尖固定在所刺腧穴的皮肤表面位置；右手捻动针柄，将针刺入腧穴。

（2）舒张进针法：是指用左手拇、食二指将所刺腧穴部位的皮肤向两侧撑开，使皮肤绷紧；右手持针，使针从左手拇、食二指的中间刺入。

（3）提捏进针法：是指用左手拇、食二指将针刺腧穴部位的皮肤捏起，右手持针，从捏起的上端将针刺入。

四、禁忌证与注意事项

1. 禁忌证

患者在过度饥饿、暴饮暴食、醉酒后及精神过度紧张时禁止针刺。

孕妇的少腹部、腰骶部、会阴部及其他针刺后会产生较强针感的穴位（如合谷、足三里、风池、环跳、三阴交、血海等）禁止针刺。月经期禁止针刺。

患部有严重的过敏性、感染性皮肤病者以及患有出血性疾病（如血小板减少性紫癜、血友病等）者禁止针刺。

小儿囟门未闭时头顶部禁止针刺。

重要脏器所在处如胁肋部、背部、肾区、肝区不宜直刺、深刺；大血管走行处及皮下静脉部位的腧穴如需针刺时，则应避开血管，使针斜刺入穴位。

对于儿童、破伤风患者、癫痫发作期、躁狂型精神分裂症发作期等，针刺时不宜留针。

2. 注意事项

在针刺治疗过程中，由于患者心理准备不足等多种原因，可能出现如下异常情况，应及时处理。

（1）晕针：晕针是针刺治疗中较常见的异常情况，主要由于患者心理准备不足，对针刺过度紧张，或者患者在针刺前处于饥饿、劳累等虚弱状态，或患者姿势不舒适，术者针刺手法不熟练等。如患者在针刺或留针过程中突然出现头晕、恶心、心慌、面色苍白、出冷汗等表现，此时应立即停止针刺，起出全部留针，令患者平卧，闭目休息，并饮少量温开水，且周围环境应避免嘈杂。若症状较重，则可针刺人中、内关、足三里、素髎等穴，以促其恢复。经上述方法处理后如不见效并出现心跳无力、呼吸微弱、脉搏细弱，应采取相应急救措施。

为了防止晕针，针刺前应先与患者交代针刺疗法的作用以及可能出现的针感，以消除患者的恐惧心理。对于过度饥饿、体质过度虚弱者，应先饮少量水后再行针刺；对于刚从事重体力劳动者，应令其休息片刻后再针刺。

（2）滞针：在针刺行针及起针时，术者发现在穴位内的针体有涩滞、牵拉、包裹的感觉，称滞针。滞针使针体不易被提插、捻转，不易起针。滞针的主要原因是针刺手法不当，使患者的针刺处发生肌肉强直性收缩，导致肌纤维缠裹在针体上。出现滞针后不要强行行针、起针，应令患者全身放松，并用手按摩针刺部位，使局部肌肉松弛，然后轻缓向初时行针相反方向捻转提动针体，缓慢将针起出。

为了防止滞针，针刺前应向患者做好解释工作，不使患者在针刺时产生紧张，并在针刺前将针体擦净，不可使用针体不光滑甚至有锈斑或者弯曲的毫针。针刺时一旦出现局部肌肉挛缩造成体位移动时，应注意术者手不能离开针柄，此时可用左手按摩针刺部位，缓慢使患者恢复原来体位，轻捻针体的同时向外起针，不得留针。另外，在行针时应注意不要大幅度向单方向捻转针体，避免在行针时发生滞针。

（3）弯针：针刺在穴位中的针体于皮下或在皮外发生弯曲，称弯针。在皮外的弯针多是由于留针被其他物体压弯、扭弯，起针时应注意用手或镊子持住弯针曲角以下的针体，缓慢将针起出。发生在皮下的弯针多在走针时被发现，是由于患者在留针或行针时变动了体位，或肌肉发生挛缩，致使在关节腔内、骨缝中、两组反向收缩的肌群中的针体发生弯曲；或由于选穴不准确，手法过重、过猛，使针刺在骨组织上，也会发生针尖弯曲或针尖弯成钩状。起针时若发现在皮下的弯针，应先令患者将变动的肢体缓慢恢复到原来进针时的姿态，并在针刺穴位旁适当按摩，同时用右手捏住针柄做试探性、小幅度捻转，找到针体弯曲的方向后，顺着针体弯曲的方向起针；若针尖部弯曲，应注意一边小幅度捻转，一边慢慢提针，同时按摩针刺部位，以减少疼痛。切忌强行起针，以免钩撕肌肉纤维或发生断针。

为防止弯针，针刺前应先使患者有舒适的体位姿势，全身放松；留针时，针柄上方不要覆盖过重的衣物，不要碰撞针柄，不得变动体位或旋转、屈伸肢体。

（4）断针：针体部分或全部折断在针刺穴位内，称为断针。常见原因是针根部锈蚀，在针刺时折断。如果自针根部折断，部分针体仍暴露在皮肤外，可立即用手或镊子起出残针。另一个原因是因滞针、弯针处理不当或强行起针，造成部分针体断在皮下或肌肉组织中。此时应令患者肢体放松，不得移动体位，对于皮下断针，可用左手拇指、食指垂直下压针孔旁的软组织，使皮下断针的残端退出针孔外，并用右手持镊子捏住断针残端起出断针。若针体折断在较深的部位时，则需在 X 光定位下手术取针。

为了防止断针，应注意在针刺前仔细检查针具，对于针柄松动、针根部有锈斑、针体曾有硬性弯曲的针，应及时剔弃不用。针刺时切忌用力过猛，留针期间患者不可随意变动体位。当发生滞针、弯针时，应及时正确处理。

（5）血肿：出针后在针刺部位出现皮下出血，皮肤隆起，称皮下血肿。出现皮下血肿时，应先持酒精棉球压按在针孔处的血肿上，轻揉片刻。如血肿不再增大，无须处理，局部皮肤青紫可逐渐消退。如经上述按揉血肿继续增大，可加大按压力度并冷敷，然后加压包扎，48 小时后局部改为热敷，以消散瘀血。

为了防止血肿的发生，针刺前应仔细检查针具，针尖有钩的不能使用。针刺时一定要注意仔细察看皮下血管走行，避开血管再行针刺。

第八节　头皮针疗法

头皮针法又称头针法，是通过刺激头部发际区域的特定部位治疗疾病的一种疗法。头皮针法早在20世纪50年代就有人提出，但真正在临床上推广应用则在20世纪70年代以后。通过大量病人的治疗，证明头皮针法不仅方法简便安全，而且对脑部多种疾病有独特的效果。

一、常用头皮针刺激部位分区（图2-46）与主治

与体针取穴不同，头皮针穴位有六大不同的体系，且各有特点，目前主要应用的为头皮针穴名标准化方案、焦顺发头皮针穴名体系和方云鹏头皮针穴名体系。其中头皮针穴名标准化方案为目前国际上通用的标准，但对初学者来说掌握有一定难度。实际临床中以山西焦顺发所提出的头皮针穴位影响较大，且取穴方法简便，适于初学者。

在取穴之前首先要明确前后正中线和眉枕线的部位，前后正中线是眉间和枕外粗隆顶点下缘的连线，眉枕线是眉中点上缘和枕外粗隆顶点的头侧面连线。现将主要头皮针穴介绍如下：

1. 运动区

（1）分区：上点在前后正中线的中点向后0.5cm处，下点在眉枕线和鬓角发际前缘相交区（若鬓角不明显者，可从颧弓中点向上引一垂直线，将此线与眉枕线交点前0.5cm处作为点），上下两点的连线即为运动区。

（2）主治：运动区上1/5治疗对侧下肢瘫痪；运动区中2/5治疗对侧上肢瘫痪；运动区下2/5治疗对侧中枢性面瘫、运动性失语、流涎。

2. 感觉区

（1）分区：自运动区后移0.5cm的平行线即为感觉区。

（2）主治：感觉区上1/5治疗对侧腰腿疼痛、麻木、感觉异常；感觉区中2/5治疗对侧上肢疼痛、麻木、感觉异常；感觉区下2/5治疗对侧面部麻木、疼痛以及偏头痛。

3. 舞蹈震颤控制区

（1）分区：自运动区向前移1.5cm的平行线即为本区。

（2）主治：舞蹈病、震颤麻痹。

4. 晕听区

（1）分区：从耳尖直上1.5cm处向前及向后各引2cm的水平线，共长4cm，

即为本区。

（2）主治：眩晕、耳鸣、听力减退。

5. 足运感区

（1）分区：在前后正中线的中点旁开左右各 1cm，分别向后引平行于中线的 3cm 长的直线，共 2 条。

（2）主治：对侧下肢疼痛、麻木、瘫痪。

6. 视区

（1）分区：从前后正中线旁开 1cm 的平行线与枕外粗隆水平线的交点开始，向上引 4cm 的垂直线，即是该区。

（2）主治：皮层性视力障碍、白内障。

7. 平衡区

（1）分区：沿枕外粗隆水平线旁开前后正中线 3.5cm，向下引垂直线 4cm，即为本区。

（2）主治：小脑损害引起的平衡障碍。

以上 7 个头皮针刺激区在临床上最为常用，另外尚有血管舒缩区、言语二区、言语三区、运用区、胃区、胸腔区和生殖区 7 个区，因不太常用，故此处不详细介绍。

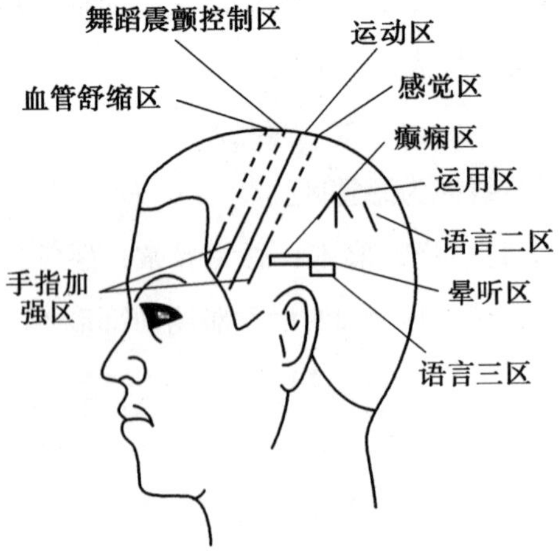

侧面刺激区

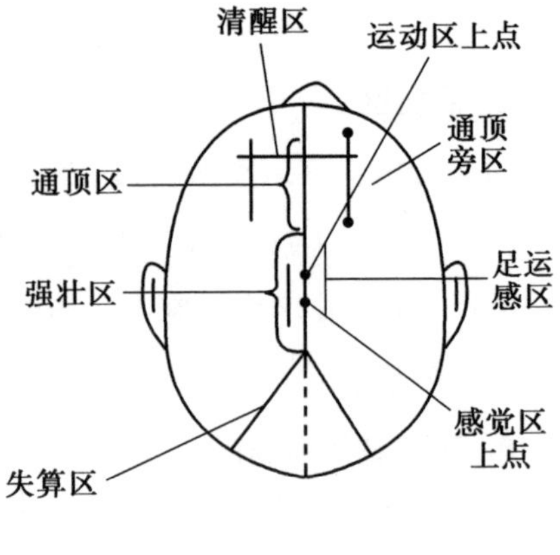

顶面刺激区

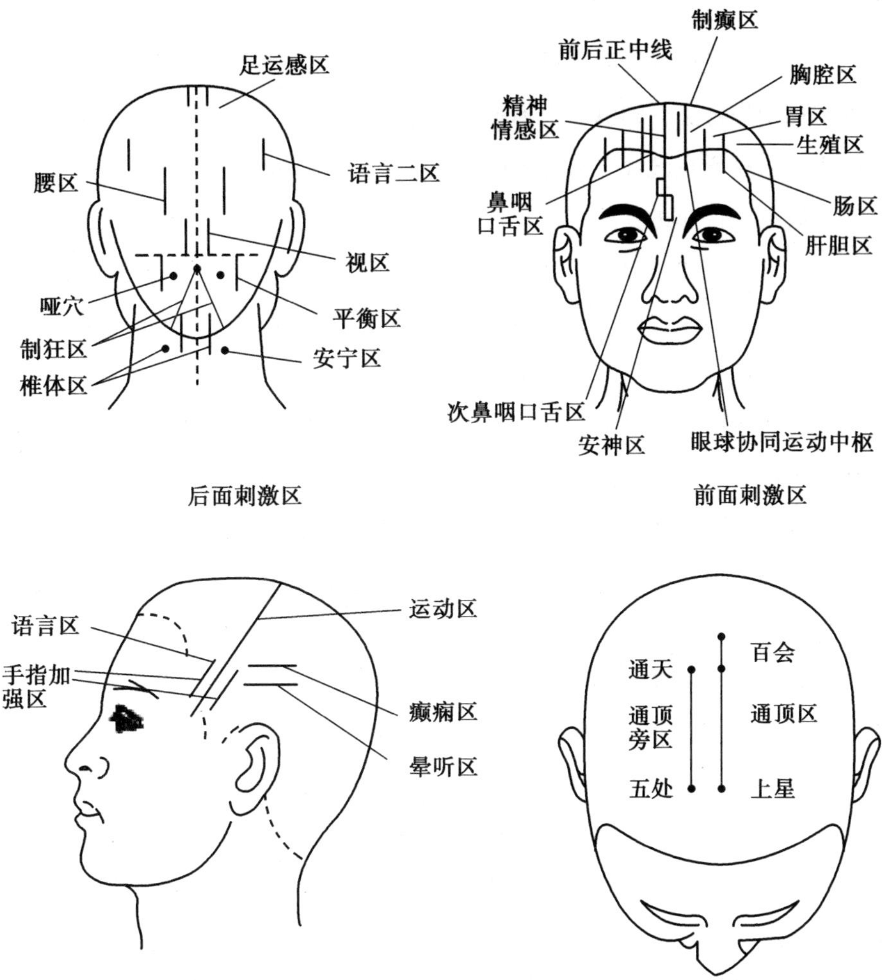

图 2-46　头皮针分区

二、器具和操作

1. 针具

头皮针一般选用 28 ～ 30 号 1.5 ～ 2 寸长的不锈钢毫针，初学者如进针有困难可选用 1 寸针，小儿则用 0.5 ～ 1 寸针。

2. 操作方法

正确取定头皮针刺激部位对治疗效果有重要影响，初学者应用卷尺精确测定，并用龙胆紫药水作好标记，然后嘱病人取正坐位，分开局部头发，进行彻底消毒。

（1）进针法：在进针时要避开发囊、瘢痕及局部感染处，以免引起疼痛。初学者可用指切进针法，即以左手拇指的指甲掐切头穴，右手持针，针尖紧靠指甲缘，迅速刺入皮下。进针方向与头皮成15° ～30° 角。

熟练后可用快速进针法以减轻疼痛，方法为：用右手拇、食（示）指尖捏住针体下端（距针尖2cm处），针尖对准进针点，手指尖距头皮5～10cm，腕背屈后再突然手腕掌屈，借助这一力量使针尖冲进皮下或肌层；进针后右手拇、食（示）指尖捏住针柄下半部，中指紧贴针体末端，沿皮将针体快速推至帽状腱膜下层；当针到达帽状腱膜下层后，指下会感到阻力减小，然后将针沿头皮针穴线推进0.5～1.5寸，再进行运针。

操作时注意头皮针进针要掌握好角度，角度过小针易进入肌层，角度过大则容易刺入骨膜，都会引起疼痛。为了减轻进针时的疼痛，可嘱病人憋气，深吸气一口，暂停呼吸。

（2）运针法：头皮针运针时只捻转不提插。为使针的深度固定不变及捻转方便，一般以拇指掌侧面和食（示）指桡侧面夹持针柄，以食（示）指的掌指关节快速连续屈伸，使针身左右旋转，每分钟要求捻转200次左右。这一速度对初学者来说是有一定难度的，特别是双手同步捻转，因此要下苦功锻炼一段时间才能掌握。每次持续捻转2分钟，头皮针留针15～30分钟，在此期间还需间隔5～10分钟运针1次。捻针手法也可用电针代替，频率宜在200～300次/分以上，刺激强度以病人的反应来决定，一般以病人可耐受为宜，波型可选择连续波。

另有两种手法，第一种为抽提法，是针体进入帽状腱膜下层后针体平卧，用右手拇、食（示）指紧捏针柄，左手按压进针点处以固定头皮，用爆发力将针迅速向外抽提3次，然后再缓慢地向内退回原处，这种紧提慢插的方法相当于泻法。第二种为进插法，持针手法与上法相同，用爆发力将针迅速向内进插3次，再退回原处，这种紧插慢提的方法相当于补法。

操作时要注意，上述提插范围不宜超过0.1寸，动作要求迅速。

（3）出针法：头皮针的出针方法比较简单，只需缓慢退针到皮下，然后迅速拔出。因为头皮血管比较丰富，取针后应立即用消毒干棉球按压，以防出血。

头皮针法每日或隔日 1 次，一般以 10 次为 1 个疗程，疗程间间隔 5 ～ 7 日。

三、适应证

头皮针法主要用于脑血管疾病的治疗，对中风（脑出血或脑梗塞）引起的偏瘫，其总有效率可达到 90% 以上；对脑外伤后遗症、小儿脑性瘫痪、小儿脑发育不全、震颤麻痹、舞蹈病、耳鸣及各类急慢性疼痛等都有一定效果；近年来还用于老年性痴呆症和小儿智力障碍等。

四、注意事项

头皮针的刺激强度较大，应注意防止晕针。

在头皮针治疗中常易发生滞针，导致难以捻转进退。可适当延长留针时间，嘱病人身心放松，并在针体周围轻柔按摩，然后顺进针方向缓缓退出。

因脑出血引起的中风病人，在急性期有昏迷、发热或者血压忽高忽低不稳定者，不可用头皮针，须待病情稳定后方可治疗。

对急性发热、高热、心力衰竭者也要慎用头皮针。

头皮血管丰富，出针时易出血或引起皮下血肿，可用干棉球轻揉，以促使其消散。

第九节　耳针疗法

耳针疗法是用针刺或灸等方法刺激耳郭上的穴位，以治疗全身疾病的一种方法。耳针源于中医学，但又融合了现代的解剖学、生理学知识，它既与中医学的脏腑经络学说有着密切联系，又与西医学的解剖学、生理学不可分割。关于其作用机制，中医学从脏腑经络的角度进行阐述，西医学试图沿神经体液学说的方向进行探讨，二者的理论均具雏形，有待于形成完整的体系。

早在《阴阳十一脉灸经》中就有“耳脉”的记载，《内经》则较详尽地论及耳与经脉、经别、经筋、脏腑气血的关系，以及藉耳诊治疾病的经验。如《灵枢·邪气脏腑病形》说：“十二经脉，三百六十五络，其气血皆上注于目而走空窍……其别走于耳而为听”。后世医家对于耳郭诊治疾病的机理也有很多探索，如《太平圣惠方》载有：“耳，宗脉之所聚也，若精气调和，则肾脏强盛，耳闻五音；若劳伤气血……则耳聋。然五脏六腑十二经脉皆有络于耳。”

耳与全身脏腑经络息息相关。当脏腑发生病变时，通过经络的反应和传导作用，在耳郭相应的区域就会有所反映，并依此进行治疗。

一、耳郭的表面解剖

1. 耳郭前面

（1）耳轮：耳廓边缘的卷曲部分。其后上方稍隆起处叫“耳轮结节”，深入至耳轮内的横行突起部分叫“耳轮脚”，耳轮与耳垂的交界处叫“耳轮尾”。

（2）对耳轮：耳轮边缘内侧与耳轮相对的上部有分叉的隆起部分。其上分叉的一支为“对耳轮上脚”，其下分叉的一支为“对耳轮下脚”。

（3）三角窝：对耳轮上下脚之间构成的三角形凹陷处。

（4）耳舟：耳轮与对耳轮之间的凹沟。

（5）耳屏：耳郭前面的瓣状突起处。

（6）屏上切迹：耳屏上缘与耳轮脚之间的凹陷处。

（7）对耳屏：耳垂上部，与耳屏相对的隆起处。

（8）屏间切迹：耳屏与对耳屏之间的凹陷处。

（9）屏轮切迹：对耳屏与对耳轮之间的凹陷处。

（10）耳垂：耳郭最下部无软骨的皮垂。

（11）耳甲：由对耳屏和弧形的对耳轮体部及对耳轮下脚围成的凹窝，其耳轮脚以上的为“耳甲艇”，耳轮脚以下的为“耳甲腔”。

（12）外耳道开口：在耳甲腔内，被耳屏遮盖着的孔窍。

（13）上耳根：耳郭上缘与头皮附着处。

（14）下耳根：耳垂与面颊部附着处。

2. 耳郭背面

主要有与前面结构相对应的 3 个面、4 个沟和 4 个隆起。

（1）3 个面

①耳轮背面：耳轮的外侧面。因耳轮是向前卷曲的，故此面多向前外方。

②耳轮尾背面：在耳舟隆起与耳垂背面之间的平坦部分。

③耳垂背面：即耳垂背面的平坦部分。

（2）4个沟

①对耳轮沟：对耳轮上脚与对耳轮体部背面的凹沟。

②对耳轮下脚沟：对耳轮下脚的背面延一条从内上略向外下行走的凹沟。

③耳轮脚沟：在耳轮脚的背面，此沟向内上方延伸并分为上、下两支。

④对耳屏沟：在对耳屏突起的背面凹陷中。

（3）4个隆起

①耳舟隆起：即耳舟的背面。

②三角窝隆起：指三角窝的背面。

③耳甲艇隆起：即耳甲艇背面之隆起。

④耳甲腔隆起：指耳甲腔背面之隆起。

二、耳穴的分布规律和定位、主治

（一）耳穴（图2-47）的分布规律

耳穴的一般分布规律是：与面颊相应的穴位在耳垂；与上肢相应的穴位在耳舟；与躯干相应的穴位在耳轮体部；与下肢相应的穴位在对耳轮上、下脚；与腹腔相应的穴位在耳甲艇；与胸腔相应的穴位在耳甲腔；与消化管相应的耳穴分布在耳轮脚周围。耳穴的分布大体形如一个倒置在子宫内的胎儿。

（二）耳穴的定位与主治

1. 耳轮脚部

耳中：在耳轮脚。主治呃逆、荨麻疹、皮肤瘙痒症、小儿遗尿、咯血。

2. 耳轮部

直肠：近屏上切迹的耳轮处，与大肠同水平。主治便秘、腹泻、脱肛、痔疮。

尿道：直肠上方，与膀胱同水平的耳轮处。主治尿频、尿急、尿痛、尿潴留。

外生殖器：尿道上方，与交感同水平的耳轮处。主治睾丸炎、附睾炎、外阴瘙痒症。

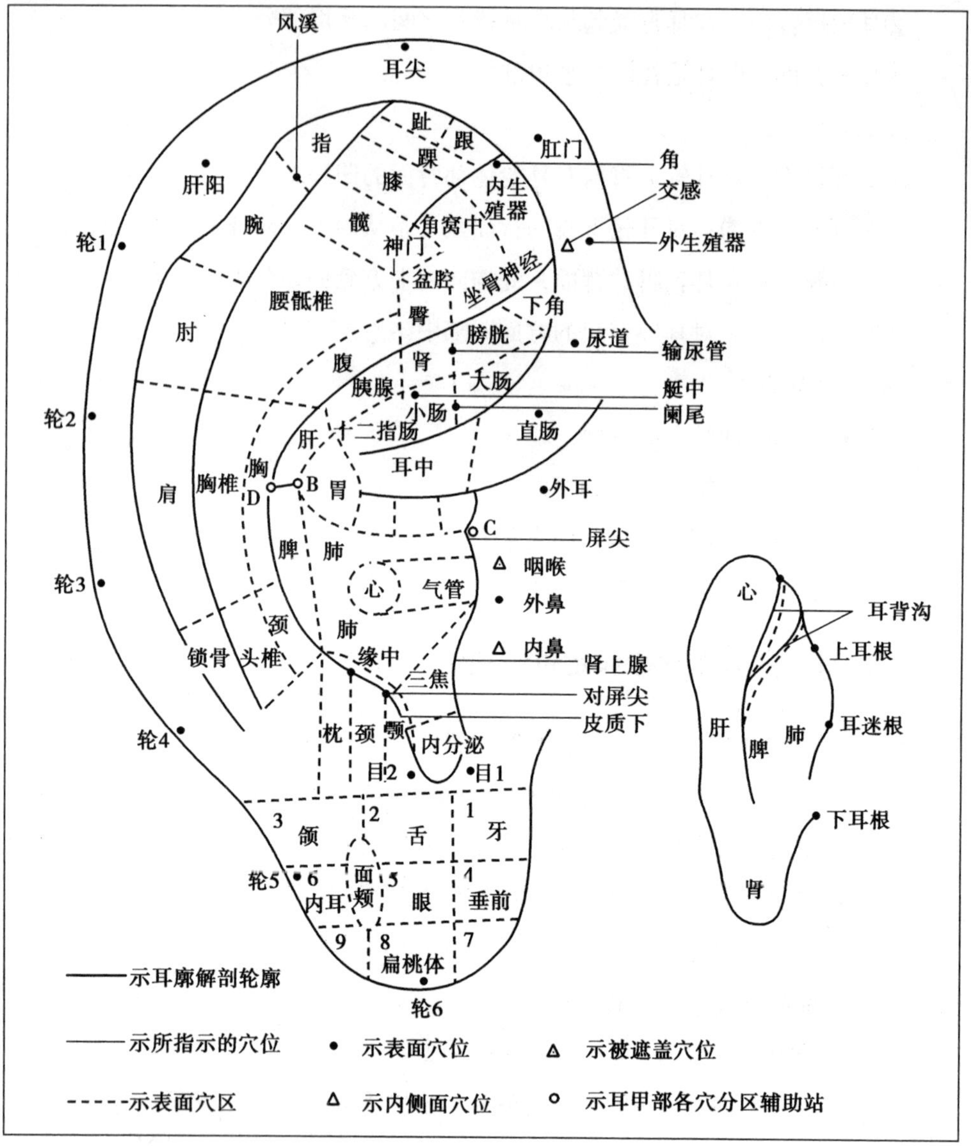

图 2-47　耳穴图

肛门：与对耳轮上脚前缘相对的耳轮处。主治痔疮、肛裂。

耳尖：耳轮顶端，与对耳轮上脚后缘相对的耳轮处。主治发热、高血压、急性结膜炎、麦粒肿。

肝阳：在耳轮结节处。主治头晕、头痛、高血压。

轮 1～轮 6：在耳轮上，自耳轮结节下缘至耳垂下缘中点划为 5 等分共 6 个点，由上而下依次为轮 1、轮 2、轮 3、轮 4、轮 5、轮 6。主治扁桃体炎、上呼吸道感染、发热。

3. 耳舟部

指：将耳舟分成 6 等分，自上而下第 1 等分为指。主治甲沟炎、手指疼痛和麻木。

风溪：指、腕两穴之间。主治荨麻疹、皮肤瘙痒症、过敏性鼻炎。

腕：将耳舟分成 6 等分，自上而下第 2 等分为腕。主治腕部疼痛。

肘：将耳舟分成 6 等分，自上而下第 3 等分为肘。主治肱骨外上髁炎、肘部疼痛。

肩：将耳舟分成 6 等分，自上而下第 4 等分为肩。主治肩关节周围炎、肩部疼痛。

锁骨：将耳舟分成 6 等分，自上而下第 5 等分为锁骨。主治肩关节周围炎。

4. 对耳轮部

趾：对耳轮上脚的后上角，近耳尖部。主治甲沟炎、趾部疼痛。

跟：对耳轮上脚的前上角，近三角窝上部。主治足跟痛。

踝：趾、跟与膝之间。主治踝关节扭伤。

膝：对耳轮上脚的中 1/3 处。主治膝关节肿痛。

髋：对耳轮上脚的下 1/3 处。主治髋关节疼痛、坐骨神经痛。

臀：对耳轮下脚的后 1/3 处。主治坐骨神经痛、臀筋膜炎。

坐骨神经：对耳轮下脚前 2/3 处。主治坐骨神经痛。

交感：对耳轮下脚的末端与耳轮交界处。主治胃肠痉挛、心绞痛、胆绞痛、输尿管结石、植物神经功能紊乱。

颈椎：在对耳轮体部，将轮屏切迹至对耳轮上下脚分岔处分为 5 等分，下 1 /5 为颈椎，中 2/5 为胸椎，上 1/5 为腰骶椎。主治落枕、颈椎综合征。

胸椎：位置见上。主治胸胁疼痛、经前乳房胀痛、乳腺炎、产后泌乳不足。

腰骶椎：位置见上。主治腰骶部疼痛。

颈：颈椎前侧耳腔缘。主治落枕、颈项肿痛。

胸：胸椎前侧耳腔缘。主治胸胁疼痛、胸闷、乳腺炎

腹：腰骶椎前侧耳腔缘。主治腹痛、腹胀、腹泻、急性腰扭伤。

5. 三角窝部

神门：在三角窝内，对耳轮上、下脚分岔处稍上方。主治失眠、多梦、疼痛、戒断综合征。

盆腔：在三角窝内，对耳轮上、下脚分岔处稍下方。主治盆腔炎。

角窝中：在三角窝内中 1/3。主治哮喘。

内生殖器：在三角窝前 1/3 凹陷处。主治痛经、月经不调、白带过多、功能性子宫出血、遗精、早泄。

角窝上：在三角窝前上方。主治高血压。

6. 耳屏部

外耳：屏上切迹前方近耳轮部。主治外耳道炎、中耳炎、耳鸣。

外鼻：耳屏外侧面正中稍前。主治鼻前庭炎、鼻炎。

屏尖：耳屏上部隆起的尖端。主治发热、牙痛。

肾上腺：耳屏下部隆起的尖端。主治低血压、风湿性关节炎、腮腺炎、间日疟、链霉素中毒性眩晕。

咽喉：耳屏内侧面上 1/2 处。主治声音嘶哑、咽喉炎、扁桃体炎。

内鼻：耳屏内侧面下 1/2 处。主治鼻炎、副鼻窦炎、鼻衄。

7. 对耳屏

对屏尖：对耳屏的尖端。主治哮喘、腮腺炎、皮肤瘙痒症、睾丸炎、附睾炎。

缘中：对屏尖与轮屏切迹之间。主治遗尿、内耳眩晕症。

枕：对耳屏外侧面的后上方。主治头痛、头晕、哮喘、癫痫、神经衰弱。

颞：在枕穴与额穴连线中点。主治偏头痛。

额：对耳屏外侧面的前下方。主治头痛、头晕、失眠、多梦。

皮质下：对耳屏内侧面。主治疼痛、间日疟、神经衰弱、假性近视。

8. 耳甲部

心：耳甲腔中央。主治心动过速、心律不齐、心绞痛、无脉症、神经衰弱、癔病、口舌生疮。

肺：耳甲腔中央周围。主治咳喘、胸闷、声音嘶哑、痤疮、皮肤瘙痒症、荨麻疹、扁平疣、便秘、戒断综合征。

气管：在耳甲腔内，外耳道口与心穴之间。主治咳喘。

脾：耳甲腔的后上方。主治腹胀、腹泻、便秘、食欲不振、功能性子宫出血、白带过多、内耳眩晕症。

内分泌：耳甲腔底部屏间切迹内。主治痛经、月经不调、更年期综合征、痤疮、间日疟。

三焦：耳甲腔底部内分泌穴上方。主治便秘、腹胀、上肢外侧疼痛。

口：耳轮脚下方前1/3处。主治面瘫、口腔炎、胆囊炎、胆石症、戒断综合征。

食管：耳轮脚下方中1/3处。主治食管炎、食管痉挛。

贲门：耳轮脚下方后1/3处。主治贲门痉挛、神经性呕吐。

胃：耳轮脚消失处。主治胃痉挛、胃炎、胃溃疡、失眠、牙痛、消化不良。

十二指肠：耳轮脚上方后部。主治十二指肠溃疡、胆囊炎、胆石症、幽门痉挛。

小肠：耳轮脚上方中部。主治消化不良、腹痛、心动过速、心律不齐。

大肠：耳轮脚上方前部。主治腹泻、便秘、咳嗽、痤疮。

阑尾：大、小肠两穴之间。主治单纯性阑尾炎、腹泻。

肝：耳甲艇的后下部。主治胁痛、眩晕、经前期紧张症、月经不调、更年期综合征、高血压、假性近视、单纯性青光眼。

胰胆：肝肾两穴之间。主治胆囊炎、胆石症、胆道蛔虫症、偏头痛、带状疱疹、中耳炎、耳鸣、听力减退、急性胰腺炎。

肾：对耳轮上、下脚分岔处下方。主治腰痛、耳鸣、神经衰弱、肾盂肾炎、哮喘、遗尿症、月经不调、遗精、早泄。

输尿管：肾与膀胱两穴之间。主治输尿管结石绞痛。

膀胱：肾与艇角穴之间。主治膀胱炎、遗尿症、尿潴留、腰痛、坐骨神经痛、后头痛。

艇角：耳甲艇前上角。主治前列腺炎、尿道炎。

艇中：耳甲艇中央。主治腹痛、腹胀、胆道蛔虫症、腮腺炎。

9. 耳垂

目1：耳垂前面，屏间切迹前下方。主治假性近视。

目2：耳垂前面，屏间切迹后下方。主治假性近视。

牙：耳垂正面，从屏间切迹软骨下缘至耳垂下缘画3条等距水平线，再在第2水平线上引2条垂直等分线，由内向外、由上向下把耳垂分为1、2、3、4、5、6、7、

8、9九个区。1区为牙，2区为舌，3区为颌，4区为垂前，5区为眼，6区为内耳，5、6区交界线周围为颊，8区为扁桃体，7、9区为空白区。主治牙痛、牙周炎、低血压。

舌：位置见上。主治舌炎、口腔炎。

颌：位置见上。主治牙痛、颞颌关节功能紊乱。

垂前：位置见上。主治神经衰弱、牙痛。

眼：位置见上。主治急性结膜炎、电光性眼炎、麦粒肿、假性近视。

内耳：位置见上。主治内耳眩晕症、耳鸣、听力减退。

面颊：位置见上。主治周围性面瘫、三叉神经痛、痤疮、扁平疣。

扁桃体：位置见上。主治扁桃体炎、咽炎。

10. 耳背部

上耳根：耳根最上缘。主治鼻衄。

耳迷根：耳背与乳突交界的根部，耳轮脚对应处。主治胆囊炎、胆石症、胆道蛔虫症、鼻塞、心动过速、腹痛、腹泻。

耳背沟：对耳轮上、下脚及对耳轮主干在耳背面呈“丫”字形凹沟部。主治高血压、皮肤瘙痒症。

耳背心：耳背上部。主治心悸、失眠、多梦。

耳背脾：耳轮脚消失处的耳背部。主治胃痛、消化不良、食欲不振。

耳背肝：耳背脾的耳轮侧。主治胆囊炎、胆石症、胁痛。

耳背肺：耳背脾的耳根侧。主治咳喘、皮肤瘙痒症。

耳背肾：耳背下部。主治头痛、头晕、神经衰弱。

三、耳穴诊断法

1. 耳穴视诊

耳穴视诊是指根据耳郭上耳穴的变色、变形（隆起、结节、凹陷、肿胀等）、丘疹、脱屑、血管充盈等阳性特征，通过目视进行诊断疾病的一种方法。

（1）视诊方法：视诊时两眼平视，以拇指和食指牵拉耳郭对准光线，由内向外，由上向下，顺着解剖部位分别仔细观察。发现可疑阳性反应点时可用手指从耳背顶起，使阳性反应处先绷紧，再慢慢放松，也可反复多次，以鉴别阳性反应物的大小、形状、色泽等变化。

当一耳郭发现有阳性反应点时，必须与对侧耳郭进行对比观察，以鉴别阳性反应的真伪和性质。

（2）阳性反应：常见的有以下几种：

①颜色：点、片状白色、红暗或暗灰色，或为红晕，常见于消化系统疾病、妇科病，点片状充血红晕多见于急性炎症。

②形态：结节状或条索状的突起或凹陷常见于肝病、结核、肿瘤、脊柱炎、胆结石、胃下垂。

③丘疹：常见于皮肤病、妇科病、气管炎、胃肠病。

④脱屑：常见于皮肤病和内分泌方面的疾病。

⑤血管充盈：常见于痹证、肝炎、心脏病。

2. 耳穴触诊

（1）划动法：是利用探笔在耳郭各区进行划动寻找阳性反应的一种方法。划动法常见的阳性反应有：

①凹陷：可触及点、线、片状或不规则的凹陷，要注意观察凹陷后色泽改变和凹陷恢复的时间，以辨虚实。色淡、色红、凹陷恢复时间慢多为虚证，色深红、凹陷恢复时间快多为实证。

②水肿：划动时在耳郭相应部位上出现凹陷性水肿、水纹波动感。

③隆起：多见点状、片状、条索状、条片状、圆形结节等。

（2）点压法：是用一个直径约 1.5mm 的金属或非金属探棒均匀按压耳穴，通过寻找压痛点来诊断疾病的一种方法。本法主要适用于急性炎症病变、痛症和鉴别诊断，并为治疗确定刺激部位。临床常用耳穴压痛棒或毫针柄、火柴头等在耳郭相应部位上逐一压迫检查。

四、取穴原则与取穴方法

1. 按病变的相应部位选穴

如胃病选胃穴；肩关节周围炎选肩关节、肩穴；阑尾炎选阑尾穴。以相应部位为主取穴，再以其他穴位协同，才能提高耳针效果。

2. 按中医理论选穴

如耳鸣选肾穴，因“肾开窍于耳”；目疾选肝穴，因“肝开窍于目”；失眠选心穴，因“心主神”，失眠多与心神不宁有关；皮肤病选肺穴，因“肺主皮毛”。

3. 按西医学知识选穴

如高血压选降压沟；心律失常选心穴；月经不调选子宫穴；消化道溃疡选皮质下、交感两穴，因该病的发生与精神因素有关。

4. 依穴位功能取穴

耳针各穴都有其功能主治，故还可根据穴位功能取穴。如神门是止痛要穴，疼痛疾患除取相应部位外，可取神门；枕是止晕要穴，头昏头晕可取枕；耳尖放血有退热、降压、镇静、抗过敏、清脑明目的作用，故头昏健忘、发热、高血压、过敏性疾患可用耳尖放血。

5. 根据临床经验取穴

在耳针的临床实践中发现了许多经验效穴，应适当应用，以提高耳针治疗效果。如神门、枕二穴都具有镇静、镇痛、安眠作用，主要是抑制作用，故在治疗肝炎、肝炎后综合征、胃肠功能紊乱等疾病时，勿用神门、枕二穴，以避免对胃肠功能活动起到抑制作用，从而造成腹胀、胁肋胀满等症状加重。这时应选择疏肝健脾、理气消胀的穴位，如肝、脾、三焦、艇中、皮质下等。当肝胃不和又伴失眠多梦时，应以疏肝和胃为主，中医认为“胃不和则卧不安”，如果先治疗失眠多梦或两症兼治，均收不到预期的效果。

五、操作

1. 定穴

根据疾病的诊断确定处方。一方面通过耳诊寻找刺激点，另一方面根据耳穴功能取穴。

2. 消毒

使用耳针必须严格消毒。消毒包括两个方面，一是针具的消毒，另外是皮肤消毒。耳穴皮肤消毒先用 2% 的碘酒消毒，再用 75% 的酒精消毒并脱碘。如不严格消毒，感染后容易引起耳骨膜炎，造成不良后果。

3. 操作方法

（1）毫针刺法：是指应用毫针针刺耳穴。进针时，术者用左手拇、食二指固定耳郭，中指托着针刺的耳背，这样既可掌握针刺的深度，又可减轻针刺的疼痛。然后用右手拇指、食指、中指持针，在有压痕的耳穴或敏感处进针。进针法可分速刺法和慢刺法，刺激的强度和手法应视病人的病情、诊断、体质和耐痛度等综合情况决定，针刺的深度也应根据患者耳郭局部的厚薄而灵活掌握，一般刺入皮肤 2 ～ 3 分即可。刺入耳郭后，如局部感应强烈，患者症状即刻有所减轻；若局部无针感，应调整毫针针尖方向。留针时间一般为 20 ～ 30 分钟，慢性病、疼痛性疾病留针时间可适当延长。儿童、老年人、体弱者不宜久留。起针时左手托住耳背，右手起针，并用消毒干棉球压迫针眼，以免出血。

（2）电针：电针法是将毫针法与脉冲电流刺激相结合的一种方法，利用不同波形的脉冲刺激以强化针刺耳穴的调节功能，达到增强疗效的目的。凡适宜耳针治疗的疾病均可应用，临床上常适用于治疗一些神经系统疾病、内脏痉挛痛、哮喘等，还可应用于耳针麻醉。

（3）埋针：是将皮内针埋于耳穴内治疗疾病的一种方法。此法适用于一些疼痛性疾病和慢性病，可起到持续刺激、巩固疗效或防止复发的作用。

使用时先消毒局部皮肤，左手固定耳郭，绷紧埋针处皮肤，右手用镊子夹住消毒的皮内针柄，轻轻刺入所选穴位皮内，一般刺入针体的 2/3，再用胶布固定。一般仅埋患侧单耳，必要时可埋双耳。每日自行按压 3 次，留针 3 ～ 5 天。如果埋针处疼痛而影响睡眠时，应适当调整针尖方向或深浅度。埋针处不宜淋湿浸泡，夏季埋针时间不宜过长，以免感染。局部有胀痛还应及时检查。如果针眼处皮肤红肿有炎症或有冻疮，则不宜埋针。

（4）压丸法：是在耳穴表面贴敷压丸的一种简易刺激方法。此法安全无痛，副作用少，不易引起耳软骨膜炎，适于老年人及幼儿、惧痛患者，对于一些老年性慢性支气管炎、高血压、遗尿症等慢性病更为适宜。患者可以不定时地按压贴敷处以加强刺激。

（5）温灸法：是用温热刺激作用于耳郭以治疗疾病的一种方法。有温经散寒、疏通经络的作用。本法多用于虚证、寒证、痹证等。

（6）刺血法：是用三棱针在耳穴处放血的一种治疗方法。凡属血瘀不散所致的疼痛，邪热炽盛所致的高热、抽搐，肝阳上亢所致的头昏目眩、眼结膜肿痛等症，均可采用刺血法。刺前必须按摩耳郭使其充血，严格消毒，隔日 1 次，急性病可每日 2 次。

（7）耳穴药物注射法：耳针药物注射法又称为水针法，是用微量药物注入耳穴，通过针刺及药物作用以治疗疾病的方法。

（8）梅花针法：是用耳梅花针或耳毫针点刺耳穴治疗疾病的方法，具有疏通经络、调节脏腑功能的作用。

（9）割耳敷药法：是用刀片在耳穴上划破皮肤后敷药的一种方法，具有镇静、止痛、止痒、脱敏等作用。

（10）耳穴贴膏法：是用有刺激性的药膏贴在耳穴上的一种治疗方法，适用于气管炎、胃痛、头痛、哮喘、冠心病、腰腿痛、四肢关节痛、高血压病。

（11）耳穴综合疗法：是把按摩、割耳、放血、针刺和注射疗法结合应用的方法。

（12）放射性同位素疗法：是应用不同的放射性同位素贴敷耳穴或进行耳穴注射的方法。

（13）磁疗法：是用磁场作用于耳穴以治疗疾病的一种方法，分为直接贴敷法、间接贴敷法、埋针加磁法、磁电法、磁泥疗法等。在使用此法过程中可能会发现不良反应，但绝大多数患者会自行消失，少数须摘下才可消失。

（14）光针法：是用激光作用于耳穴以治疗疾病的方法。它以激光对人体组织的刺激作用和热作用代替古典针刺机械能，以提高疗效。

（15）耳夹法：是用耳夹作用于耳穴以治疗疾病的方法。本法的优点是病人自己操作，可作为耳针治疗后巩固疗效之用，对扁桃体炎、眼结合膜炎、头痛、胃痛疗效较好。

（16）按摩法：是在耳部不同部位用双手进行按摩、提捏的一种治疗方法，分全耳按摩、摩耳轮、提拉耳垂诸法。

六、适应证及治疗方法

1. 慢性支气管炎、变态反应性支气管哮喘、呃逆、肥胖症

（1）埋针法：慢性支气管炎取喘点、平喘、脾、肾上腺、睾丸；肥胖症取肺、脾、胃、内分泌、神门。

（2）耳针法：配合体针法，变态反应性支气管哮喘取耳穴内分泌、肾上腺、平喘、三焦、肺、交感，配合体针合谷、曲池、足三里、太冲；呃逆取耳穴神

门、膈，配合体针天突、内关；或用王不留行籽压耳穴膈、神门、脑干。

2. 血管性头痛、神经性头痛、失眠、急性腰扭伤、坐骨神经痛

（1）埋针法：失眠取心、神门、皮质下、肾、失眠；也可耳贴酸枣仁。

（2）耳针法：头痛取枕、额、太阳；急性腰扭伤取腰、神门；坐骨神经痛取腰、臀、下肢、神门、肝。

3. 慢性鼻炎、急性传染性结膜炎、近视眼、白内障

（1）刺血法：急性传染性结膜炎取耳尖穴。

（2）光针法：近视眼取目1、目2、眼区，也可取肝、肾、心、眼、目1、目2埋针。

（3）压丸法：慢性鼻炎取内鼻、肺、肾上腺、额。

（4）埋针法：白内障取眼、肝、肾、内分泌、交感、神门。

4. 带状疱疹、皮肤瘙痒症、黄褐斑

（1）光针法：带状疱疹取肝、胆、神门及病灶相应穴位。

（2）耳针法：皮肤瘙痒症取肺、神门、过敏点、内分泌。

（3）刺血法：黄褐斑取疖肿、皮质下、内分泌、胃。

5. 外伤性疼痛、手术后疼痛、肿瘤性疼痛、炎症性疼痛、神经性疼痛

用针刺法。取神门、交感、枕、相应部位穴等。

七、注意事项

1. 严格消毒，防止感染。

2. 外耳患有溃疡、湿疹、冻疮破溃诸症时，暂不宜针刺。

3. 有习惯性流产的孕妇禁用耳针。孕妇怀孕40天～3个月内不宜针刺，5个月后需治疗者可轻刺激，但不宜用子宫、卵巢、内分泌等穴。

4. 严重心脏病、严重贫血、年老体弱、过度疲劳等患者慎用或不用，并要防止晕针。

5. 如用毫针、电针治疗，一般隔天1次；用激光照射耳穴每天1次；用埋籽、压磁法则每隔5～7天1次。耳穴一般轮流使用，同一个耳穴无论用哪种方法治疗，以5～10次为宜。

第十节　放血疗法

放血疗法又称“针刺放血疗法”，是用针具刺破或划破人体特定的穴位和一定的部位，放出少量血液，以治疗疾病的一种方法。

放血疗法的治疗范围比较广泛，小到感冒发烧、头痛脑热，大到急病重症，都可以用放血疗法，常常会收到很好的功效。

一、功效

1. 退热

中医认为发热主要有两种，一为阳盛发热，一为阴虚发热，放血疗法的退热作用适用于前一种。因为阳气盛必然会血盛，放血可以减少血盛，从而减少了血脉中的邪热，使机体的气血趋于正常。

2. 止痛

中医认为“通则不痛”“痛则不通”，意思是内有疼痛症状的疾病，在其经脉中必有闭塞不通的地方。放血疗法可以直接祛除经脉中的瘀滞病邪，调整闭塞壅阻的状况，经脉畅通了，则疼痛立时可止。临床上许多急性疼痛，例如咽喉痛及偏头痛等，应用放血疗法能迅速收到很好的效果。

3. 解毒

中医所说的解毒作用是指机体在病理状况下，由于自身机能障碍，不能抵抗毒邪而出现的证候，如因毒火亢盛而致的红丝疔，以及毒邪浸淫而生的疮疡痈疽。放血不仅能使侵及机体的毒邪随血排出，更重要的是通过理血调气的作用使人体机能恢复正常，以抑制病邪扩展与再生。

4. 泻火

中医认为火热内扰可致多种病证，常表现为心烦不安、口舌生疮、肢体疼痛肿胀、急躁易怒，甚至出现发热、神昏、谵语等症状。放血疗法可以直接使火热之邪随血而泻，适用于多种热证。

5. 消肿

肿痛多由于气滞血涩使经络瘀滞而造成，放血能直接排除局部经脉中瘀滞的气血与病邪，促使经脉畅通无阻，从而达到消肿的目的。

6. 止痒

痒是风邪存在于血脉中的表现，故有“治风先治血，血行风自灭”的治疗原则。放血可理血调气，使血脉流畅而风邪无所留存，达到祛风止痒的作用。

7. 缓解麻木

气虚不能帅血达于四末，或者血虚失于濡养，则往往出现麻木的症状。用毫针点刺患侧肢体的穴位，使其出少量血，可治疗麻木之症，是以血行气至的理论为指导，效果较好。

8. 镇吐

急性呕吐多属胃热炽盛或肝气横逆犯胃或食滞停留，放血能泻热平肝逆，并有疏导肠胃积滞下行的作用，故能镇吐止呕。

9. 止泻

放血治疗泄泻的范围一般是指肠胃积滞化热而成的热泻，或者感触流行时疫造成的清浊不分的泄泻等。其机制是泻火降热而达到升清降浊的作用。

10. 急救

放血可以治疗猝然昏倒、惊厥不省人事的闭证。放血能改善血液循环的状况，是一种有效的抢救方法。

二、作用机理

1. 具有促进血液循环、改善循环障碍的作用。
2. 具有镇静止痛的作用。
3. 具有调节体温、退热的作用。
4. 具有抗炎、阻止炎症扩散而促使炎症转好的作用。
5. 具有止痒、抗过敏的作用。
6. 能够提高机体免疫功能，控制自身免疫缺陷。
7. 具有阻止组织细胞病理性萎缩、促使组织与细胞修复与再生作用。
8. 具有延缓衰老作用。

三、常用穴位

太阳：主治头痛、眼红肿。

上星：主治头痛、目痛、鼻衄、热病。

水沟：主治癫痫、小儿惊风、中风昏迷、中暑、口眼歪斜、牙关紧闭、急性腰扭伤。

龈交：主治齿龈肿痛。

内地仓：主治面瘫。

金津、玉液：主治口疮、舌肿、呕吐。

十宣：主治昏迷、癫痫、癔病、乳蛾、小儿惊风、中暑。

四缝：主治小儿疳疾、百日咳。

八邪：主治烦热、目痛、毒蛇咬伤手指肿痛。

曲泽：主治烦热、胃痛、呕吐。

少商：主治急性咽喉肿痛、急性扁桃体肿大、鼻衄、发热、昏迷。

商阳：主治急性咽喉肿痛、齿痛、手指麻木、昏迷。

委中：主治腹痛、吐泻、腰痛（尤其治疗急性腰扭伤疗效好）、丹毒。

八风：主治脚气、趾痛、毒蛇咬伤足跗肿痛。

四、针具

三棱针（图 2–48）由不锈钢制成，分为粗、细两种，针尖部有三面三棱，针尖锋利。粗针长 7 ～ 10cm，针柄直径 2mm，适用于四肢、躯干部位放血；细针长 5 ～ 7cm，针柄直径 1mm，适用于头面部及手足部放血。

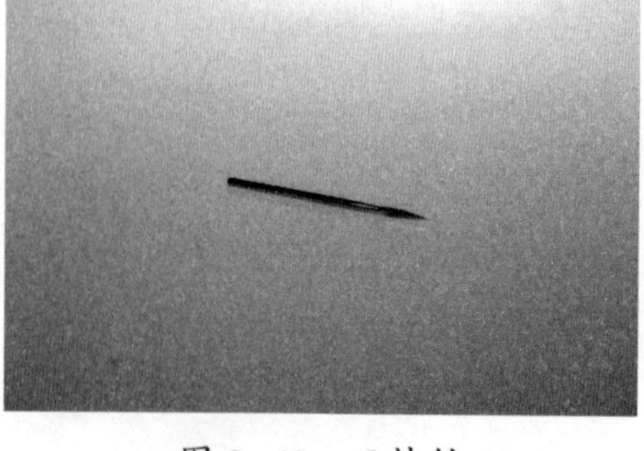

图 2–48　三棱针

五、治疗方法

1. 头痛

取穴大椎和太阳，大椎用三棱针点刺 3 ～ 5 针，上罐，大约出血 5 ～ 10mL；太阳穴放血，点刺 2 ～ 3 针，上罐，出血大约 2 ～ 5mL。耳尖点刺，挤出 5 ～ 10 滴血。

2. 小儿咽痛、发烧

可以用少商和商阳放血。捏住指尖，快速点刺，挤出血液 5 滴左右。

3. 腰痛和坐骨神经痛

取委中穴放血，在血络上点刺，点刺后上罐，多者出血 50mL 左右。加腰阳关，点刺 3 ～ 5 下，上罐出血约 10 ～ 20mL。

4. 瘀证和寒证、青少年痤疮、银屑病、湿疹

此类疾病要在多处放血，根据不同情况区别对待。放血量大者需 10 天或 15 天后进行第二次放血；如果出血量不大，可在第三天或一周后进行下一次放血，可视病人的好转情况决定间隔放血的天数。

取穴：大椎，大杼（双侧），肺俞（双侧），心俞（双侧），肝俞（双侧），胃俞（双侧），肾俞（双侧），加耳尖部位，皮肤类疾病加曲泽和血海。

操作方法：分别在大椎和大杼（双侧）、肺俞（双侧）、心俞（双侧）、肝俞（双侧）、胃俞（双侧）、肾俞（双侧）穴位上点刺 3 ～ 5 针，然后拔罐，直至无鲜血流出为度。可多次拔罐，注意观察出血量，一般情况下拔罐 3 次即无新鲜的血液流出。

六、注意事项

1. 首先给患者做好解释工作，消除不必要的顾虑。

2. 放血针具必须严格消毒，防止感染。

3. 针刺放血时应注意进针不宜过深，创口不宜过大，以免损伤其他组织。划割血管时划破即可，切不可割断血管。

4. 一般放血量为 5 滴左右，宜每日或 2 日 1 次；放血量大者 1 周放血不超过 2 次。1 ～ 3 次为 1 个疗程。如出血不易停止，要采取压迫止血。

5. 本疗法用于对症急救时，待病情缓解后要全面检查再进行治疗，切不可滥用放血疗法。

6. 点刺、散刺时针刺宜浅，手法应轻快，出血不宜太多。

7. 年老体弱、贫血、低血压、孕妇及产后妇女应当慎用；凡有出血倾向或血管瘤处不宜使用。

8. 下肢静脉曲张者应选取边缘较小的静脉，注意控制出血量。重度下肢静脉曲张者不宜使用。

七、刺络放血疗法

1. 分类及操作

（1）点刺法：多用于指、趾末端穴位。针刺前先将三棱针和针刺部位严格消毒，并用左手拇、食指向针刺部位上下推按，使之局部充血，然后右手持针，拇、食二指挟持针柄，中指紧贴针体下端，裸露针尖，对准所刺部位迅速刺入1～2分，随即将针迅速退出，令其自然出血，或轻轻挤压针孔周围以助瘀血排出，最后用消毒棉球按压针孔。

（2）散刺法：在病灶周围上下左右多次点刺，使之出血。此法可与拔罐配合应用，一般在应用本法后再在局部拔罐，以加强祛瘀止痛的效果，主要用于丹毒、痈疮。

（3）挑刺法：适用于胸、背、耳背静脉等处的放血。以左手按压针刺部位的两侧使皮肤固定，右手持针，将腧穴或反应点的表皮挑破并深入皮内，将针身倾斜并轻轻提起，挑断部分纤维组织，然后局部消毒、覆盖敷料。

2. 功效

刺络放血疗法具有开窍泄热、通经活络、祛瘀消肿的作用。

第三章　中医外治技术常用介质

第一节　概　　述

介质的使用是中医外治技术常用的辅助手段，也是其重要特点之一，如摩擦类手法的操作等常借助某些介质来完成。介质与推拿等中医外治技术有效结合使用可明显提高临床疗效。

先秦时期的《五十二病方》记载了最早的推拿介质——发灰，用以按压止血等。东汉医学简牍载“千金膏药方”，用猪油和蛋黄为赋形剂，成为史载第一张摩膏方。其后历代医籍中关于中医外治技术皆有应用介质的记载，至清代吴师机著《理瀹骈文》，将药摩等中医外治技术进行了全面总结，并有创新和提高，记载了大量药摩法与介质。

中医外治技术所用介质的剂型颇多，除传统的膏剂、散剂、丸剂、丹剂等外，近年来又开发出气雾剂、灌肠剂、乳剂、熨剂等。各类介质由于制剂工艺不同，作用特点各异，因而临床辨证施治时要针对性地加以选择应用，以充分发挥其疗效。如虚寒胃痛或妇女痛经则宜选用热熨剂或灸法来温通经络止痛；跌打损伤则宜选用中药外洗或外擦；疮疡溃烂则不宜选用对皮肤有刺激性的药物（如酊剂）。所有这些，均说明介质剂型的选择合理与否，直接影响到疗效的高低，故应引起足够的重视。

中药外治法要根据病情灵活选择用药介质，先将按处方配制的药品介质制成药末，然后根据病情的变化及不同的证候分别调制。大抵以醋调者，取其化痰解毒；以酒调者，取其助行药力，能增强脂溶性成分的溶解和吸收；以葱、姜、蒜捣汁调者，取其辛香散邪；以菊花汁、银花露调者，取其清凉解毒；以鸡子清调者，取其缓和刺激；蜂蜜有天然吸收剂之称，以蜜调者取其缓和刺激、增强吸收；以油类调者，取其润泽肌肤。

中医外治技术与内治法一样均须根据辨证、按照药物的性味归经选择相关药物介质。与内治法不同，中医外治技术所用介质有如下特点：

1. 多用峻猛、辛辣、芳香走窜之物以及气味俱厚之品，如生姜、大蒜、巴豆、甘遂、麝香、细辛、肉桂等药物，可以通经走络，率众药进入体内。

2. 常用反药配伍。常见的有葱与蜜合用、甘草与甘遂合用等，可能取其相反相畏的特性以增加药效，又因其吸收途径的不同，可能可以降低药物的全身毒性。

3. 膏药方中药物介质品种数较多，取其广略以取胜。吴师机提出膏药统治百病，且外敷膏药起效相对较慢，故而方中广取药味以增其药力，以达到治疗多种疾病的目的。

4. 常用引经药。外治药物介质可循经取穴外用，且其效用也部分依赖于经络的传导，应用引经药物介质可率众药直达病位。

第二节　作用机理

中医外治技术常运用各种不同方法，将适宜的某些介质施用于人体皮肤、腧穴、孔窍等部位，激发机体的自我调节功能，发挥疏通经络、调和气血、解毒化瘀、扶正祛邪等作用，使失去平衡的脏腑阴阳得以重新调整和改善，从而促进机体功能的恢复，达到治疗、保健养生以及美容的目的。

一、透皮给药

透皮给药是指采用适宜的方法和基质，将中药制成专供外用的剂型后施于皮肤（患处或相应的经穴），通过皮肤吸收进入体循环而产生治疗作用的一种给药方法。经良好的透皮给药系统可以有效地控制进入血循环或靶组织的药量，能使药物长时间以恒定速率进入体内，避免肝脏的首过效应与胃肠道因素的干扰，还可避免峰谷现象，减少药物的毒副作用，使用方便，可随时停止给药，易被患者接受。

二、经络传导

实践与理论研究证明，穴位刺激与经络传导是中医外治技术的介质有效发挥作用的重要机制之一。经络是人体组织结构的重要组成部分，是沟通人体表里内外、联系脏腑阴阳、调和气血运行的一个独特系统，外与皮肤肌腠相连，内与五脏六腑相接。用药物贴敷、搽涂并按摩有关穴位，既有对穴位的刺激作用，又可通过经络的传导而起到纠正脏腑阴阳气血偏盛偏衰、扶正袪邪等作用。如在肾俞及关元等穴搽涂药物并施以一定的按摩手法，可治疗肾功能衰竭等肾脏疾患；通过脐疗可治痛经等妇科疾病；在背部经络和相关腧穴搽涂药物介质并加以按摩，可预防和治疗感冒；在内关、膻中等穴贴敷药物可治疗心绞痛等心血管疾病；用药物搽涂并按摩涌泉穴可治疗咳嗽等呼吸系统疾病。

现代研究表明，药物等介质用于体表腧穴时，通过经络将这一刺激信息（包括辅助的温热刺激、化学刺激和机械等物理刺激）传入内脏或病变部位，可对各器官及内分泌系统发挥调节作用，从而可改善机体的免疫状态，增强抗病能力。

三、神阙调控系统

神阙调控系统是近年来发现的以肚脐为中心治疗疾病所依赖的人体调节系统。以神阙所处的大腹部为中心，不仅存在与人体周身气血运行密切联系的循环体系，而且还有一个机体高级调控体系，即神阙调控系统。神阙调控系统在胚胎时期就已初步形成，脐带供给婴儿营养并排出废物，促进其新陈代谢，可以有效调控周身气血运行，宏观调控机体的新陈代谢活动，可看作是人体最早的先天调控系统。随着人体出生，脏腑经络系统代替了原有的脐带，但神阙调控系统并未消失，腹部又将神阙调控系统与脏腑经络系统紧密地联系在一起，仍能继续有效地调控周身气血运行，宏观调控机体的新陈代谢活动。因而可把神阙调控系统看作母系统，脏腑经络系统看作子系统。中医外治技术使用介质可通过激发母系统的神阙调控系统，通过脏腑经络系统的子系统，进而最大限度地调理全身气血运行，治疗全身的相关脏腑经络病变。

神阙穴与任、督、冲、带四脉脉气相通，共同纵横贯穿于十二经之间，具有调节正经气血的作用，又可通过奇经八脉通周身经气，脐与五脏六腑及其经脉均可直接相通，因此神阙可以看作是经络的总枢，经气的汇海，气功中之丹田，人体太极之所在，人体气机升降出入的总枢。由于脐在胚胎发育过程中是腹壁最后闭合处，表皮角质层最薄，屏障功能最差，且脐下无脂肪组织，皮肤筋膜和腹腔壁直接相连，故渗透性强，药物分子较易透过脐部的角质层进入细胞间质，迅速弥散而通达全身。

四、黏膜吸收

从鼻、眼、口及前后二阴给的药物介质，多从黏膜吸收。其方法包括塞鼻、香囊、药枕、点（滴）眼、含漱、刷牙、喷雾、药烟、塞肛、灌肠、阴道坐药等多种中医外治技术。

五、鼻腔吸收

鼻黏膜下血管非常丰富，动脉、静脉、毛细血管交织成网状，因此药物可以迅速从黏膜透入血管，进入全身血液循环。鼻黏膜上的纤毛不仅可增加药物吸收的有效表面积，又是药物能较迅速地由血管进入组织细胞的有利因素。鼻部的神经纤维很短，几乎直接以神经纤维形式通过很薄的一层筛板分布于鼻黏膜，因此鼻腔给药可很快传入大脑。佩戴香囊预防小儿上感的实验也证实，药物介质能增加鼻黏膜分泌免疫球蛋白 A，可提高机体免疫功能。

六、口腔吸收

舌下含药、含漱、刷牙等所用的外用介质均可通过口腔黏膜吸收。口腔黏膜血管很发达，使用药物介质可在黏膜表面溶解扩散，经毛细血管吸收进入血液，因而口腔黏膜对某些药物吸收较快。舌下含药与口服给药不同，因药物不接触胃肠道液，可避免被其破坏及对胃肠道的刺激作用，而且吸收后不会经门静脉进入肝脏而被代谢。

七、眼部吸收

中医有“目系上升于脑”“五轮八廓内属五脏六腑”的理论，所以用相应的药物介质点眼可治疗眼部以及眼部以外的某些疾病。用药物点（滴）眼，药物进入眼结合膜囊后，可通过结合膜到达更深的部位。因为结合膜中有很多血管和淋巴管，当受到外来物体或化学刺激时，通常血管就会扩张而加快药物的吸收。亦有人认为，点入眼内的药物可经由鼻泪管而被吸收，分布到全身。临床证实用硼砂末点眼可治疗急性腰部扭伤，用“胃痛灵”点眼治疗胃脘痛常有立竿见影之效。

八、肺部吸收

气雾剂的吸入可使药物直达肺泡囊，不仅能起到局部作用，也可迅速吸收而起全身作用，且其吸收很快，甚至不低于静脉注射剂。如临床报道中国中医科学院西苑医院用中药宽胸气雾剂对 367 例次心绞痛发作的患者进行治疗，在 5 分钟以内止痛的达 77.4%，效果与硝酸甘油相似。

九、肠道吸收

肠道给药近年来应用较为普遍，包括直肠点滴、保留灌肠、结肠灌注、直肠内气雾、直肠内喷药粉、用中药直肠栓剂等。《素问·五脏别论》云：“魄门亦为五脏使，水谷不得久藏。”指出了肛门的生理与五脏的密切关系，肛门的启闭要依赖肺气的宣降、肾气的固摄、心神的主宰、肝气的条达、脾气的升提，方能不失其常度；而反过来，肛门功能正常又能够协调脏腑的升降之机，肛门在调节气机升降方面起着重要的作用。

肠道给药主要依赖药物介质溶于直肠分泌液中，然后透过黏膜而被吸收。吸收后的药物 50% ～ 70% 通过直肠中静脉、下静脉和肛管静脉而绕过肝脏直接进入大循环，从而避免“肝首过消除效应”。还有一部分药物介质经吸收后，经过直肠上静脉，经门静脉进入肝脏代谢后再循环到全身。此外，直肠淋巴系统也是直肠吸收药物介质的另一途径。

据研究发现，直肠给药比口服吸收要快，其吸收总量和生药利用度也较口服为高，与静脉给药相似，却具有不需注射的优点。肠道给药可治疗内、外、妇、儿、传染、五官、皮肤各科多种疾病。近年来作为重要的中医综合急救措施，直肠给药在治疗高热、乙脑、中风、急性肾衰、肝昏迷、胰腺炎等危重病症中发挥了重要作用。

十、能量和信息的传递

针灸治病的作用原理不是刺入人体的简简单单的金属异物直接发挥作用；按摩、烤电、磁疗也没有物质的转移，传递的都是能量；心理治疗靠语言交流，与物质、能量作用于人体都不一样，依靠的是信息，所以不能只用化学物质的作用来解释中医外治技术的原理。

每一个细胞膜上都分布着很多受体，只有水分可以通过水通道自由出入，其他的化学物质无论分子大小、有机的还是无机的，都必须经过载体蛋白的受体进入细胞。但是，能量和信息的传递则不是这样，放射线、磁力线、电磁波、声波、热力、药物等外用介质对于人体的影响方式与内服药物不一样。例如，用热性药膏贴在穴位上，不断地向经络传导温热信息，诱使人体增加对该经系的能量分配，从而起到补的作用；反之，用寒性膏药贴在穴位上则能起到泻的作用。灸法施于阴经是增加热能，能起到升阳散寒的作用；而热性膏药贴于阴经穴位也是增加热能，所起的作用却是泻下降火。因为灸法为干性（属阳），热能量大，是热的直接介入，即大量热能循经直达寒处，起速效干预作用；而热性膏药为湿性（属阴），起效缓慢，所起的作用是培补或抑制，热性膏药贴在阴经上培补的结果是使阴更强盛，正所谓阴盛则寒，所以其最终的效果是泻下降火。推而广之，用热性膏约贴阳经或寒性膏药贴阴经，相当于针灸手法的补法，有温阳散寒、助阳提气的功用，为升提法；用寒性膏药贴阳经或热性膏药贴阴经，相当于针灸手法的泻法，有清热散火、滋阴降气的作用，为降泻法。因此，以外用介质为主导的中医外治技术治病的机理不是物质之间相互直接作用的结果，而是物质、能量、信息的互相转化的复杂机制的协调统一。

第三节　分类和制作方法

中医外治技术使用介质的药物剂型种类较多，是中医外治技术的特色。传统介质的剂型主要有膏、丹、丸、散、锭等。随着时代的发展和科技的进步，气雾剂等现代药物介质发展迅速，大大丰富了传统中医外治介质的种类，构成了中医外治技术的重要组成部分。

一、膏剂

膏剂是中医外治技术中古老而有特色的剂型之一，古称薄贴，临床使用时具有黏稠、可涂展、不易干燥而易于黏着人体体表的特征。膏剂选用相应的基质与药物，采用不同的工艺及制备方法，制成专供外用的半固体或近似固体的一类制剂。膏剂用法简便，质轻价廉，易为广大患者接受。根据制备工艺的不同，大体可以分为硬膏剂和软膏剂两大类。

（一）硬膏剂

硬膏剂是指用铅皂、松香或橡胶等基质与药物（原药物或提取物）混合后，摊涂在适宜的裱褙材料上制成的外用固体制剂。中药硬膏剂最早见于公元495～499年南齐龚庆宣所著《刘涓子鬼遗方》中所载含有松脂的三种硬膏剂。晋朝葛洪所著《肘后备急方》卷八记载有“成膏”，是以麻油和铅丹两物“置铁锅内火煎，搅不停，烟断绝尽，渐拥膏成”，可以看作是当今广泛使用的黑膏药的雏形。古人还认识到，硬膏剂不仅仅用于治疗皮肤及局部疾病，还可以通过皮肤用药达到内治的目的。李时珍指出硬膏剂还可治“痈疽风湿诸症”；清代名医徐大椿所著《医学源流论》中称：“今所用之膏药，古人谓之薄贴，其用大端有二：一以治表，一以治里。治表者，如呼脓祛腐、止痛生肌并摭风护肉之类……治里者，或驱风寒，或和气血，或消痰痞，或壮筋骨。”

中药硬膏剂可以分为以铅皂为基质的铅硬膏（黑膏药、白膏药），以树脂或植物油加热熔合制成的树脂硬膏（如松香膏），以及近代发展出来的以橡胶混合物为基质的橡胶硬膏等三类。

1. 黑膏药

黑膏药是指用药材、食用植物油与红丹炼制而成的铅硬膏，为传统膏剂中最常用的类型。黑膏药一般为黑褐色固体，用前须烘软后贴于皮肤上。黑膏药可起保护、封闭和局部治疗作用，通过外贴还可内治以驱风寒、活血、消痞、壮筋骨、通络止痛，主治跌打损伤、风湿痹痛等，以弥补内服之药力不足，其作用比软膏较持久。清代名医徐灵胎指出：“用膏贴之，闭塞其气，使药性从毛孔而入其腠理，通经贯络，或提而出之，或攻而散之，较之服药尤有力，此至妙之法也。”

（1）制备：黑膏药的传统制备过程主要包括药料的提取、炼油、下丹成膏、去火毒、摊涂等几个步骤。

第一步是药料的提取，用油提取药物的有效成分。根据处方要求称量药物后油煎，其中硬壳、枝根类先下，果类次之，即作料。药料的提取按其质地有先炸、后下之分，一般药料适当切碎，为用油加热、提取作准备。将膏药基质放置于锅内加热，然后将配制好的药物细末根据药物性质分批投入油锅内加热煎炸，并不断搅拌，使药料有效成分泄出；待油温到200℃左右，锅内药料熬至外表深褐、内部焦黄，即可捞出药渣，过滤药油，取清药油再炼。但有些药物不可油煎，如可溶性或挥发性的药材乳香、没药、冰片、樟脑等可先研成细粉，等膏熬成，摊涂前加入已熔化的膏药中混匀；贵重药材如麝香等可研成细粉，待膏药摊涂后掺布于表面。

第二步是炼油。将炸过药料的油继续加热炼制称炼油，此为离火下丹法熬膏的关键，目的是为了使药油在高温条件下氧化、聚合、变稠，使其适合制膏要求。在炼油过程中，油脂会在高温下发生氧化、聚合反应，黏度逐渐增大，从而达到制膏的要求。炼油温度与时间都会影响黑膏药的黏度和硬度，常规炼油要达到油烟由青烟变白并带有清香药味、见药油“滴水成珠”的程度。炼油过嫩则膏药质软，贴于皮肤易移动，炼油过老则膏药质脆，黏着力小，易脱落。因此要掌握好油花、油烟和滴水成珠的火候，具体如下：

①油花：开始沸腾时油花在锅壁，待油花向锅中央集聚时即可。

②油烟：油烟随熬炼时间延长，初起为白烟，待转为青烟时即可。

③滴水成珠：取油少许滴于水中，油滴散开后又集聚，油珠完整即可准备下丹。炼丹时应不断撩油，使油充分散发。药油将炼成时撩油速度要快，炼油时火力不可太大太猛。

第三步是下丹。下丹前要将丹砂炒去潮气。下丹有两种方法，一是火上下丹，即将炼好的药油放在小火上加热，边加热边下丹，一人取丹筛入油锅，一人不停搅拌，使丹与药油化合，此时切忌下丹太快，以免油外溢起火，又忌搅拌不匀，以免影响膏药质量。二是离火下丹，即将炼好的药油取下，一人取丹筛入油锅，一人不停搅拌，使丹与药油化合。此时切忌下丹过慢，因药油温度在下降。

丹与药油化合成膏后应立即验膏，这样一来丹油接触面积大，反应均匀完全，制成的黑膏药质量也就越稳定。

第四步是验膏。膏药的熬制有“嫩”“老”之分，“太老”则脆而硬，无黏性，不易粘贴；“太嫩”则黏性太大，粘贴后容易移动，药肉易流散黏着衣物。因此，化合后应立即验膏。膏药以黑如漆、明如镜、贴之即黏着、撕之即能起为佳。

第五步是去火毒。油丹化合制成的膏药若直接应用常对局部产生刺激，轻者出现红斑、瘙痒，重者出现发疱、溃疡，这种刺激反应俗称“火毒”。传统认为，火毒是油在高温下熬炼产生的“燥性”所致。现代研究认为，火毒是油在高温下氧化聚合反应中生成的低分子分解产物，如醛、酮、低级脂肪酸铅盐等，其中一部分能溶解于水，化学稳定性差，或有挥发性，故水洗、水浸或长期放于阴凉处可除去。近年来具有代表性的去火毒方法有水浸法、喷水法、喷水浸渍法、炸水法等。例如可将制成的膏药拧成适当的小药坨，每坨约 1000 ～ 1500g 不等，放在冷水中浸 3 ～ 7 天，每日换水数次，可除去火毒。

第六步是摊涂。取膏药团块置于适宜的容器中，水浴上熔融，加入细料药物后搅匀，用竹签蘸取规定量的膏药摊于纸或布等裱背材料上，以临证治疗需要的摊涂范围大小折合包装，置阴凉处贮藏备用。

（2）临床应用：黑膏药对多种急、慢性疾病都有治疗作用。宋代以前主要用于治疗痈疽、疮疖等外科疾患。明代李时珍述及黑膏药可贴风湿诸病，汪机谓太乙膏可贴肺痈已破，可见宋元以后膏药已不仅只用于外科治疗。清代吴师机所著《理瀹骈文》中云：“膏可统治百病”，其道理在于“药不止走一经治一症”，说明膏药可以广泛应用于内、外、妇、儿各科。膏药的功用是由其药理作用和物理作用相合而成的，根据其配方选药的不同而有不同的功效。黑膏药因其富有黏性，敷贴于患处能固定患部位置，使之得到充分的休息，并可保护溃疡疮面，避免外来刺激，能使患处得到较长时间的热疗，改善局部的血液循环，增强抵抗力。

膏药处方用药是根据一般中药归经原则，运用药物互相协调为用的效能，组成多味药物的复方，以发挥药物的良好效果。一般用药数广而多，形成大的复方，以适用复杂的病理变化。由于膏药多用于肌表薄贴，所以一般都取气味俱厚的药物，并加引药率领群药，开结行滞，直达病所，因此可透入皮肤而产生消炎、止痛、祛腐、生肌、收敛、活血化瘀、通经走络、开窍透骨、祛风散寒等作用。

对于具体黑膏药的临床应用还应注意要辨证论治。每种膏药都有不同的功效和适应证，不可随意贴敷。比如，因感受风寒引起的筋骨疼痛、四肢麻木、行步艰难、腰背疼痛以及风湿性关节炎，可选用追风膏以舒筋活血、追风散寒；因热毒郁结引起的疮疖初起、红肿疼痛，或疮口溃烂，可选用拔毒膏以活血消肿、祛腐生肌；对因感受寒凉而腹胀腹痛、大便溏泻，可选用十香暖脐膏以散寒止痛、暖肚止泻；对瘰疬鼠疮、疮疖初起红肿坚硬、疼痛不止，可选用化坚膏以活血散瘀、消炎止痛。只有对症贴敷，才会发挥应有的功效。

（3）使用方法：首先，黑膏药贴敷时要清洁局部，在贴药以前应先剃净汗毛或尽可能避开汗毛较多的地方，用热毛巾或生姜片将患处或穴位处的皮肤擦净，拭干后再贴，否则一是粘不住，二是撕揭时带起汗毛会引起疼痛。使用黑膏药类膏药应先将膏药用微火加温软化后再贴。

其次，由于药膏的组成方剂不同，药物性味有别，各类膏药的适应证也不同，因此临床应用薄贴疗法时应根据具体病证，选择相应的膏药敷贴于选定的经穴、患处或相应的解剖部位。

膏药的贴用部位一般分为两种，一是治疗痈疖疔疮、肿疡、溃疡等疾病时多贴在患病部位，二是治疗经络等疾病时一般多以人体经络穴位为贴用部位。贴于体表的膏药刺激神经末梢，通过反射扩张血管，促进局部血液循环，改善周围组织营养，达到消肿、消炎的作用。同时，药物在穴位处通过皮肤渗透达皮下组织，在局部产生药物浓度的相对优势，从而发挥较强的药理作用，对创伤、皮肤疾病、黏膜病变的治疗均有防腐消炎止痛等局部作用。此外，有些药物的强刺激通过神经反射可以调节机体功能，促进抗体形成，提高人体免疫力；同时，药物穿通皮肤及黏膜后，经过血管或淋巴管进入体循环，可产生全身性药物作用，达到治疗疾病的目的。

最后，要掌握正确贴法。贴敷黑膏药时应先将黑膏药置于电热器上烤化开，待膏药柔软且不烫皮肤时贴于患处。贴时要注意温度，以免烫伤皮肤。亦可用酒精灯、蜡烛等微火烘烤膏药，不可用煤炉、煤气炉等明火烘烤膏药。冬天橡胶类膏药不易粘贴，可在贴好后用热水袋热敷使其粘牢，以便更好地发挥药效。

（4）禁忌证及注意事项

①患处有红肿及溃烂时不宜贴敷，以免发生化脓性感染。可根据病情贴拔毒膏、朱砂膏。

②对已溃的疮口宜用薄型膏药，每日更换1次；未溃之肿疡宜用厚型膏药，2～3日一换；阴证骨痨或乳癖等可5～7日一换。

③体表部位使用膏药后有时可引起皮肤焮红，或起丘疹，或发生小疱，瘙痒异常，甚至出现溃烂等皮肤过敏的反应，即俗称的膏药风（接触性皮炎）；或溃疡脓水过多，淹渍疮口，浸淫皮肤，从而引起皮肤湿疮，此时应改用油膏或其他药物。

④平时运动或劳动时不慎造成肌肉挫伤或关节、韧带拉伤时，不要立即用伤湿止痛膏、麝香追风膏贴于受伤部位，因这类膏药具有活血散瘀的作用，伤后即贴不能达到消肿、止痛的目的。

⑤凡含有麝香、乳香、红花、没药、桃仁等活血化瘀成分的膏药，孕妇均应禁用。特别是孕妇的脐部、腹部、腰部都不宜贴膏药，以免局部受刺激而引起流产。

⑥在使用膏药时不可去之过早，否则易使疮面受伤，造成再次感染而致溃腐，或使疮面形成红色瘢痕，不易消退，有损美观。

2. 树脂硬膏

无铅树脂型硬膏采用天然树脂为基质，不含铅丹，而且克服了传统橡皮膏药易致过敏、黑膏药易发生火灾事故等缺点。其作为基质黏度适中，黏性持久，可以反复揭贴使用，载药量大，药效迅猛持久，制备基质过程中无须汽油等化学溶剂，对环境无污染，对皮肤无刺激，尤其止痛有特效。树脂硬膏制作工艺简单，操作方便，膏药作用时间长，并且可反复使用；使用过程中无须加热，直接贴在患部，揭下后患部没有残余物，是近年来使用广泛的新型硬膏剂。

（1）制备：将天然树脂放入不锈钢锅内，加温至60℃～80℃，待其软化，保温10分钟，再升温至100℃左右，不断搅拌，使树脂成为稀薄液体，再将松香蜂蜡加入，并不断搅拌到完全溶解。将远红外陶瓷粉过筛后，逐渐加入锅内，不断搅拌，待基质充分混合后加入均匀的药粉，搅拌均匀，最后加入渗透剂氮酮，完全搅拌均匀后进行摊膏。可加工成每贴 10g，做好的膏药要装袋密封，3 天后即可应用。

（2）临床应用：树脂硬膏临床上可应用于黑膏药所治疗的内、外、妇、儿各科疾病，因为制备原料中没有了铅丹，因而临床应用更加安全。树脂硬膏集经皮药物吸收、调整脏腑经络、远红外照射三种治疗效应于一体，共同发挥作用，可产生协同放大的增效作用，从而可提高临床疗效。树脂硬膏对皮肤无刺激，不会产生过敏现象。常温下树脂硬膏不会变形，不会污染衣物、床单等，更适合行动不便、生活难以自理的患者使用。

（3）使用方法：与黑膏药大体相同，但由于树脂硬膏的基质黏度适中，性质稳定，黏性持久，故可以反复揭贴使用多次。

（4）禁忌证及注意事项：与黑膏药大体相同。

3. 橡胶膏剂

橡胶膏剂为最早发展并且应用的贴膏剂，虽然生产和使用中存在一些问题，但中药贴膏剂仍具有许多优势，是最为常用的外用贴膏剂。

（1）制备：橡胶膏剂的常用制备方法有溶剂法和热压法。橡胶膏剂的初始生产工艺一直以溶剂法为主，但生产中存在易燃易爆的危险性和污染环境等问题；热压法工艺由于取消溶媒的使用，生产安全、环保、周期短、效率高。

（2）临床应用：用途比较广泛，主要用于骨质增生、风湿性关节炎、腰腿疼痛的治疗。

（3）使用方法：与树脂硬膏、黑膏药大体相同。

（4）禁忌证及注意事项

①剥离反应：黏着力强的膏药剥离时易产生物理外伤，并能使皮肤出现红斑，但剥离后反应迅速消失。对剥离反应可采用调节膏药黏度的方法改善。

②过敏反应：涂料成分对个别人的特殊影响可产生过敏反应，膏药中的残留汽油对某些人也会引起过敏，一般在贴后 24 ～ 48 小时发生，剥离后炎症能扩展到贴敷区域之外，虽然少见，但反应较剧烈。对过敏反应，有的药厂采用在胶料内添加抗组织胺剂如苯海拉明、扑尔敏等来预防，但这类药物在外用时是否有效还有待研究。

③刺激反应：主要由膏药中某些成分的刺激和膏与皮肤间积存的汗液及微生物发育所引起。对刺激反应，有人建议在胶料内加入杀菌剂，国外还有人用在膏药上打孔的方法来减少毛孔的阻塞和汗液的积存，以减少刺激反应。

（二）软膏剂

中药软膏早在战国时代就有记载，如“膏臊”“豕膏”等。由于软膏有较好的附着性、涂展性，且具有使用、携带方便等优点，在临床被广泛应用。特别是近年来，借助新材料、新工艺制出不少新的中药软膏品种，具有相当的市场竞争力。中药软膏剂的制备工艺一般包括原药材选择、炮制加工、原药材细粉、过筛、融化、过滤、加入基质及辅料配制、分装、包装。不同基质在外用软膏剂中所起的作用及制备工艺不同，根据不同基质，中药软膏剂分为芩柏软膏、铁箍散软膏、黑布药膏、清爽膏等。

1. 芩柏软膏

（1）制备：基质为凡士林，取黄芩 10g、黄柏 10g，用凡士林加到 100g 组成。取黄芩、黄柏，洗净粉碎成细粉，过 100 ～ 120 目筛备用。另取凡士林加热熔化，过滤，降温至半凝，分次加入上述药粉搅匀，至凝即得，密闭保存。

（2）临床应用：可清热解毒、利湿消肿，用于热毒疮疖、蜂窝组织炎等。凡士林可保护皮肤和破损疮面，并能使皮肤柔润，防止干裂，软化痂皮，但不适用于急性而有多量渗出液的患处，不能单独用于配制含有大量水性溶液的软膏。

（3）使用方法：为深黄色软膏，外用，涂敷患处。

2. 铁箍散软膏

（1）制备：基质为蜂蜜，由铁箍散 18g、复方紫草粉 6g、蜂蜜 60g、尼泊金酊 2mL 组成。取蜂蜜加水 24mL，加热至沸，继续加热 5 分钟，过滤，加入尼泊金酊，搅匀，放置片刻，分次加入铁箍散与复方紫草粉，搅匀即得。

（2）临床应用：可解毒消炎、消肿散结，用于一般痈肿、乳腺炎、淋巴腺炎等的红肿期。蜂蜜可治疗疮疡不敛、水火烫伤，对创面有收敛、营养和促进愈合作用，涂布于皮肤或黏膜易被人体皮肤吸收，具有防腐及增加软膏亮度的作用。

（3）使用方法：棕褐色软膏，外用，涂敷患处。

3. 黑布药膏

（1）制备：基质为陈醋，组成为五倍子粉 86g、蜈蚣粉 0.5g、冰片 0.3g、蜂蜜 18g、陈醋 250mL。将五倍子粉过 100 目筛，在容器中加入陈醋浸泡 24 小时，不断搅拌 1 小时后过滤；再将剩余的陈醋放入砂锅中加热至沸腾 1 小时，颜深味浓时加入浸泡过的五倍子细粉；先用武火加热 40 分钟，后用文火加热 2 小时，并沿同一方向不停搅拌成膏状；当用木棒挑起呈片状脱落，透过自然光线膏体呈现黑紫色光泽时，加入另经加热沸腾的蜂蜜，离火；降温至 40℃时兑入蜈蚣面和冰片，搅拌均匀后密封，用软膏机分装、封口，以防醋酸及水分挥发，密闭保存。

（2）临床应用：可破瘀软坚散结，用于瘢痕疙瘩、疖痈初起、乳头状皮炎等。醋味酸、苦，性温，具有收敛、解毒、散瘀止痛、矫味的作用。醋的一般组成为浸膏质、灰分、挥发酸、不挥发酸、还原糖，在制作黑布药膏中，经过醋浸能将五倍子粉中的鞣质水解，使得没食子酸的含量增加，从而提高疗效；且能使膏体柔润细腻有光泽，使用时增加舒适感。

（3）使用方法：外用，涂敷患处。每天 1 次。

4. 清爽膏

（1）制备：基质为麻油。按处方量称取基质，将麻油用武火加热 1 ～ 2 小时，至麻油沸腾冒烟后加入当归等，炸至当归等内外焦枯时过滤取油，将大黄面均匀撒入，不停搅拌至凝即得，密闭保存。

（2）临床应用：可清凉消肿、消炎止痛，治疗水火烫伤。本品为淡黄色或棕黄色的澄明液体，气微或带有熟芝麻的香气，味淡。本品外用还可解毒生肌，治疗疮肿、溃疡、疥癣、皮肤皲裂。麻油为胡桃科植物脂麻的种子榨取之脂肪油，为纯植物油，因此更易被人体皮肤吸收。

（3）使用方法：外用，涂敷患处。

二、散剂

散剂是在中医理论指导下，以中医处方为依据，以中药材为原料，按照规定的炮制、制剂方法，用一味或数味药物研成粉末状的制剂。散剂是古老的剂型之一，在中国最早的医药典籍《黄帝内经》中已有散剂的记载。《名医别录》中对散剂的粉碎方法已有“先切细曝燥乃捣，有各捣者，有合捣者”的论述。这些制备原则至今仍在沿用。散剂历代应用颇多，迄今仍为常用剂型之一，其制法也有进一步发展。

散剂的特点古代早有论述：“散者散也，去急病用之。”因散剂的表面积较大，因而具有易分散、奏效快的特点；散剂能产生一定的机械性保护作用；此外，散剂制法简便，剂量可随症增减，不便于用丸、片、胶囊等剂型时均可改用散剂。但由于药物粉碎后表面积较大，故其臭味、刺激性、吸湿性及化学活动性等也相应地增加，使部分药物易起变化，挥发性成分易散失，故一些腐蚀性强及吸潮变质的药物不宜配成散剂。

（一）分类

散剂一般按其用途、组成、性质及剂量型分类。按医疗用途可分为内服散剂与外用散剂，内服散如乌贝散、益元散等；外用散如金黄散、冰硼散等。按药物组成可分为单散剂与复方散剂，前者系由一种药物组成，如蔻仁散、川贝散等；后者系由两种以上药物组成，如婴儿散、活血止痛散等。按药物性质不同可分为含剧毒药散剂，如九分散、九一散等；含液体成分散剂如蛇胆川贝散、紫雪散等；含共熔组分散剂如白避瘟散、痱子粉等。按剂量型可分为分剂量散剂与非剂量散剂，前者系将散剂分成单独剂量由患者按包服用，如多数的内服散剂；后者系以总剂量形式发出，由患者按医嘱自己分取剂量，如多数的外用散剂。

（二）制作要求

散剂中的药物均应粉碎，根据医疗需要及药物性质不同，其粉碎细度应有所区别。除另有规定外，一般内服散剂应通过 80 ～ 100 目筛。用于消化道溃疡病应通过 120 目筛，以充分发挥其治疗和保护溃疡面的作用。儿科和外用散剂应通过 120 目筛。眼用散剂则应通过 200 目筛。散剂一般应干燥、疏松、混合均匀、色泽一致。剂量型散剂的装量差异限度应符合药典规定。

（三）临床运用

对于散剂的运用来讲，最为关键的部分应该是处方。一般来讲，病人对于散剂疗效的要求会比汤剂高。散剂的运用方式有两种，一是医生根据病人病情临床处方配药，然后粉碎加工成散剂给病人服用；二是医生根据经验选取适当的处方事先配药，粉碎加工好后保存，在临床工作中根据病人病情用于一大类相关疾病的治疗。两者在处方的选择上有所区别，后者需要医生有比较全面的医药学知识，能够比较透彻理解中医药的理论，结合临床及常见病、多发病的发病特点，既要考虑到一类疾病的共性，又要考虑到同一疾病在不同病人身上的个性，进行适当的处方配伍。所以与汤剂的运用相比，要在临床上运用好散剂，对医生提出了更高的要求。如果期望运用散剂取得很好的临床治疗效果，应该深入思考和分析一些名方的配伍思维和用药方式，融会贯通，成为己用。

散剂的组方还需要根据配伍药物的特点来进行，如挥发油含量较高的、加热后容易失效的、难溶的、毒性较大的药物适合做成散剂。有些贵重药材，如三七、贝母、麝香、虫草等，加工成散剂后直接用水冲服才能发挥出良好的效果，并且减少药材的浪费。对于一些慢性疾病，病人需要比较长时期的服药调理，如果服用汤剂会影响病人的食欲和肠胃消化功能，反倒不利于疾病痊愈；而运用散剂则比较和缓，往往能收到良好的效果。一般散剂中治疗慢性疾病的药物性质比较平和，安全性比较高，基本属于无毒或毒性很小，否则是不能长期服用的。

（四）优点

散剂具有许多优越性。首先，由于散剂的方药组成、功效主治、剂型规格、服法用量等都相对固定，便于医生、患者掌握，并可按要求吞服或煎服，或外用，可节省调剂时间，便于携带、保管及贮藏，因此具有使用方便的优点。其次，在当前生药紧缺的情况下，使用散剂可比同一处方下的汤剂节约药材几倍甚至几十倍，因此可节约药源。

三、丹剂

丹剂也是中药的一个组成部分，过去由于历史条件的限制，给它蒙上了神秘的色彩。炼丹一名原来是指用金石一类药物炼制丹剂以治疾病。到了秦汉时期，方士盛行，他们为了迎合统治阶级长生不老的欲望，进一步对某些金石药物加以提炼，制成所谓可长生不老的丹剂，同时也出现了一些炼丹的专书，如汉代魏伯阳的《周易参同契》是我国现存最早的炼丹专书。

两晋南北朝时期，讲究炼丹的风气仍然不衰，当时著名的代表人物是晋代的葛洪。葛洪是一位兼通医药的著名炼丹家，他所著《抱朴子内篇》可以认为是集汉魏以来的炼丹术之大成，书中记载了不少烧丹炼汞的实验方法、炼丹设备及丹方等化学知识，例如“丹砂烧之成水银，积变又还成丹砂。”葛洪除了用汞、硫化汞、铅、砷化合物等以外，还用了许多不是很纯的化合物如胆石、硝石、赤石脂、矾石、磁石、云母、卤盐等作为炼丹的原料，从而使炼丹术本身积累了许多化学知识。

唐代炼丹术得到空前的发展，丹剂的发展演变也导致了我国的四大发明之一火药的出现，唐初孙思邈被认为是黑色火药的发明人。孙思邈的《千金要方》提出“蚀肉膏散”之说，后王焘所著《外台秘要》中收录的“崔氏造水银霜法”既有完整的处方，又有制法的具体说明。

明清时期对降丹发展的记载更为明确，《外科理例》中有“耳挺，以白降丹或线蘸药，插入腐肉内，化尽自愈”的介绍，这说明到明代降丹不仅用于治疗痈疽瘰疬，而且扩大到治疗耳科疾病。历代关于丹剂记载的书籍有百余部，有关炼丹术的记录绝大部分保留在道家和中医药著作中，可见丹剂的炼制与应用不仅有悠久的历史，而且古人积累了丰富的实践经验。

目前丹剂常用于淋巴结核、骨髓炎、恶性肿瘤、瘰疬、痈、疖、疔、流痰、瘘管、鼠疮、乳痨、神经性皮炎等，具有较好的疗效。但是由于丹剂具有一定的毒性，制备过程比较复杂，在临床的使用有减少的趋势。

（一）分类

1. 氯化汞类丹剂

（1）轻粉：又名水银粉、水银蜡、水粉等，主要含氯化亚汞。炼制轻粉主要用汞、白矾、食盐生成升华物轻粉。

（2）粉霜：又名水银霜、白雪、白灵砂等，主要是氯化亚汞，也有人认为含氯化汞。粉霜主要用水银、明矾、食盐、火硝炼制而得。

（3）白降丹：也称降丹，为氯化汞和氯化亚汞的混合物，其炼制所用原料为水银、火硝、白矾、朱砂、硼砂、食盐和绿矾。其处方中各药品的配伍比例在各家文献中所记载都有差异。

2. 硫化汞类丹剂

硫化汞类丹剂有灵砂和银朱，均系汞的硫化物粗制品。灵砂用朱砂炼制而成；银朱又名猩红、心红，今为人工制成的赤色硫化汞。

3. 氧化汞类丹剂

（1）升药：又称三仙丹、灵药、三白丹等，为粗制氧化汞。三仙丹用水银、明矾、火硝炼制而成，经加热炼制后碗内周围的红色升华物为红升，碗中央的黄色升华物为黄升。

（2）红升丹：又名大红升丹，是利用各种无机矿物经高温炼制而成的一种氧化汞类制剂，其纯度比三仙丹低。其处方中各药品的配伍比例在各家文献中所记载都有差异。

（二）制备方法

传统的丹剂制备方法是在密闭的容器中加高温，使其发生化学反应后升华而得。丹剂的制法一般有升华法和熔合法，外用丹剂多采用升华法。升华法又可分为升法和降法两种。

1. 升华法

（1）升法：将按方配伍的药物细粉置于锅（或阳城罐）内，以文火加热熔融（称为结胎），以瓷碗盖严锅（罐）口，密封，以文、武火加热至升华物全部升华时停火，放冷后取下瓷碗，收集升华物即得。其代表方剂为红升丹。

（2）降法：将按方配伍的药物细粉置于阳城罐内，以文火加热熔融，待熔融物冷凝成固体状（称结胎），将阳城罐小心翻转，倒置在大于罐口的瓷碗（或盆）上，封闭接口处；再用盆一个，去底，套在罐上，将固定的罐碗置于盛满冷水的盆上，在盆内和罐底周围以炭火加热，至升华物全部下降于瓷碗（或盆）内，停火放冷，取下阳城罐，收集下降物即得。其代表方剂为白降丹。

2. 熔合法

将按方配伍的矿物类药打碎，并清除其杂质，碾成粗末，置于锅或罐内，用大火在锅或罐底加热，使药物熔化。经不断拌炒，锅内药物逐渐融合化合，去黄烟，拌炒至一定要求的色泽和形态，此时融合化合的药可结成丹砂状。离火待冷，将丹砂状药研成极细粉末，或加入其他药再共研细末，瓶贮备用。

（三）制作注意事项

1. 所用容器如铁锅、阳城罐、瓷碗等不得有裂缝，以免加热炼制时毒气逸出而引起中毒。

2. 操作时应随时检查封固处是否漏气，如发现有烟逸出应立即封固，以防中毒及药物走泄。

3. 升华时火力须适当，一般是文火结胎、武火升华、文火成丹，火力过小或过大均对产量及质量有所影响。

4. 炼丹所用燃料以木炭为佳，可按水银30g配木炭2～2.5kg，每增加水银30g则加木炭0.5kg，以此类推计算所需木炭。

5. 操作人员要采取预防中毒措施，注意安全，防止丹剂入眼、鼻、口内。

（四）使用方法

丹剂除代针溃脓、点瘿瘤、发疱等特殊情况使用纯丹外，一般多配伍其他药物应用。

丹剂具有比较强的刺激性，为了减小使用过程中对患者的刺激，对于丹剂原料中的熟石膏，可先将生石膏用人尿浸泡长时间后取出，清洗以除去表面层，然后煅制配方，这样配制的丹剂外用对创面完全无刺激，又有清凉感，并且创口收敛快。

（五）质量控制

升丹要求色泽鲜红或橘红，有光泽，呈粉末状；凡色黑、黄色、紫黑及水银上碗者均需再做。降丹要求呈白色针状结晶，有光泽，不具异色；如呈黄色、黑色及落胎、流胎、水银析出等情况也要再做。用升法制备升丹时，根据传统经验，一般在炼丹瓷碗顶部放上一些米粒，观察米粒颜色的变化，将其作为炼丹火候的指标，以便随时调整，保持适当的火候，从而保证红升丹的质量。研究表明，根据米粒颜色的变化来控制丹剂质量的传统经验是有科学依据的。

（六）药理作用及其毒性

现代药理研究发现，汞盐可以沉淀蛋白质。当丹剂进入病灶组织时，氧化汞（HgO）可缓慢离解成汞离子，它可与局部组织中的蛋白质生成不溶解的变性蛋白盐而沉淀，致使组织坏死。同时汞盐有较强的抑菌作用，Hg^{2+}可与菌体内酶蛋白的巯基（–SH）结合，使酶失去活性，从而发挥其强有力的防腐灭菌作用。

由于丹剂属于汞的化合物，人体吸收后可引起毒性反应。纯氧化汞成人中毒量为 0.5 ～ 0.8g，致死量为 1 ～ 1.5g；氯化汞的成人中毒量为 0.1 ～ 0.2g，致死量为 0.3 ～ 0.5g。有研究证明，汞化物能从伤口吸收，其尿汞值最高可超出正常值的 160 多倍，有很大的危险性。

生产丹剂的原料有水银，生产中汞蒸气逸出会污染空气，且操作人员和周围环境的其他人员都会受毒害。因此应多方面采取有效防护措施，杜绝及减少汞侵入人体，以保护自然环境及人类身体健康。

（七）临床应用

中药丹剂的临床用途广泛，临床可根据不同病证选用不同丹剂剂型，如粉剂、丸剂、药条、锭剂、纸捻、药纸等。目前丹剂主要应用于以下几个方面：

1. 治疗淋巴结核

临床应用证明，脱疬丹、拔瘰丹用于治疗淋巴结核的总有效率可达 100%，具有非常确切的疗效。

2. 治疗骨髓炎

有文献报道以提毒丹用于骨髓炎治疗，105 例的痊愈率达 87.6%。

3. 用于恶性肿瘤

临床上曾使用红升丹、白降丹治疗恶性肿瘤，都能收到较好疗效。

4. 其他方面

外科常使用丹剂治疗瘰疬、痈、疖、疔、流痰、瘘管、鼠疮、乳痨、神经性皮炎等，具有较好的疗效，并且有文献报道使用九一丹加呋喃西林粉治疗化脓性中耳炎 94 例全部痊愈。

在临床使用的过程中为了避免丹剂对创面的刺激，可用丹剂与甘油调匀加冰片，或用盐酸普鲁卡因粉加入丹粉中，或加入蟾酥、乳香等，都能局部麻醉伤口，减少疼痛。

由于丹剂具有一定的毒性，因而临床常使用无毒代用品“致新丹”，此药经临床实验证明与丹剂效果相似，且无毒副作用。

作为中药组成部分之一的丹剂虽然药效明确，但因其具有毒性，患者吸收后有一定的危险性，并且丹剂在炼制中又有污染环境的弊端，因此我们应在继承的基础上结合当前使用丹剂在中西医各科中治疗疾病的成功经验及教训，应用现代科学理论指导，在质量控制、制法等方面不断完善，并加强丹剂研究工作，使之更好地服务于中医临床。

四、其他剂型

（一）气雾剂

药物气雾剂是指药物的固体、液体或混悬液借助抛射剂、压缩空气或呼吸气流的驱动，以很小的雾状微粒喷射的一种剂型。通常泛指的气雾剂是指药物的混悬液或溶液分散在抛射剂中，打开容器的阀门时被喷出形成雾状的一种制剂。

中药气雾剂的应用有悠久的历史。早在古代，我国中医就用蒸气剂、烟熏剂、吸散等熏吸疗法用于治疗各种呼吸道疾病，这实际上就是原始的气雾剂。但对于不挥发的药物就不适用，而且其剂量不准、操作不便。

在近代，随着药剂学的发展和制剂工艺的进步，气雾剂的制备工艺也多样化。一般常分为三大类：一类是用压缩气流驱动的喷雾器，它可以用氧气钢瓶、电动泵或超声波等作动力，常用药物的水、酒精溶液或乳剂；另一类是用抛射剂的气雾剂，它剂量准确、使用方便；还有一类是借助呼吸气流作动力的干粉吸入气雾剂，如国内常用的西瓜霜喷剂。与化学药物一样，中药气雾剂除用于皮肤病、烫伤、妇科疾病外，主要是由呼吸道吸入，用于治疗呼吸道疾病或发挥全身治疗作用。

中药气雾剂在治疗呼吸道疾病方面有其独特的优势。其药物能直接到达作用部位，可避免首过效应，减少药物用量，减轻或避免药物不良反应。如以黄芩、麻黄、薄荷、鱼腥草、射干等为原料，经提取、浓缩等制成的用于治疗呼吸道疾病的超声雾化剂，具有明显的止咳、化痰、平喘功效以及对支气管的松弛作用，治疗小儿气管炎有效率达 93%。

中药制成的气雾剂不仅可以提高药物的稳定性，使贮存期延长，还能加速药物吸收，提高药物的生物利用度。传统剂型的中药制剂给药剂量大，但其中有效成分含量低，服用不方便；经提取、精制后的中药有效成分可制成气雾剂经呼吸道吸入，使药物达到有效浓度而发挥全身治疗作用。如以细辛、川芎、香附、沉香等为原料经水提纯制成的通脉液，通过雾化吸入治疗心绞痛，总有效率为90.6%。

气雾剂是中药剂型改革的方向之一。近年来，有人甚至开发出具有缓释效果的气雾剂。在中医理论的指导下，选择使用剂量小且安全可靠的中药有效成分，合理开发和应用气雾剂，充分发挥其剂型特点和剂型优势，是药学工作者的工作重点之一。

（二）灌肠剂

灌肠剂为药物的水性、油性溶液或混悬液以直肠给药方法给予病者，以获得局部或全身疗效的一种液体制剂。灌肠剂在我国具有悠久的应用历史，汉代张仲景所著《伤寒论》中就有“用猪胆汁和醋少许，灌谷道排宿食恶物”的记载。近年来，中药灌肠剂由于其作用迅速、可靠、安全、给药方便，引起药学界的重视，尤其在中医急症治疗中起了积极的作用。

西医学研究表明，肠道给药主要依赖药物溶于直肠分泌液中，然后透过黏膜而被吸收。药物在直肠内的吸收主要有两条途径：一条是通过直肠上静脉，经门静脉进入肝脏，再由肝脏进入大循环；另一条是通过直肠中静脉和直肠下静脉进入下腔静脉，绕过肝脏而直接进入大循环。此外，淋巴组织也参与吸收。药物在直肠中的吸收过程极其复杂，直肠上皮为类脂性膜组成，其吸收机制可以认为是被动扩散，所以未离解的药物分子容易吸收，而离解的药物离子难以吸收。

灌肠剂属于直肠给药剂型中的一种。由于直肠独特的生理构造，使得灌肠剂具有易被直肠吸收，较口服给药吸收快、生物利用度高，可避免肝脏首过效应以及胃和小肠消化液和酶系的破坏，避免口服药物对胃的刺激等特点。

中药灌肠剂主要有中药直肠微型灌肠剂和中药结肠灌注剂两种。中药直肠微型灌肠剂是选用药效好、药味少、剂量小的处方，采用科学的制备工艺，制成每次用量≤ 5mL 的液态制剂，用时将药液灌入直肠距肛门 2 ～ 4cm 处。中药结肠灌注剂是选用药味多、剂量大的有效处方制成液体制剂，每次剂量较大，甚至多达 200 ～ 400mL，已不宜在直肠部位使用，可用细肛导管插入距肛门 10 ～ 20cm 处，即乙状结肠部位，药液经导管一次性灌入或缓慢滴注给药。

目前临床上用的中药灌肠剂多是临时制备，方法是将原生药煎煮或将中药加适量溶媒溶解制成。这种制备方法有效成分提取不完全，每次用药量过大，灌入的药液易漏出，影响药液的吸收，不利于抢救危急症等。现已有少量灌肠剂是批量制备的，方法是将原药材经预处理后灌装备用；也可以用喷雾干燥或冷冻干燥法进行干燥制成疏松的灭菌粉末，分装于安瓿中，用前加蒸馏水溶解即可。

由于直肠的优良吸收特性，除了直肠病变影响吸收不能通过直肠途径给药以外，几乎所有的药物均可制成灌肠剂，通过直肠用药。基于灌肠剂的应用优势，灌肠剂早已成为临床重要的给药剂型之一。但实际应用中，灌肠剂临床多用于昏迷患者、婴幼儿及不能服药和服药困难者；营养灌肠剂很少采用直肠给药方式，多数通过鼻饲给药。易产生首过效应的药物以及易受酶系破坏的药物，通过直肠给药是一种很好的选择；另外，由于灌肠剂避免了对胃部刺激，许多具有不良气味和味道的药物，为提高治疗依从性，可以通过灌肠用药。

（三）熨剂

熨法是中医治疗的一种方法，一直流传于我国广大农村，为我国广大劳动人民所喜用。

最早关于熨剂的记载见于《灵枢·寿夭刚柔》，此外尚有土熨、葱熨、酒熨、石熨之分，各有适应证。后来，古人知道醋与铁屑混合生热，有人把药打成粗末与铁屑混合后置布袋内，临用时加醋，搓揉即产生热，将布袋熨患处即能奏效。

新中国成立前北京德胜门大街有专门出售坎离砂的老药店，所售坎离砂是当归、川芎、防风、透骨草的药末与铁屑混合制成，临用时放在布袋中加醋少许，搓揉即可发热，熨于患处有驱风散寒、活血化瘀、散结祛胀、消肿止痛的作用。1977 年版《中国药典》曾记载其为驱风止痛砂，1985 年版《中国药典》又恢复其名为坎离砂，是《中国药典》中唯一登载的熨剂。坎、离在八卦中代表水和火，表明本药可以生火热以祛水湿风寒，其外形蚁砂，故名坎离砂。

据文献记载，凡是属于虚证、寒证、阴证都可应用熨剂，如内科急性病的卒中、尸厥、中风等及慢性病的心腹痛、腰痛、四肢痹痛、癥瘕、半身不遂、风毒、风肿和外科的痈疽、恶疮、阴肿等都能用熨剂治疗。但坎离砂熨剂由于药物组成特点，仅适用于慢性病，如腰腿痛、四肢麻木、风寒湿痹、关节疼痛和外科的痈疽，有驱风散寒、活血化瘀、散结去胀、消肿止痛的作用。

熨剂是古老的剂型，应用方便，非常符合现代透皮吸收原理，因此应积极开展熨剂的研究，增加熨剂的种类，熨剂将有很大的发展前途。

（四）洗剂

1. 制备方法

一种是将药物加水浸泡、煎熬至一定浓度，滤过药渣所得的溶液，现称溶液剂，如溻肿升麻汤、浅静脉炎洗剂等。另一种是将多种不同的方药先研成细末，然后与水混合在一起而成，久置后一些不溶于水的药物沉淀于水底，使用时需振荡摇匀，故也称混合振荡剂或振荡洗剂，现称混悬剂，如三黄洗剂、颠倒散洗剂、炉甘石洗剂等。

2. 适应证及作用

洗剂用于疮疡初、中、后各期，或熏洗，或热敷、冷敷，或澡浴、浸泡，用于急性皮肤病渗出较多者和脓性分泌物多的皮肤病。振荡剂用于亚急性皮肤病；溶液剂有清洁、止痒、消肿、收敛、清热解毒、移深居浅、宣拔邪气、止痛脱腐的作用；振荡洗剂有清凉止痒、保护、干燥、清热解毒的作用。

3. 制备方法

（1）水浸法：用水浸泡药物，使其本身或其他可溶成分溶于水内，过滤或不过滤去渣，用药液供临床使用。如将鲜紫苏、鲜凤仙花全草洗净后捣烂，放入木盆内以热水冲之，熏洗患处。

（2）水煎法：将药物置于水中加热煎煮，使药物本身或其可溶成分溶于水内，习惯上去渣，取药液外用。

浸泡或煎煮药物前须将药物切碎或捣为粗末。至于不易溶化或不易溶解的药物，如乳香、没药等树脂药物、金石类药物及介壳类药物更应捣碎，且应久煎久煮。芳香药及易于挥发的药物则宜后下、轻煎，以免失去药效。极易溶于水的药物宜后下，或用去渣的药液冲化。

4. 使用方法

（1）溻渍

①热敷：将药液加热后，以干净布、毛巾或6～8层纱布蘸药液趁热渍于患处，稍凉即换。一般1～2小时换1次。

②冷敷：以6～8层纱布浸润药液，取出冷敷患处。一般1～7小时换1次。

（2）药浴：水煮药液，用之洗澡，用于全身性或慢性疾病。又可分为淋浴、浸泡、坐浴等。

（3）熏洗：是用药物煎汤趁热先在患处熏蒸，待温再淋洗或浸浴。因有药力和热力的协同作用，能促使气血流畅、腠理疏通，具有止痛、止痒、消肿、祛风的功用。

5. 注意事项

振荡洗剂中的药粉末应先研细，以免刺激皮肤；洗疮时切勿以手触着疮面；洗渍时应避风寒。冬天用振荡洗剂时最好不用薄荷、樟脑等。

下篇

各论

第四章 内科病证

一、感冒

【概述】

感冒是因外邪侵袭人体所引起的以头痛、鼻塞、流涕、打喷嚏、恶风寒、发热、脉浮等为主要临床表现的病证。感冒全年均可发病，但以冬、春季节为多。病情轻者称“伤风”；病情重者，且在一个时期内引起广泛流行的，称为“时行感冒”。

感冒病例的分布通常呈散发性，不引起流行。普通感冒起病较急，早期症状有咽部干痒或灼热感、打喷嚏、鼻塞、流涕，开始为清水样鼻涕，2～3天后变稠；可伴有咽痛；一般无发热及全身症状，或仅有低热、头痛。一般经5～7天痊愈。

【病因病机】

1. 六淫病邪侵袭

风、寒、暑、湿、燥、火均可为感冒的病因。因风为六气之首、“百病之长”，风邪侵袭为感冒的主因。六淫侵袭分当令之时气和非时之气。由于气候突变，温差增大，如春季受风、夏季受热、秋季受燥、冬季受寒等病邪而病感冒，为感受当令之气；气候反常，春应温而反寒，夏应热而反凉，秋应凉而反热，冬应寒而反温，则人易感非时之气而病感冒。

六淫之邪虽然可单独致感冒，但常常是互相兼夹为病，以风邪为首，冬季夹寒，春季夹热，夏季夹暑湿，秋季夹燥，梅雨季节夹湿邪等。由于临床上以冬、春两季发病率较高，故而以夹寒、夹热为多见而成风寒、风热之证。

2. 时行疫毒侵袭

时行者指与岁时有关，每2～3年一次小流行、每10年左右一次大流行的邪气；疫毒是指一种危害甚烈的异气，或称疫疠之气，是具有较强传染性的邪气。《诸病源候论 · 时气病诸候》曰:“因岁时不和，温凉失节，人感乖戾之气而生病者，多相染易”，即指时行疫毒之邪。人感时行疫毒而病感冒则为时行感冒。

六淫病邪或时行疫毒能够侵袭人体引起感冒，除因邪气特别盛外，总是与人体的正气失调有关。或是由于正气素虚，或是素有肺系疾病，不能调节肺卫而感受外邪。即使体质素健，若因生活起居不慎，如疲劳、饥饿而机体功能状态下降，或因汗出衣裹冷湿，或餐凉露宿、冒风淋雨，或气候变化时未及时加减衣服等，均可导致正气失调，腠理不密，邪气得以乘虚而入。

【治疗】

1. 推拿疗法

《外台秘要》明确指出:“表始受病在皮肤之间，故可摩膏火灸发汗而愈。”摩膏即用药膏涂抹按摩发汗。摩法配合长泰灵Ⅱ型治疗感冒效果更佳。

2. 拔罐疗法

取肺俞、风门、大椎、身柱。每次选 2 ～ 3 穴，留罐 10 分钟；或于背部膀胱经走罐。适用于风寒证。

3. 穴位贴敷

取白芥子 20g、山栀 20g、桃仁 20g、杏仁 20g、吴茱萸 10g、樟脑 10g，研末和匀，调成饼状，分贴于双侧涌泉穴（足心），布包扎，用热水袋加温片刻。24 小时后取下，效果不显者续贴 1 次。本法对小儿流感、腮腺炎等引起的发热也有疗效。

4. 针刺疗法

治则：风寒证祛风散寒、宣肺解表，针灸并用，泻法；风热证疏散风热、利肺气，暑湿证清暑化湿、疏表和里，均只针不灸，泻法。

处方：风池、大椎、列缺、合谷、外关。

加减：风寒证加风门、肺俞祛风散寒；风热证加曲池、尺泽疏散风热；暑湿证加中脘、足三里和中化湿；体虚加肺俞、足三里扶正祛邪；鼻塞流涕加迎香宣肺通窍；头痛加印堂、太阳祛风止痛；咽喉肿痛加少商清热利咽。

5. 耳针疗法

取肺、内鼻、气管、咽喉、额、肾上腺。每次选 2 ～ 3 穴，毫针浅刺，留针

30分钟；也可用王不留行籽压贴。

6. 放血疗法

取耳尖、委中、尺泽、太阳、少商。每次选1～2穴，三棱针点刺出血。用于风寒热证。

7. 透皮给药疗法

用长泰灵Ⅰ型涂抹脊柱（发际至尾骨）10cm宽，重点在风门和肺俞穴。同时涂抹肚脐和内关穴，每天1～2次，每次2～3遍。保持足够的药液浓度，根据病情不同，涂抹遍数随之加减。

二、失眠

【概述】

失眠又称“不寐”“不得眠”“不得卧 ”“目不瞑”，是以经常不能获得正常睡眠为特征的一种病证，为各种原因引起的入睡困难，或寐而易醒、醒后不寐，重者彻夜难眠，常伴有头痛、头晕、心悸、健忘、多梦等症。

【病因病机】

不寐的病因主要是七情所伤，思虑劳倦太过或暴受惊恐，亦有因禀赋不足，房劳久病或年迈体虚所致。其主要病机是气血阴阳失和，脏腑功能失调，以致心神被扰，神不守舍而不得安寐。主要包括以下几方面：

1. 情志不遂，肝气郁结，郁而化火，邪火扰动心神，神不得安而致不寐。或心火素盛，稍有怫郁则心火扰动心神而不寐。

2. 心胆虚怯或暴受惊骇，神魂不安，善惊易恐，以致夜不能寐或夜寐不酣。

3. 思虑劳倦太过，损伤心脾，心伤则心血暗耗，神不守舍；脾伤则无以生化精微，营血亏虚而不能奉养于心。此外，久病血虚、产后失血、年迈血少亦令心血不足，心失所养，以致心神不安而不寐。

4. 禀赋不足，房劳过度，或久病之人肾阴耗伤，不能上奉于心，水不济火，心火独亢；或五志过极，心火内炽，不能下交于肾，心肾不交，或肝肾阴虚，肝阳偏盛，相火上亢，心火盛则神动，肾阴虚则志伤，心肾失交而神志不宁，因此发生不寐。

5. 饮食不节，脾胃受伤，或积为痰热，壅遏于中，胃气失和，阳气浮越于外，可导致夜寐不安。

【治疗】

1. 推拿疗法

（1）运百会：坐位或者卧位，闭目静息，单手食、中指指腹置于百会穴，先顺时针揉 30 次，再逆时针揉 30 次，可提运清阳、利脑益窍。

（2）十指梳理法：以指代梳，指尖着力于头皮，双手同时进行，从前额开始呈扇形自前向后推摩约 1 分钟。手法以揉为主，柔中带刚。此时会感到头部轻松舒适。

2. 针刺疗法

治则：调和阴阳、宁心安神。心脾两虚者补益心脾，心胆气虚者补心壮胆，均针灸并用，补法；阴虚火旺者育阴潜阳，只针不灸，平补平泻；肝郁化火者平肝降火，痰热内结者清热化痰，均只针不灸，泻法。

处方：神门、内关、百会、安眠。

加减：心脾两虚加心俞、脾俞、三阴交补益心脾、益气养血；心胆气虚加心俞、胆俞、丘墟补心壮胆、安神定志；阴虚火旺者加太溪、太冲、涌泉滋阴降火、宁心安神；肝郁化火加行间、太冲、风池平肝降火、解郁安神；痰热内扰加中脘、丰隆、内庭清热化痰、和胃安神。

3. 耳针疗法

取心、脾、神门、皮质下、交感。每次选 2 ～ 3 穴，轻刺激，留针 30 分钟，每日 1 次。

4. 中药外敷

将药物（如药袋、药饼、药膏及药酒）经加热后置于体表特定部位，可促进腠理疏松、经脉调和、气血流畅，多用于寒湿、气血瘀滞、虚寒证候的治疗。

5. 透皮给药疗法

用长泰灵Ⅱ型涂抹背部心俞、肝俞、脾俞、胃俞，每天 1 ～ 2 次，每次 2 ～ 3 遍。

三、腹胀

【概述】

腹胀是指脘腹及脘腹以下的整个腹部胀满而无疼痛的一种症状。多因饮食失节、起居失常、湿阻气滞、脾胃虚弱以及外伤、术后等原因引起。

腹胀可以是一种主观上的感觉，感到腹部的一部分或全腹部胀满，通常伴有相关的症状，如呕吐、腹泻、嗳气等；也可以是一种客观上的检查所见，发现腹部一部分或全腹部膨隆。

腹胀是一种常见的消化系统症状，引起腹胀的原因主要是胃肠道胀气、各种原因所致的腹水、腹腔肿瘤等。一般来说胃肠胀气均有腹部膨隆，局限于上腹部的膨隆多为胃或横结肠积气所致，小肠积气导致的腹部膨隆可局限于中腹部，也可为全腹部膨隆，结肠积气导致的腹部膨隆可局限于下腹部或左下腹部，幽门梗阻时上腹部可有胃型及蠕动波，肠梗阻时可见肠型及肠蠕动波、肠鸣音亢进或减弱，腹膜炎患者可有压痛及肌紧张。

【病因病机】

1. 脾胃损伤

小儿乳食不节、饥饱无度，或营养不良，均会损伤脾胃，使脾失健运，升降失节，气机不能正常运行而导致脘腹胀满。

2. 情志因素

娇惯之小儿多任性，如所欲不遂，情志不舒畅，则肝气因而郁结，气机失调，可导致气急腹胀。

3. 湿热蕴结

夏秋季节外感湿热之邪，不得宣化，壅滞于中焦，气机郁阻，使脾胃升降功能失调，可导致胸闷腹胀。

4. 中寒

小儿多食冷饮或衣被过薄，感受寒邪，寒邪直中脾胃，使脾阳不振，不能温化水湿，水谷精微不能输布，壅积于中焦而成腹胀。

此外，肝伤则气血凝滞、脉络阻塞，形成积聚；病久伤肾，肾阳不足，无以温养脾土和蒸化水湿；或肾阴亏损，肝失滋养，均可导致腹胀。

【治疗】

1. 推拿疗法

揉肩井穴；揉内关、公孙、足三里穴；揉中脘、气海、天枢穴；分推腹阴阳，顺胃肠蠕动方向摩腹、振腹；揉龟尾、八髎穴，推下七节穴。每次推拿时间约 20 分钟，每日 2 次。

2. 栓剂、穴位贴敷

取白蜜 15mL，煎成饴糖状，加半支卧龙丹或紫雪丹，搓成栓状，略冷纳入肛中。另对腹胀较重者，取 15g 莱菔子研末，与面粉适量和为饼，外敷脐上，绷带固定 1 天。

3. 灸疗法

选择天枢、中脘、足三里、阴陵泉进行艾灸，每日 1 次，每次每穴 15 分钟，10 次为 1 个疗程。

4. 针刺疗法

取穴：内庭、太冲、天枢、内关。

功效：诸穴合用具有清热降浊、理气宽中、行气化滞之作用。

5. 耳针疗法

取穴：肝、十二指肠、小肠、艇中、三焦。

功效：诸穴合用具有疏肝解郁、化痰降气、调脏腑、助消化的作用。

6. 透皮给药疗法

用长泰灵Ⅰ型直接涂抹在脾俞、胃俞、大肠俞表面，通过皮肤渗透和黏膜吸收，使药物直接到达病灶部位，以发挥其疏通经络、调和气血的作用，对腹胀的调节效果明显。

四、腹痛

【概述】

腹痛是指胃脘以下、耻骨毛际以上的部位发生疼痛的病证，是临床常见病证之一，可由多种原因引起，以脏腑气机不利、脏腑失养、经脉气血阻滞、不通则痛为基本病机，以寒热、虚实为辨证纲领。本病的病位在腹，病变脏腑涉及肝、胆、脾、肾、膀胱、大小肠等。

《黄帝内经》最早提出腹痛的病名，并认为腹痛由寒、热邪气客于胃肠引起。《金匮要略》对腹痛的辨证论治作了较为全面的论述："病者腹满，按之不痛为虚，痛者为实，可下之。舌黄未下者，下之黄自去。"《诸病源候论》始将腹痛独立辨证，对其病因、证候进行详细表述："凡腹急痛，此里之有病。""由腑脏虚，寒冷之气客于肠胃膜原之间，结聚不散，正气与邪气交争，相击故痛。”金元时期李东垣所著《医学发明·泻可去闭葶苈大黄之属》明确提出了“痛则不通”的病理学说，并在治疗上确立了“痛随利减，当通其经络，则疼痛去矣”的治疗大法，对后世产生了很大影响。王清任、唐容川对腹痛有进一步的认识，唐氏在《血证论》中曰：“血家腹痛，多是瘀血”，指出瘀血在中焦可用血府逐瘀汤，瘀血在下焦应以膈下逐瘀汤治疗，对腹痛的辨证论治提出新的见解。

【病因病机】

1. 外感时邪

六淫外邪侵入腹中可引起腹痛。风寒之邪直中经脉则寒凝气滞，经脉受阻，不通则痛。若伤于暑热，或寒热不解，郁而化热，或湿热壅滞，可致气机阻滞、腑气不通而见腹痛。

2. 饮食不节

暴饮暴食，饮食停滞，纳运无力；或恣食肥甘厚腻辛辣，酿生湿热，蕴蓄肠胃；或过食生冷，致寒湿内停等，中阳受损，均可损伤脾胃，导致腑气通降不利而发生腹痛。其他如饮食不洁，肠虫滋生，攻动窜扰，腑气不通则痛。

3. 情志失调

情志不遂则肝失条达，气机不畅，气机阻滞而痛作。若气滞日久，血行不畅，则瘀血内生，气血不畅导致腹痛。

4. 阳气虚弱

素体脾阳亏虚，虚寒中生，渐至气血不足，脾阳虚而不能温养，可出现腹痛；甚至病久肾阳不足，相火失于温煦，脏腑虚寒，可导致腹痛日久不愈。

此外，跌仆损伤，脉络瘀阻；或腹部术后血络受损，亦可形成腹中血瘀，中焦气机升降不利，不通则痛。

【治疗】

临床应根据不同证候分辨寒热的轻重、虚实的多少、气血的深浅，以“通”为治则，实则攻之，虚则补之，热者寒之，寒者热之，滞者通之，随病机兼夹变化，或寒热并用，或攻补兼施，灵活遣方用药。

1. 穴位注射

选天枢、足三里。用异丙嗪和阿托品各50mg混合，每穴注入0.5mL，每日1次。

2. 灸疗法

选择大肠俞、天枢、中脘、足三里、阴陵泉进行艾灸，每日 1 次，每次每穴 15 分钟，10 次为 1 个疗程。

3. 耳针疗法

取穴：大肠、小肠、脾、胃、神门、交感。

方法：每次取 2 ～ 3 穴，疼痛时用中强刺激捻转，亦可用埋针法或贴压法。

4. 针刺疗法

选择天枢、足三里、中脘，进针 1 ～ 1.5 寸，可根据疼痛情况留针观察。此法可使疼痛马上缓解，减少复发，尤其对疼痛剧烈、用解痉药及镇痛药无效者疗效更佳，可作为治疗胃脘痛的首选穴位与方法。

5. 透皮给药疗法

用长泰灵Ⅰ型涂抹大肠俞和腹部的局部，每天 1 ～ 2 次，每次 2 ～ 3 遍，保持足够的药液浓度，根据病情不同涂抹遍数随之加减。

五、泄泻

【概述】

泄泻是指因感受外邪，或被饮食所伤，或情志失调，或脾胃虚弱，或脾肾阳虚等原因引起的以排便次数增多、粪便稀溏甚至泻如水样为主症的病证。一般根据病因病机运用淡渗、升提、清凉、疏利、甘缓、酸收、燥脾、温肾、固涩的方法治疗。

泄泻的症状特点是大便稀薄，甚至如水样，次数增多，一般无脓血和里急后重。古人称大便溏薄者为“泄”，大便如水注下为“泻”。根据病因、证候的不同，分为风泄、寒泄、暑泄、湿泄、热泄、伤食泄、酒泄、七情泄、积瘀泄、虚泄、五更泄、滑泄、溏泄、飧泄、直肠泄、大肠泄等。

【病因病机】

泄泻的病位主要在脾胃和大小肠，其中主脏在脾，其致病原因包括感受外邪、饮食所伤、情志失调、脾胃虚弱、脾肾阳虚等，其主要致病因素为湿，即《难经》所谓“湿多成五泄”。

1. 感受外邪

六淫外邪伤人导致泄泻的主要以湿为主，常夹杂寒、暑、热等病邪，导致肠胃功能失调，皆使人发生泄泻。脾脏喜燥而恶湿，外来之湿入侵则最容易困遏脾阳，从而影响脾的运化功能而导致泄泻。寒邪或者暑邪也能直接影响脾胃，使脾胃功能失调，运化失常，清浊不分而成泄泻。

2. 饮食所伤

脾胃为仓廪之官，脾主运化水谷和水液，胃主受纳、腐熟水谷。如饮食不当、饮食过量导致宿食内停；或过食肥甘厚味，呆胃滞脾，湿热内蕴；或误食馊腐不洁之物伤及肠胃；或过食生冷导致寒湿交阻等，皆可影响脾胃的运化功能，致使脾胃传导失司，升降失调，水谷停滞而导致泄泻。

3. 情志不舒

郁怒伤肝，肝失疏泄，木横乘土，脾胃受制，运化失常，或忧思气结，脾运阻滞，均可导致水谷不化，下趋肠道而为泻。素体脾虚湿盛，运化无力，复因情志刺激、精神紧张或于怒时进食，均可导致肝脾失调而形成泄泻。

4. 脾胃虚弱

脾主运化，胃主受纳。若长期饮食失调，劳倦内伤，久病缠绵，均可导致脾胃虚弱，中阳不健，运化无权，不能受纳水谷和运化精微，清气下陷，水谷糟粕混杂而下，遂成泄泻。

5. 脾肾阳虚

久病之后肾阳损伤，或年老体衰，阳气不足，命门火衰，不能助脾腐熟水谷，水谷不化而为泄泻。

6. 中气下陷

久病或失治误治，导致中气被损伤而引起中气下陷，不能提升阳气，故不能温煦腐熟水谷，水谷不化而成泄泻。

【治疗】

1. 足反射区按摩疗法

足反射区按摩疗法治疗小儿腹泻有较好效果。足反射区配方：①基本反射区：大脑、肾、输尿管、膀胱；②重点反射区：脾、胃、小肠、腹腔神经丛；③相关反射区：腰骶、甲状腺、上身淋巴、胰、下腹部、大肠等。按摩采取全足按摩、重点加强的治疗原则，其顺序是：基本反射区→重点反射区→相关反射区→基本反射区。

2. 拔罐疗法

取穴：天枢、关元、大肠俞、小肠俞。

方法：留罐 10 分钟，每日 2 次。

3. 刮痧疗法

取胃俞、脾俞、大肠俞、足三里、中脘、内关、天枢，可根据辨证加减，以刮痧油为介质，刮至皮下有瘀点瘀斑为度。

4. 穴位注射

选天枢、上巨虚；用黄连素注射液，或用维生素 B_1、B_{12} 注射液；每穴每次注射 0.5 ～ 1mL，每日或隔日 1 次。

5. 灸疗法

选择肓俞、关元、足三里、阴陵泉进行艾灸，每日 1 次，每次 15 分钟，10 次为 1 个疗程。

6. 耳针疗法

选大肠、胃、脾、肝、肾、交感，用毫针刺，中等刺激；亦可用揿针埋藏或用王不留行籽贴压。

7. 针刺疗法

（1）急性泄泻

①治则：除湿导滞，通调腑气。以足阳明、足太阴经穴为主。

②主穴：天枢、上巨虚、阴陵泉、中脘。

③配穴：寒湿者加神阙；湿热者加内庭、曲池；食滞者加中脘、梁门。

④操作：毫针泻法。神阙用隔姜灸法。

（2）慢性泄泻

①治则：健脾温肾，固本止泻。以任脉及足阳明、足太阴经穴为主。

②主穴：天枢、足三里、大肠俞、三阴交。

③配穴：脾虚者加脾俞、太白；肝郁者加太冲；肾虚者加肾俞、命门、关元。

④操作：神阙用灸法；天枢用平补平泻法；足三里、公孙用补法。配穴按虚补实泻法操作。

8. 放血疗法

取头穴额旁二线头、中、尾三处快速点刺，以破皮为度，不留针，不捻转。

9. 透皮给药疗法

用长泰灵Ⅰ型涂抹脾俞、胃俞，同时涂抹肚脐，每天1～2次，每次2～3遍。保持足够的药液浓度，根据病情不同涂抹遍数随之加减。

六、胃痛

【概述】

胃痛，又称胃脘痛，是指以上腹胃脘部近心窝处疼痛为症状的病证。

胃痛之名最早记载于《内经》，如《灵枢·邪气脏腑病形》指出："胃病者，腹胀，胃脘当心而痛。"《内经》首先提出胃痛的发生与肝、脾有关，还提出寒邪、伤食致病说。唐宋以前的文献多把属于胃脘痛的心痛和属于心经本身病变的心痛混为一谈，直至金元时代李杲所著《兰室秘藏》首立"胃脘痛"一门，将胃脘痛与心痛作了明确区分，使胃痛成为独立的病证。明清时代进一步提出了胃痛的治疗大法，《医学正传》说："古方九种心痛……详其所由，皆在胃脘，而实不在于心也。""气在上者涌之，清气在下者提之，寒者温之，热者寒之，虚者培之，实者泻之，结者散之，留者行之。"

【病因病机】

多由外感寒邪、饮食所伤、情志不畅和脾胃素虚等病因而引发。胃是主要病变脏腑，常与肝、脾等脏有密切关系。

1. 外邪犯胃

外感寒、湿、热诸邪，内客于胃，皆可导致胃脘气机阻滞，不通则痛。其中尤以寒邪为多。

2. 饮食伤胃

饮食不节，过饥过饱，损伤脾胃，胃气壅滞，不通则痛。

3. 情志不畅

忧思恼怒伤肝损脾，肝失疏泄，横逆犯胃，脾失健运，胃气阻滞，均可导致胃失和降而发胃痛。

4. 素体脾虚

脾胃为仓廪之官，主受纳运化水谷。若素体脾胃虚弱，运化失职，气机不畅；或中阳不足，中焦虚寒，失其温煦，均可导致胃痛。

【治疗】

1. 推拿疗法

（1）取鲜姜 30g、香附 15g。将生姜捣烂，香附研成细粉，装茶杯中，开水冲入，竹筷搅匀，用毛巾蘸药在胃脘部上下左右轻轻摩擦 20 分钟，每天 2 次，3 天为 1 个疗程。主要用于阴虚胃痛。

（2）取灵台、至阳穴位（两肩胛骨下角与脊柱的交点，约第七、八胸椎棘突处），医者用右手大拇指呈 45° 角来回按摩，力量以患者能耐受为度。

2. 灸疗法

取足三里、中脘、胃俞、脾俞穴，每穴灸 5 ～ 7 壮，隔日 1 次。胃酸过多者配神阙、阳陵泉、膈俞、膏肓。

3. 针刺疗法

主穴取内关、中脘、足三里。胃痛突然发作，兼有怕冷，热敷后疼痛减轻者加灸梁门；胃胀痛、嗳气酸腐者加内庭；痛连胁肋，嗳气频繁，因情绪波动疼痛加重者加太冲、期门；胃脘隐痛、呕吐清水、食欲差者加灸气海；胃脘灼痛、口干、大便干燥者加太溪。毫针刺，每日 1 次，留针 30 分钟。虚寒性疼痛可加灸法。

4. 穴位注射

黄芪注射液、复方当归注射液各 4mL，加入胎盘组织液 2mL，维生素 B_{12} 100mg 或维生素 C 250mg（维生素 B_{12} 与维生素 C 交替使用）。上药混合后，取双侧肝俞和胃俞穴各注入 1.5mL，直刺或向脊柱斜刺，深度不超过 1.5cm。于双侧足三里穴各注射 2mL，进针深度 2.5 ～ 3cm，隔日 1 次，适用于慢性萎缩性胃炎。

5. 透皮给药疗法

（1）中药外涂：用长泰灵 I 型涂抹脾俞、胃俞、中脘、内关，每天 1 ～ 2 次，每次 2 ～ 3 遍。保持足够的药液浓度，根据病情不同涂抹遍数随之加减。

（2）中药熏蒸：取艾叶 1 把，将艾叶揉研成艾绒，连同碎末用酒炒热，纱布包裹后敷脐，外加热水袋热熨蒸脐，直至缓解为止。

6. 其他疗法

（1）取肉桂 50g、干姜 50g、香附 80g、良姜 80g、荜茇 40g、木香 40g、丁香 15g、肉蔻 30g、茯苓 50g、附子 30g，将上药风干，研碎成粉；另将铁粉、木粉置容器内，加入催化剂，配成溶液；再将上述药物加入，搅拌均匀，装入布袋。将药包加热后敷在胃脘部，每日一换，7 日为 1 个疗程。本法对寒凝、气滞和脾胃虚寒型胃痛较适宜。

（2）取风油精几滴，滴于肚脐处，外以伤湿止痛膏敷贴，并用热水袋热熨，每日 2 ～ 3 次。

（3）用吴茱萸 5g、生姜 3 片。把吴茱萸研为细末，生姜捣烂，加米醋调为稀糊状后外敷脐处，用胶布固定，每日换药 1 次。

七、便秘

【概述】

便秘是临床常见的症状，主要是指排便次数减少、粪便量减少、粪便干结、排便费力等。必须结合粪便的性状、本人平时排便习惯和排便有无困难，才能作出有无便秘的判断，如超过 6 个月即为慢性便秘。

【病因病机】

1. 肠胃积热

素体阳盛，或热病之后余热留恋，或肺热肺燥下移大肠，或过食醇酒厚味，或过食辛辣，或过服热药，均可导致肠胃积热，耗伤津液，肠道干涩失润，粪质干燥，难于排出，形成“热秘”。

2. 气机郁滞

忧愁思虑，脾伤气结；或抑郁恼怒，肝郁气滞；或久坐少动，气机不利，均可导致腑气郁滞，通降失常，传导失职，糟粕内停，不得下行，或欲便不出，或出而不畅，或大便干结而成“气秘”。

3. 阴寒积滞

恣食生冷，凝滞胃肠；或外感寒邪，直中肠胃；或过服寒凉，阴寒内结，均可导致阴寒内盛，凝滞胃肠，传导失常，糟粕不行而成“冷秘”。

4. 气虚阳衰

饮食劳倦伤及脾胃；或素体虚弱，阳气不足；或年老体弱，气虚阳衰；或久病产后，正气未复；或过食生冷，损伤阳气；或苦寒攻伐，伤阳耗气，均可导致气虚阳衰。气虚则大肠传导无力，阳虚则肠道失于温煦，阴寒内结，便下无力，使排便时间延长，形成便秘。

5. 阴亏血少

素体阴虚，津亏血少；或病后产后，阴血虚少；或失血夺汗，伤津亡血；或年高体弱，阴血亏虚；或过食辛香燥热，损耗阴血，均可导致阴亏血少。血虚则大肠不荣，阴亏则大肠干涩，肠道失润，导致大便干结、便下困难而成便秘。

【治疗】

1. 推拿疗法

腹部（自小肠 – 升结肠 – 横结肠 – 降结肠走向）推拿 5 分钟，点按脐周 5 分钟，自中脘至天枢、气海、关元用一指禅法推 5 分钟，分推腹阴阳 3 分钟，治疗老年功能性便秘患者。或顺时针方向慢揉小腹 5 分钟，再用力按压关元、天枢穴各 1 分钟，然后在小腹行掌震法 1 分钟，最后沿脐部向下抚摩，每日 1 次，10 次为 1 个疗程。

2. 针刺疗法

取双侧丰隆、天枢、左侧水道、归来、外水道、外归来，并随症加减。首先针刺双侧丰隆穴，直刺进针约 1 寸，施捻转提插泻法，应重泻；继而针刺双侧天枢穴，施提插泻法；再针刺水道、归来、外水道及外归来，留针 30 ～ 40 分钟。

3. 灸疗法

选择大肠俞、足三里、太溪、公孙进行艾灸，每日 1 次，每次每穴 15 分钟，10 次为 1 个疗程。

4. 穴位注射

用黄芪注射液和复方丹参注射液注入上巨虚、足三里、大肠俞、脾俞、天枢穴，配穴取三阴交。

5. 膏剂

采用芫花、大戟、甘遂各等份，大枣适量，研末后用蜂蜜调成膏，贴于神阙、双侧天枢、双侧大肠俞，2 ～ 3 日后换药，3 次为 1 个疗程。

6. 耳针疗法

主穴为大肠、腹、直肠、皮质下穴。肠道实热型加耳尖放血，耳穴加肝、胆、胃、三焦穴；肠道气滞型加肝、脾、胃、三焦穴；脾虚气弱型加脾、肺穴；脾肾阳虚型加脾、肾穴；阴虚肠燥型加肝、脾、肾穴。用探棒在所选穴区找到敏感点，用胶布将王不留行籽贴于敏感点上，嘱患者每天按压 4 ～ 5 次，每次 5 分钟。每次用 1 只耳郭，隔日更换另一只，10 次为 1 个疗程。

7. 透皮给药疗法

用长泰灵 I 型涂抹脾俞、胃俞、大肠俞，同时可涂抹天枢、中脘穴，每天 1～2 次，每次 2～3 遍。保持足够的药液浓度，根据病情不同涂抹遍数随之加减。

八、脂肪肝

【概述】

脂肪肝是指由于各种原因引起的肝细胞内脂肪堆积过多的病变。脂肪性肝病正严重威胁国人的健康，成为仅次于病毒性肝炎的第二大肝病，已被公认为隐蔽性肝硬化的常见原因。脂肪肝是一种常见的临床现象，而非一种独立的疾病，轻者无症状，重者病情凶猛。一般而言，脂肪肝属可逆性疾病，早期诊断并及时治疗常可恢复正常。

脂肪肝的临床表现多样，轻度脂肪肝多无临床症状，仅有疲乏感，而多数脂肪肝患者较胖。中、重度脂肪肝有类似慢性肝炎的表现，可有食欲不振、疲倦乏力、恶心、呕吐、肝区或右上腹隐痛等；肝脏轻度肿大者肝部可有触痛、质地稍韧、边缘钝、表面光滑，少数病人可有脾肿大和肝掌。当肝内脂肪沉积过多时，可使肝被膜膨胀、肝韧带牵拉而引起右上腹剧烈疼痛或压痛、发热、白细胞计数增多，容易被误诊为急腹症而进行剖腹手术。此外，脂肪肝病人也常有舌炎、口角炎、皮肤淤斑、四肢麻木、四肢感觉异常等末梢神经炎的改变。少数病人也可有消化道出血、牙龈出血、鼻衄等。重度脂肪肝患者可有腹腔积液和下肢水肿、电解质紊乱如低钠、低钾血症等。

【病因病机】

1. 肥胖性脂肪肝

肝内脂肪堆积的程度与体重成正比。30% ～ 50% 的肥胖症合并脂肪肝，重度肥胖者脂肪肝病变率高达 61% ～ 94%。肥胖者体重得到控制后，其脂肪浸润亦减少或消失。

2. 酒精性脂肪肝

长期嗜酒者肝穿刺活检发现，75% ～ 95% 有脂肪浸润。还有人观察到，每天饮酒超过 80 ～ 160g 则酒精性脂肪肝的发生率增长 5 ～ 25 倍。

3. 快速减肥性脂肪肝

禁食、过分节食或其他快速减轻体重的措施可引起脂肪分解短期内大量增加，消耗肝内谷胱甘肽（GSH），使肝内丙二醛和脂质过氧化物大量增加，损伤肝细胞，导致脂肪肝。

4. 营养不良性脂肪肝

营养不良导致蛋白质缺乏是引起脂肪肝的重要原因，多见于摄食不足或消化障碍，不能合成载脂蛋白，以致甘油三酯积存于肝内而形成脂肪肝。

5. 糖尿病脂肪肝

糖尿病患者中约 50% 可发生脂肪肝，其中以成年病人为多。因为成年后糖尿病人有 50% ～ 80% 是肥胖者，其血浆胰岛素与血浆脂肪酸水平增高。

6. 药物性脂肪肝

某些药物或化学毒物通过抑制蛋白质的合成而导致脂肪肝，如四环素、肾上腺皮质激素、嘌呤霉素、环己胺、吐根碱以及砷、铅、银、汞等。降脂药也可通过干扰脂蛋白的代谢而导致脂肪肝。

【治疗】

1. 推拿疗法

推拿作为一种简单方便的外治方法，不仅可以改善脂肪肝的临床证候，还可以调整全身的代谢紊乱状态，从而改善肝功能，保护肝脏。可选取中脘、关元、水分、天枢穴进行推拿，每日 1 次。

2. 腧穴疗法

（1）穴位贴敷：用柴胡、大黄、生半夏、三七等分打成粉，用水和醋搅匀，用纱布贴于脂肪肝患者的日月、期门、肝俞、脾俞、足三里。

（2）穴位注射：将 2mL 丹参注射液注射到患者双侧肝俞、脾俞、足三里、丰隆、三阴交等穴位。

3. 透皮给药疗法

用长泰灵 I 型涂抹肝俞、胆俞、脾俞、胃俞，同时可涂抹阳陵泉，每天 1 ～ 2 次，每次 2 ～ 3 遍。保持足够的药液浓度，根据病情不同涂抹遍数随之加减。

九、单纯性肥胖

【概述】

单纯性肥胖是一种由多种因素引起的慢性代谢性疾病，以体内脂肪细胞的体积和细胞数增加导致体脂占体重的百分比异常增高，并在某些局部过多沉积脂肪为特点。单纯性肥胖患者全身脂肪分布比较均匀，没有内分泌紊乱现象，也无代谢障碍性疾病，其家族往往有肥胖病史。

单纯性肥胖属于中医学“肥人”“肉人”的范畴，古代文献对此已有论述，最早记载见于《内经》,《素问·异法方宜论》曰:“其民华食而脂肥”,《素问·通评虚实论》有“甘肥贵人，则高梁之疾也”的描述。《灵枢·卫气失常》将肥胖分为三种类型:“腘肉坚皮满者，肥；腘肉不坚皮缓者，膏；皮肉不相离者，肉……膏者多气而皮纵缓，故能纵腹垂腴，肉者身体容大，脂者其身收小。”即有肥、有膏、有肉。在《灵枢·逆顺肥瘦》中谈到:“广肩腋，项肉薄，皮厚而黑色，唇临临然，其血黑以浊，其气涩以迟。”是对肥胖临床特征的描述。

【病因病机】

1. 遗传因素

父母的体质遗传给子女时并不是由一个遗传因子决定的，而是由多种遗传因子来决定子女的体质，所以称为多因子遗传，例如非胰岛素依赖型糖尿病、肥胖就属于这类遗传。父母中有一人肥胖，则子女有 40% 肥胖的几率；如果父母双方皆肥胖，子女可能肥胖的几率升高至 70% ～ 80%。

2. 社会环境因素

很多人都有“能吃就是福”的观念。现今社会食物种类繁多，各式各样美食常在引诱人们，再加上大吃一顿几乎成了一种普遍的娱乐，这当然成为造成肥胖的主要原因。

3. 心理因素

为了解除心情上的烦恼、情绪上的不稳定，不少人是用吃东西来发泄，这是引起饮食过量而导致肥胖的原因。

4. 与运动有关的因素

运动有助于消耗脂肪。在日常生活之中，随着交通工具的发达、工作的机械化、家务量的减轻等，使得人体消耗热量的机会更少，但摄取的能量并未减少，因而导致形成肥胖。肥胖导致日常的活动越趋缓慢、慵懒，更再次降低热量的消耗，导致恶性循环，助长肥胖的发生。

【治疗】

1. 灸疗法

选择脾俞、胃俞、足三里、阴陵泉、公孙进行艾灸，每日 1 次，每次每穴 15 分钟，10 次为 1 个疗程。

2. 推拿疗法

（1）腹部掌摩法按摩：医者用手掌心紧贴患者腹部，沿顺时针及逆时针方向分别均匀按摩 10 分钟，以患者无不适主诉为度。此法每周 3 次，2 个月为 1 个疗程。

（2）循经点穴推拿：取肺、胃、脾、肾经，按经络走行部位进行推拿治疗，点中府、云门、腹结、府舍、中脘、气海、关元等穴，推拿膀胱经，并点按脾俞、胃俞、肾俞等穴。

3. 耳针疗法

主穴：饥点、神门、交感、内分泌、三焦。

配穴：脾虚湿阻型配脾、胃、肺、膀胱、肾、皮质下；胃热湿阻型配胃、结肠、小肠、大肠、脾、肺、心、膀胱等；肝郁气滞型配肝、胆（胰）、皮质下、子宫、卵巢、内生殖器；脾肾两虚型配脾、肾；阴虚内热型配心、肾；食欲亢进配口、外鼻、皮质下、胃；便秘配结肠、直肠、肺；月经不调配子宫、皮质下、肾、肝；水肿性虚胖配肾、脾、膀胱、肺；有家族肥胖史者配肾、肾上腺。

操作方法：患者端坐位，耳郭用 75% 的酒精消毒，将生王不留行籽固定在 0.5cm × 0.5cm 大小的脱敏胶布的中心，把胶布贴在耳郭穴位皮肤上。每次取单侧耳穴，每 2 ～ 3 天换贴 1 次，两耳交替。治疗期间嘱患者每天按压耳穴 3 ～ 4 次，每次每穴 1 分钟，食欲亢进者进餐前多按压，便秘者每天早晨起床前多按压。

4. 透皮给药疗法

用长泰灵Ⅱ型涂抹脾俞、胃俞、大肠俞，可同时涂抹足三里和肥胖局部，每天 1 ～ 2 次，每次 2 ～ 3 遍。保持足够的药液浓度，根据病情不同涂抹遍数随之加减。

十、偏头痛

【概述】

偏头痛是临床最常见的原发性头痛类型，临床以发作性中重度、搏动样头痛为主要表现；头痛多为偏侧，一般持续 4 ～ 72 小时，可伴有恶心、呕吐，光、声刺激或日常活动均可加重头痛，安静环境、休息可缓解头痛。偏头痛是一种常见的慢性神经血管性疾患，多起病于儿童和青春期，中青年期达发病高峰，女性多见，人群中患病率为 5% ～ 10%。

【病因病机】

偏头痛的病因尚不明确，可能与遗传因素、内分泌和代谢因素、饮食与精神因素有关；另外，一些环境和精神因素如紧张、过劳、情绪激动、睡眠过度或过少、月经等也可成为其诱发因素。

偏头痛的发病机制尚不十分清楚，目前主要有以下学说：

1. 血管学说

传统血管学说认为偏头痛是原发性血管疾病。颅内血管收缩引起偏头痛先兆症状，随后颅外、颅内血管扩张，血管周围组织产生血管活性多肽，导致无菌性炎症而发生搏动性头痛。

2. 神经学说

神经学说认为偏头痛发作时神经功能的变化是首要的，血流量的变化是继发的。偏头痛先兆是由扩展性皮层抑制引起。CSD 是指各种有害刺激引起的起源于大脑后部皮质（枕叶）的神经电活动抑制带，此抑制带以 2 ～ 5mm/min 的速度向邻近皮质扩展，并伴随出现扩展性血量减少。两者均不按照脑动脉分布扩展，而是按大脑皮质细胞构筑模式进行，向前扩展一般不超越中央沟。CSD 能很好地解释偏头痛先兆症状。

3. 三叉神经血管学说

该学说的解剖生理基础是三叉神经血管复合体。颅内痛觉敏感组织如脑血管、脑膜血管、静脉窦，其血管周围神经纤维随三叉神经眼支进入三叉神经节，或从后颅窝进入 1、2 颈神经（C1、C2）后根；两者在三叉神经节和 C1、C2 脊神经节换元后，发出神经纤维至三叉神经颈复合体，后者由三叉神经脊束核尾端与 C1、C2 后角构成；三叉神经颈复合体发出神经纤维，经脑干交叉后投射至丘脑。

该学说认为，三叉神经节损害可能是偏头痛产生的神经基础。当三叉神经节及其纤维受刺激后，可引起 P 物质（SP）降钙素基因相关肽（CGRP）和其他神经肽释放增加。这些活性物质作用于邻近脑血管壁，可引起血管扩张而出现搏动性头痛，还可使血管通透性增加，血浆蛋白渗出，产生无菌性炎症，并刺激痛觉纤维传入中枢，形成恶性循环。

【治疗】

1. 推拿疗法

（1）先用大拇指指端自眉心向上垂直平推至发际，双手交替，往返 18 次；再用大拇指指腹沿两眉中点印堂穴处向两侧平推至太阳穴，左右手往返交替各 9 次。

（2）用食、中两指指腹沿眉弓向两侧推至太阳，左手食、中两指推向右，再抹回来；右手食、中指推向左，亦配合抹法，如此往返各 9 次。

（3）用一指禅推法，以双手大拇指指端从内眼角沿眼眶推至外眼角，先上后下，往返推 8 ～ 10 遍；或将双手大拇指放在同侧太阳穴上，用食指一侧轮着刮眼眶，方向向上，往返 9 次。

（4）用双手大拇指指腹按揉太阳穴，顺、逆时针方向各 9 次；用中指指腹按压攒竹（双）、鱼腰（双）、阳白（双）、四白（双）、迎香（双）各 15 秒，以稍感酸胀为度；用食指或中指指腹点按头顶百会穴 2 分钟。

（5）一手扶头侧，一手五指分开并微屈，在太阳穴旁自前向后来回推擦，然后换手推擦另一侧太阳穴旁，每侧各 18 次。

（6）用大鱼际揉法轻揉印堂、前额部、左右眉弓、太阳穴，每个部位各 49 次。

2. 针刺疗法

（1）肝阳上亢型

首选穴：太冲、太阳、风池、肝俞。

备用穴：瞳子髎、足临泣、外关、绝骨、太溪。

方法：首选穴与备用穴分成两组，每日或隔日一组轮流针刺，留针半小时。

10次为1个疗程。

（2）痰湿型

首选穴：头维、印堂、风池、脾俞。

备用穴：丰隆、足三里、中脘、内关。

方法：首选穴与备用穴分成两组，每日或隔日一组轮流针刺，用泻法，留针半小时。10次为1个疗程。

（3）瘀血型

首选穴：头部压痛点、膈俞、太阳、风池。

备用穴：大椎、血海、合谷、角孙。

方法：首选穴与备用穴分成两组，每日或隔日一组轮流针刺，用泻法，留针半小时。10次为1个疗程。

3. 耳针疗法

取穴：额、枕、皮质下、神门。

方法：每次取2～3对穴，每天或隔日1次。

4. 透皮给药疗法

用长泰灵Ⅰ型涂抹太阳穴，可同时涂抹肝俞、胆俞，每天1～2次，每次2～3遍，可舒筋止痛。

十一、面神经麻痹

【概述】

面神经麻痹即面神经炎，俗称“歪嘴巴”“吊线风”，是以面部表情肌群运动功能障碍为主要特征的一种疾病。它是一种常见病、多发病，一般症状是口眼歪斜，患者往往连最基本的抬眉、闭眼、鼓腮等动作都无法完成。

【病因病机】

引起面神经炎的病因有多种，临床上根据损害发生部位可分为中枢性面神经炎和周围性面神经炎两种。

1. 中枢性面神经炎

病变位于面神经核以上至大脑皮层之间的皮质延髓束，通常由脑血管病、颅内肿瘤、脑外伤、炎症等引起。周围性面神经炎病损发生于面神经核和面神经。

2. 周围性面神经炎

常见病因包括以下方面：①感染性病变，多由潜伏在面神经感觉神经节的病毒被激活引起；②耳源性疾病，如中耳炎；③自身免疫反应；④肿瘤；⑤神经源性因素；⑥创伤；⑦中毒，如酒精中毒，长期接触有毒物；⑧代谢障碍，如糖尿病、维生素缺乏；⑨血管机能不全；⑩先天性面神经核发育不全。

【治疗】

1. 针刺疗法

主穴：地仓、水沟、颧髎、四白、太阳、丝竹空、翳风、睛明。

配穴：合谷、内庭。

治法：每次选主穴 4 ～ 5 穴，配穴 1 穴。面部穴可用透刺法，据透刺之两穴间距离选针，以针尖到达止穴后再刺入 0.3 寸左右为宜。进针时宜迅速点刺破皮，然后慢慢送针，不可提插捻转，针身与皮肤成 10° ～ 15° ，针尖指向止穴，可用左手拇指或食指贴附在皮肤上感觉针尖和针身的位置、方向和深浅。最佳者应将针身置于肌纤维之间，但不可过深。配穴宜直刺，用小幅度振颤法，有明显得气感后留针 20 ～ 30 分钟。在留针期间行针 1 ～ 2 次，施捻转法，平补平泻。每日或隔日 1 次，10 次为 1 个疗程，疗程之间间隔 5 ～ 7 天。

2. 穴位贴敷

主穴：分 3 组，分别是：①阳白、四白、牵正、地仓；②下关、翳风；③阿是穴（共 9 个刺激点，第 1 点在患侧内颊黏膜部咬合线上，相当于第二臼齿相对区，在此点前后 0.5cm 处各为一刺激点，然后在咬合线上下约 0.5cm 的平行线上各选和前三点相对应的刺激点 6 个）。

配穴：颊车、太阳、大椎、大迎、瞳子髎。

贴敷药物：分 2 组，分别是：①麝香 2g，全蝎 1.5g，白胡椒 1.5g，白花蛇 1g，蜈蚣 1 条。共研细末。②川芎、当归各 500g，黄连 600g，植物油 500g，同置煎枯去渣，炼至滴水成珠，加黄丹 360g 搅匀收膏。取膏用文火熔化后加入天牛粉 280g，搅匀后分摊于纸上，每帖膏重 2g。

3. 放血疗法

主穴：口腔内黏膜刺区，共 3 个，分别是：①后区：患侧大臼齿对侧；②中区：患侧小臼齿对侧；③前区：患侧上下犬齿对侧。

治法：每次可选定1个刺区，上部病变较重者取后区，中部病变较重者取中区，下部病变较重者取前区。如病程短者，可探寻口腔黏膜的麻痹区或硬结处。治疗时先令患者用温盐水漱口，清洁口腔，再以消毒之铍针（如无铍针可用手术刀代替）在选好之刺区对口腔黏膜划割，做斜切口，长1～1.5cm，深0.1～0.3cm（小儿酌减）；然后用拇指与食、中指按摩挤压，并以压舌板向下刮血，体壮者多出血，体弱者少出血，直至血色鲜红为止。术后以5%盐水棉块蘸少许白糖敷贴刺血处。上法每日或隔日施行1次。注意操作时应严格消毒，有出血倾向者及孕妇禁用本法。

4. 灸疗法

主穴：翳风、风池。

治法：施灸时令病人取卧位，将纯艾制成的半个花生米大小的艾炷用线香点燃后施灸，以局部感到温热为宜。每日1次，10次为1个疗程。

5. 透皮给药疗法

用长泰灵Ⅰ型涂抹病变局部，每天1～2次，每次2～3遍。保持足够的药液浓度，根据病情不同涂抹遍数随之加减。

十二、膈肌痉挛

【概述】

膈肌痉挛俗称呃逆或胃神经症，属膈肌功能障碍性疾病，系吸气时声门突然闭合产生的一种呃声，这种膈肌异常的收缩运动是由于迷走神经和膈神经受到刺激所引起。引起呃逆的原因很多，如平常进食过快、进刺激性食物和吸入冷空气等产生膈肌痉挛，轻者间断打嗝，重者可连续呃逆或呕逆，可伴有腹胀、腹痛，个别甚至出现小便失禁。

【病因病机】

膈肌痉挛可由于饮食不节、过食生冷或寒凉药物导致寒结胃中，以及恼怒抑郁，情志失和，以致肝气犯胃引起；也有少数是胃中阴液损伤或脾胃气虚所造成。正常人也可因进食过快、进食刺激性食物和吸入冷空气而产生呃逆。严重的脑部疾病、尿毒症、胸腹疾病亦可引起呃逆。部分胸、腹腔手术后也可出现呃逆现象。膈肌痉挛的基本病机为胃失和降、胃气上逆动膈。

【治疗】

1. 推拿

穴位或部位：内关、缺盆、天突、膻中、上脘、中脘、下脘、腹部等。

常用手法：按法、摩法、揉法、擦法、点法等。

（1）掐按中指：分别用自己的左右手指用力掐住中指顶部，过 1 ～ 2 分钟即可缓解。

（2）掐按内关穴：用手指掐按内关穴效果也较好。

（3）刮眉棱骨：将双手的拇指压在两侧太阳穴上，用弯出的食指侧面从眉骨的内侧向外侧刮，稍稍用力，以微有痛感为佳。

2. 针刺疗法

此方法目前国内报道较多，如分别针刺少商穴、迎香穴、双侧膈俞穴，一次有效率可达 90% 以上；也可同时针刺足三里、三阴交，配内关、太冲穴，缓解率可明显提高。

3. 穴位注射

（1）用 5mL 注射器、7 号针头抽取维生素 $B_1$100mg 及维生素 $B_6$50mg，垂直刺入内关穴，有针感后回抽无血即快速注药，每穴注射 2mL，无效者于 2 小时后重复 1 次。

（2）用 5mL 注射器、7 号针头抽取阿托品 0.5mg，垂直刺入足三里穴 1.5 ～ 2cm，病人感到酸胀后缓慢注入 0.25mg；同法再于另一侧足三里穴注入。

同上述方法还可用维生素 K_3、普鲁卡因、异丙嗪等药物注射，亦多能收到良好效果。

（3）首次将 100mg 利多卡因加入莫菲管中静滴，然后用 10% 葡萄糖 500mL 加入利多卡因 500mg 以 30 ～ 40 滴 / 分的速度维持静滴，半小时后效果不佳者可再从莫菲管中加入 100mg，待呃逆控制后维持 1 ～ 2 天。

4. 透皮给药疗法

用长泰灵 I 型涂抹脾俞、胃俞穴，可同时涂抹内关穴，每天 1 ～ 2 次，每次 2 ～ 3 遍。

十三、痛风

【概述】

痛风又称高尿酸血症，是人体嘌呤代谢障碍引起的一种疾病，属于关节炎的一种。人体嘌呤的新陈代谢发生紊乱时，导致人体尿酸的合成增加或排出减少，造成高尿酸血症，当人体血尿酸浓度过高时，尿酸以钠盐的形式沉积在关节、软骨和肾脏中，引起组织异物炎性反应，即痛风。

中医学亦有“痛风”病名，且历代医家有所论述。元·朱丹溪《格致余论》就曾列痛风专篇，云：“痛风者，大率因血受热已自沸腾，其后或涉水或立湿地……寒凉外抟，热血得寒，汗浊凝滞，所以作痛，夜则痛甚，行于阳也。”明·张景岳《景岳全书·脚气》中认为，外是阴寒水湿，今湿邪袭人皮肉筋脉；内由平素肥甘过度，湿壅下焦；寒与湿邪相结，郁而化热，停留肌肤……病变部位红肿潮热，久则骨蚀。清·林佩琴《类症治裁》：“痛风，痛痹之一症也，……初因风寒湿郁痹阴分，久则化热致痛，至夜更剧。”西医学的痛风属于中医的“痛痹”“历节”“脚气”范畴。

【病因病机】

痛风可以由饮食、天气变化（如温度、气压突变）、外伤等多方面因素引发。

饮酒容易引发痛风，因为酒精在肝组织代谢时大量吸收水分，使原来已经接近饱和浓度的尿酸加速进入软组织形成结晶，导致身体免疫系统发生过度反应（敏感）而造成炎症。

一些食品经过代谢后，其中部分衍生物可以引发原来积蓄在软组织的尿酸结晶重新溶解，这时可诱发并加重关节炎。

本病为外周关节的复发性急性或慢性关节炎，是因过饱和高尿酸血症体液中的单钠尿酸盐结晶在关节、肌腱内及其周围沉积所致。痛风患者男女发病比例为20∶1，女性痛风发病率低的主要原因是女性体内雌激素能促进尿酸排泄，并可抑制关节炎发作。

痛风最重要的生化基础是高尿酸血症。正常成人每日约产生尿酸750mg，其中80%为内源性、20%为外源性尿酸，这些尿酸进入尿酸代谢池，每日代谢池中的尿酸约60%进行代谢，其中1/3约200mg经肠道分解代谢，2/3约400mg经肾脏排泄，从而可维持体内尿酸水平的稳定，其中任何环节出现问题均可导致高尿酸血症。

【治疗】

1. 针刺疗法

病变在下肢取肾俞、三阴交，配以太溪、大敦、太冲、足三里、丘墟、足临泣；病变在上肢取小肠俞、曲池，配以合谷、后溪。急性期用泻法，恢复期用平补平泻法，留针 30 分钟，每隔 5 分钟行针 1 次。视病情轻重缓急，每日或隔日 1 次，7 ～ 10 次为 1 个疗程，疗程之间间隔 3 ～ 5 日。

2. 放血疗法

取红肿热痛处阿是穴针刺后用火罐拔出瘀血 50 ～ 100mL，每周治疗 2 次。

3. 中药外敷

以大黄、苍术、黄柏、牛膝、忍冬藤研粉制成清消止痛散，敷于患处，每天换药 1 次，连续 3 天。

4. 刮痧疗法

首先用刮痧板以均匀力度由上到下、由轻到重、先中间后两边（脊柱及华佗夹脊穴）反复刮拭患者背部，以局部出现痧斑、痧疹或灼热感为度；刮痧后用碘伏溶液消毒痧斑点、痧疹点和阿是穴，以三棱针进行点刺，深达皮下，使之出血；最后用火罐拔吸刺血部位，留置 10 ～ 15 分钟。以上操作每 5 天 1 次，8 次为 1 个疗程。

5. 透皮给药疗法

用长泰灵 Ⅰ 型涂抹肾俞穴，可同时涂抹病变局部，每天 1 ～ 2 次，每次 2 ～ 3 遍。

十四、风湿性关节炎

【概述】

风湿性关节炎是一种常见的急性或慢性结缔组织炎症性病变。风湿性关节炎广义上应该包括类风湿性关节炎，可反复发作并累及心脏，属变态反应性疾病，是风湿热的主要表现之一，多以急性发热及关节疼痛起病，临床表现以关节和肌肉游走性酸楚、重着、疼痛为特征。

风湿在医学上是指关节及其周围软组织不明原因的慢性疼痛。风湿性疾病则指一大类病因各不相同，但共同点为累及关节及周围软组织（包括肌肉、韧带、滑囊、筋膜）的疾病。本病除关节有疼痛外，尚伴有肿胀和活动障碍，呈发作与缓解交替的慢性病程。由于患者的血液循环不通畅，导致肌肉或组织所需要的营养无法通过血液循环来输送，致使患者肌肉缺少营养而加速老化，变得僵硬，严重的会导致患者肌肉和血管萎缩，部分患者可出现关节致残和内脏功能衰竭。

【病因病机】

1. 外感六淫之邪

六淫是指风、寒、暑、湿、燥、火六种正常之气太过之邪气，风湿病主要是受到风、寒、湿邪气侵入而发生的，风气胜者为行痹，寒气胜者为痛痹；湿气胜者为着痹。风、寒、湿邪闭阻经络和关节，不通则痛，故而引起关节肿胀疼痛。

2. 痰浊瘀血内生

痰浊与瘀血既是人体在病邪作用下的病理产物，也可以作为病因作用于人体。风湿病大多有慢性进行过程，疾病已久，则病邪由表入里，由轻而重，导致脏腑功能失调，结果就产生痰浊与瘀血，这是风湿病缠绵而难治的根本原因。

3. 营气卫血失调

营行脉中，卫行脉外，阴阳相贯、气调血畅则营养四肢百骸、脏腑经络；卫气在外保护人的体表，防御邪气侵入。营卫不和则邪气乘虚而入，故营卫失调是风湿病发病的重要因素之一。

本病的病因病机主要是外邪、正虚、瘀血三个方面。病之初起以邪实为主，病位在皮肉经络，久病则多属正虚邪恋，病位深入筋骨脏腑。由于病情反复发作，久病入络而致血瘀。邪、虚、瘀三者既相互区别，又互相渗透、互为因果。

【治疗】

1. 推拿疗法

先用推、理、揉手法，轻轻按摩，先使患部肌肉松弛、气血畅行；继而使用点、按、捏、拿手法，达到舒筋活络止痛的目的；最后用摇、滚、揉等手法。每次治疗时间 15 ～ 30 分钟，2 ～ 3 天 1 次。

2. 中药熏蒸

以制川乌 15g、制草乌 15g、乌梢蛇 1 条、全蝎 5g、蜈蚣 2 条、威灵仙 20g、海风藤 20g、伸筋草 20g、透骨草 20g、羌活 15g、独活 15g、防己 15g、地龙 15g、鸡血藤 25g 煎汤后熏蒸。

3. 穴位注射

采用黄瑞香、天麻、祖师麻等注射液混合均匀后穴位注射。

4. 透皮给药疗法

用长泰灵Ⅰ型涂抹病变局部，每天 1 ～ 2 次，每次 2 ～ 3 遍。

十五、类风湿关节炎

【概述】

类风湿关节炎是一种以慢性侵蚀性关节炎为特征的全身性自身免疫病。类风湿关节炎的病变特点为滑膜炎，以及由此造成的关节软骨和骨质破坏，最终导致关节畸形。如果不经过正规治疗，约 75% 的患者在 3 年内出现残废。类风湿关节炎分布于世界各地，在不同人群中的患病率为 0.18% ～ 1.07%，其发病具有一定的种族差异，印第安人高于白种人，白种人高于亚洲黄种人。在我国的总患病人数逾 500 万。类风湿关节炎在各年龄中皆可发病，高峰年龄在 30 ～ 50 岁，一般女性发病多于男性。

【病因病机】

类风湿关节炎的发病原因尚不明确，一般认为与遗传、环境、感染等因素密切相关。

1. 遗传因素

类风湿关节炎患者一级亲属中患病的风险较普通人群高 1.5 倍。研究结果显示，与类风湿关节炎相关的各种因素中，遗传因素占 50% ～ 60%。与类风湿关节炎发病相关的易感基因包括 HLA-DR、PAD_{14} 和 $PTPN_{22}$ 等。

2. 感染因素

某些病毒和细菌感染可能作为始动因子，启动携带易感基因的个体发生免疫反应，进而导致类风湿关节炎的发病。与类风湿关节炎发病相关的病原体包括 EB 病毒、细小病毒 B_{19}、流感病毒等。

3. 性激素

类风湿关节炎发病率男女之比为 1 ：（2 ～ 4），提示性激素可能参与发病。另外，女性类风湿关节炎患者在怀孕期内病情可减轻，分娩后 1 ～ 3 个月易复发，提示孕激素水平下降或雌 – 孕激素比例失调可能与类风湿关节炎的发病有关。

4. 其他因素

吸烟、寒冷、外伤及精神刺激等因素可能与类风湿关节炎的发生有关。

【治疗】

1. 推拿疗法

先用推、理、揉手法，轻轻按摩，先使患部肌肉松弛、气血畅行；继而使用点、按、捏、拿手法、达到舒筋活络止痛的目的；最后用摇、滚、揉等手法。每次治疗时间 15 ～ 30 分钟，2 ～ 3 天 1 次。

2. 穴位注射

采用黄瑞香、天麻、祖师麻等注射液混合均匀后穴位注射。

3. 透皮给药疗法

用长泰灵Ⅰ型涂抹肾俞穴，同时涂抹病变局部，每天 1 ～ 2 次，每次 2 ～ 3 遍。

4. 其他疗法

（1）痛点靶向疗法：以病痛局部或压痛点作为治疗部位进行治疗的方法称为痛点靶向疗法，或称为穴位靶向疗法。阿是穴的主治病症多为疼痛，其作用以近治作用为主。从古至今阿是穴应用广泛，其镇痛消炎作用的主要机理是对痛点疏通瘀滞、调理气血，经络气血通畅，通则不痛。该类穴在调理气血方面弥补了十四经穴和经外奇穴的不足。可用磁可贴（贴膏中央有钕铁硼生物永磁体）贴于痛点部位，使之产生毛细血管扩张作用；可同时在膏贴内配合使用相应药物，使之渗入骨关节部位，达到舒筋活络、消炎镇痛的作用。

（2）药物贴脐疗法：药物贴脐疗法是利用少量中草药敷贴于脐中穴，通过脐部对药物的吸收，激发经络之气，以疏通经脉、调和气血、调节脏腑阴阳平衡，从而达到治疗目的的一种治疗方法。治疗类风湿性关节炎的方法有药膏敷脐法、散阴膏加味贴脐法、除阴膏加味贴脐法。

十六、强直性脊柱炎

【概述】

强直性脊柱炎（AS）是以骶髂关节和脊柱附着点炎症为主要病变的疾病。某些微生物（如克雷伯杆菌）与易感者自身组织具有共同抗原，可引发异常免疫应答。本病主要是四肢大关节和椎间盘纤维环及其附近结缔组织发生纤维化和骨化，是以关节强直为病变特点的慢性炎性疾病。强直性脊柱炎属风湿病范畴，是血清阴性脊柱关节病的一种。该病的病因尚不明确，是以脊柱为主要病变部位的慢性病，累及骶髂关节，引起脊柱强直和纤维化，造成不同程度的眼、肺、肌肉、骨骼病变，属自身免疫性疾病。

【病因病机】

遗传基因和环境因素在本病的发病中起主要作用。目前已证实 AS 的发病和 HLA-B27 密切相关，并有明显家族聚集倾向。正常人群的 HLA-B27 阳性率因种族和地区不同差别很大，我国为 6% ～ 8%，但我国 AS 患者的 HLA-B27 阳性率为 90% 左右。另有资料显示，AS 的患病率在患者家系中为 4%，在 HLA-B27 阳性的 AS 患者一级亲属中高达 11% ～ 25%，这提示 HLA-B27 阳性者或有 AS 家族史者患病的危险性增加。但是，大约 80% 的 HLA-B27 阳性者并不发生 AS，大约 10% 的 AS 患者为 HLA-B27 阴性，这提示还有其他因素参与发病，如肠道细菌及肠道炎症。

近年来临床研究发现强直性脊柱炎的发病与人体自身的免疫失调有密切关系。强直性脊柱炎病人在免疫学检查中发现，免疫球蛋白、Cf 反应蛋白均有不同程度的改变，这说明强直性脊柱炎与自身免疫功能有关。

【治疗】

1. 推拿疗法

用推拿整脊平衡手法治疗强直性脊柱炎，对患者采取脊柱生物力学的被动运动法施行推拿整脊平衡疗法，分脊柱前后运动法、棘突左右侧运动法、棘突左和右斜 45° 运动法、脊柱小关节前后运动法。治疗顺序为自上而下，上自环椎、下止骶椎，手法频率以 60 次 / 分为宜，在肩、肘、腕关节放松空虚状态进行起伏性按压局部。

2. 针刺疗法

腰阳关、命门、风市穴做齐刺；取肌肉的骨骼附着点炎症所导致的脊椎骨突、髂嵴、股骨大转子、坐骨结节及足跟、足掌等疼痛部位的阿是穴做扬刺；取足三里、阳陵泉、悬钟穴，进针 1.5 寸，行补法。

3. 中药贴敷

将羌活、白芷、制川乌、制草乌、乳香、没药、鸡血藤、制马钱子、冰片、樟脑按一定比例制成蠲痹膏，在常规使用柳氮磺胺吡啶片治疗的基础上将蠲痹膏加热后贴于强直性脊柱炎患者下腰背疼痛或不适处。

4. 透皮给药疗法

用长泰灵Ⅰ型涂抹脊柱和病变局部，每天 1 ～ 2 次，每次 2 ～ 3 遍。

第五章　皮肤科病证

一、疣

【概述】

疣是发生于皮肤浅表的一种良性赘生物。本病中、西医均称为疣。《诸病源候论·疣目候》载:“人手足边忽生如豆，或如结筋，或五个，或十个，相连肌里，粗强于肉”。本病依据发病部位及皮损形态的不同而具有不同的名称，中医学有“疣目”“鼠乳”“扁瘊”“线瘊”“跖疣”等名称。本病主要分为以下类别:

1. 疣目

本病多发于儿童及青少年。皮损为扁平坚实性赘生物，初起如针头大，可渐增至黄豆大，呈半球状，突出皮肤，色浅黄或灰白，表面蓬松枯槁，坚硬而粗糙。原发性皮损体积渐次增大后可自身接种，数目增多，少则二三个，多则数十个。本病呈慢性病程，有一定自限性，可自行消退。

2. 鼠乳

本病多见于幼儿。皮损为半球形丘疹，小如米粒，大如黄豆；皮损中央有脐窝，表面有蜡样光泽，挑破顶端可挤出白色乳酪样物质；数目不定，数个或数十个不等，呈簇集性或散在性分布。有轻度传染性，愈后不留疤痕，可自行消退。

3. 扁瘊

本病多见于青年人。皮损表面光滑，呈淡红色或褐色、针头或米粒大小的扁平丘疹。多为散在分布，簇集分布者可融合成片，常因搔抓沿表皮划痕处出现一连串新损害。本病皮损区可有轻度瘙痒，可自行消退，但也可复发。

4. 线瘊

本病多见于中年女性。皮损多为单个丝状细软凸起，呈褐色或红色，可自行消退，但也可复发。

5. 跖疣

本病多生于足部多汗者。皮损为角质化丘疹，中央较凹，外周有黄色角质环或白色乳头状角质物。数目较多，可融合成片。皮损易出血，且具明显压痛。

【病因病机】

本病内因多为风热毒邪侵犯肌肤，或怒气伤肝，肝旺血燥，筋脉肌肤不荣；外因多为摩擦、外伤致局部气血凝滞而成。明代薛己所著《外科枢要》则指出："疣属肝胆少阳经，风热血燥，或怒动肝火，或肝客淫气所发。盖肝热水涸，肾气不荣，故精亡而筋挛也。"

【治疗】

1. 疣目

（1）中药熏洗疗法

①苦木洗剂

组成：苦参、木贼、香附各 60g。

用法：上药加水 1.5L，煮沸后熏洗患处，每日 1～2 次，每次 10～20 分钟。

②板蓝根煎剂

组成：板蓝根 60g。

用法：上药加水 800mL 煎煮取汁，先熏后洗，每日 2～3 次，每次 10～20 分钟。

（2）中药贴敷法

①鸦胆子糊

组成：鸦胆子 10g。

用法：先将皮损处用温水清洗，去除角质层。将 1～5 粒鸦胆子捣烂贴敷患处，胶布固定，隔日 1 次，直至痊愈。

②大蒜泥

组成：大蒜 10g。

用法：先清洗皮损区，去除角质层。将大蒜捣成蒜泥涂于疣体，或切成薄片贴于疣体，以医用胶布固定。隔日 1 次，一般 2～4 次疣体软化，5～8 次后痊愈。

（3）推治法：疣体处常规消毒后，用蘸有 35% 三氯化铁溶液的竹签棉棒抵住疣的根部，棉棒与皮肤约成 30°，向前用力猛推，疣体可被除掉。推一次疣体不能完全脱落时，可再次将疣体全部推除。除掉疣体后基底部常有出血，此时用推疣的棉棒立即压迫止血。

（4）刮除法：刮除法是一种用刮匙将疣体刮除的治疗方法。疣体处常规消毒后，根据疣体大小选用型号合适的无菌刮匙，匙缘贴近疣体的边缘，刮匙与皮面约呈 60°，向前下方稍用力即将疣体刮除。如疣体未完全脱落可再刮，直至疣体全部脱落，然后用蘸有三氯化铁溶液的棉棒压迫止血，再点涂孟氏长泰灵Ⅰ号，待干燥后擦除即可。

（5）针刺疗法：疣体处常规消毒后，沿疣基底部平行进针，然后捻转针柄，使针从疣对侧基底部穿出，见针尖冒出为止。用同样方法再穿刺一针，使两针呈“十”字交叉状。约 5 分钟捻转一次，每次快速捻转约 30 次。留针 30 分钟，每日 1 次，直至疣体脱落。

（6）透皮给药疗法：用长泰灵Ⅰ型洗剂喷洗患处，再用长泰灵Ⅱ型均匀涂抹，缓慢搓揉，每日 2 次，每次 2 ～ 3 遍。

2. 鼠乳

（1）钳夹法：消毒后用蚊式镊子钳除皮损豆渣样小栓，外涂紫药水即可。损害较多者可分批治疗，隔 3 ～ 4 天再治 1 次。

（2）针刺法：用消毒的注射针头挑破皮损处，挤出豆渣样小栓，外涂紫药水或碘酒。损害较多者可分批治疗。

3. 扁瘊

（1）中药熏洗法

①消疣洗剂

组成：马齿苋 30g（鲜者加倍），苍术、蜂房、陈皮各 9g，细辛 6g，蛇床子、苦参各 9g。

用法：上药加水 150mL，煎沸后洗涤患处，每日 2 ～ 3 次，10 次为 1 个疗程。

②马齿苋合剂

组成：马齿苋 30g，大青叶 30g，败酱草 30g，紫草 9g。

用法：上药加水 1500mL，煎沸后熏洗患处，每日 1 ～ 2 次，每次 20 ～ 30 分钟。

③牡蛎汤

组成：生牡蛎 30g，金钱草 60g，红花 9g。

用法：上药煎汤外洗患处，每日 1 次，每次 20 分钟。

（2）中药贴敷疗法：用半斑膏治疗。

组成：生半夏、斑蝥各 15g。

制法：上药共研极细末，用 10% 的稀盐酸调成糊状备用。

用法：先将扁平疣进行消毒，然后用消毒的小梅花针叩打疣的顶部，待出血后将药涂于顶端，一般先稍有烧灼感，继而干燥结痂，1 周后可痊愈。

（3）铍针法：常选一侧相应的耳穴，用揿针垂直刺，以不穿进软骨为限，然后贴小块胶布固定，并嘱病人每日用手轻揉 1 ～ 3 次，以加强刺激；留针 3 ～ 7 天后出针，然后在对侧耳穴施针，左右交替，10 次为 1 个疗程。

（4）梅花针法：取长柄梅花针，进行常规叩刺，先刺整体（背俞穴连线），再刺重点（胸 1 至胸 5 夹脊穴连线），最后密刺患处，以疣体渗血为度，每日或隔日治疗 1 次，7 ～ 10 天为 1 个疗程。

（5）针刺疗法：同疣目。

（6）透皮给药疗法：用长泰灵Ⅱ型洗剂喷洗患处，均匀涂抹，缓慢搓揉，每日 2 次，每次 2 ～ 3 遍。

4. 线瘊

（1）推疣法：方法同疣目。

（2）结扎法：用细丝线或头发结扎疣的根底部，数日后可自行脱落。

（3）中药贴敷法：用石灰龙骨粉。

组成：生石灰 5g，龙骨粉 25g，冰片 2g。

制法：将生石灰浸入水中，混合液以 2 ～ 4 层纱布过滤，滤液沉降片刻后将上层水弃去，留沉降之石灰呈半固体状，入铁锅内用文火炒成微黄色（约需 1 小时）；然后取炒石灰 5g，加龙骨粉 25g、冰片 28g 混匀共研细末，密贮瓶内待用。

用法：将药粉倒少许在疣体上，以拇指反复揉搓至疣体松动为止，再以拇指加压扭转即脱落，以硝酸银棒涂抹后敷消毒纱布，24 小时后取下，血痂一般在 7 ～ 10 日后脱落。

（4）透皮给药疗法：用长泰灵Ⅱ型洗剂喷洗患处，均匀涂抹，缓慢搓揉，每日 2 次，每次 2 ～ 3 遍。

5. 跖疣

（1）透皮给药疗法：用长泰灵Ⅱ型洗剂喷洗患处，均匀涂抹，缓慢搓揉，每日 2 次，每次 2 ～ 3 遍。

（2）中药熏洗法：方法同疣目。

（3）钝刮法：疣体消毒局麻后，用刀尖轻划疣体四周，再用钝刮器剥离疣体，使之与正常组织完整分离，遗留疮面止血、包扎，一般 1 次可愈。

二、蛇串疮

【概述】

蛇串疮的西医病名是带状疱疹，本病是由水痘－带状疱疹病毒所引起，以沿单侧周围神经分布的簇集性小水疱为特征，常伴有明显的神经痛。本病多发于胸胁，因此又名“缠腰火丹”，亦称为火带疮、蛇丹等，好发于春秋季节。

本病好发于中老年人等体质虚弱人群，且老年人发病时病情往往较重。本病愈后很少复发，极少数病人可多次发病。

发病初期，其皮损为呈带状分布的红色斑丘疹，继而在斑疹上出现粟粒大小簇集的半透明水疱，连接成串，形若串珠，聚集数处，呈带状排列；疱液初为透明，日久可化脓，继而破裂，伴有剧烈刺痛。本病好发于胸胁部及头面部，常发于身体一侧，并沿单侧皮神经走行分布，不超过人体中线。发于头面者病情常较重，累及眼周及耳周者尤甚，常伴剧烈疼痛及视觉、听觉下降，甚者引发面神经麻痹。

本病发病前常有全身不适、疲乏无力、发热等外感症状，皮损区常有皮肤灼热、感觉过敏等前驱症状，1 ～ 3 日后继而出现皮损及疼痛。年龄不同、体质不同，本病表现亦有不同。青少年或体质强壮者如发病一般疼痛较轻，可伴有瘙痒；年老体弱者疼痛剧烈且范围较广、时间较长；部分患者皮损消退后遗留顽固性神经痛，可持续数月或数年。

【病因病机】

中医学认为本病常因情志内伤，肝郁化火，肝经火毒瘀积，发于胸胁；或挟湿邪下注，发于下肢或阴部；或肝火挟风，上窜头目，发于头面。年老或体质虚弱者常因气血两虚，正气不足，湿热未清，气血瘀滞，经络不通，不通则痛，导致疼痛绵延不消，病程迁延。西医学认为本病与水痘均由水痘－带状疱疹病毒引起，为同一病毒引起的不同疾病。

【治疗】

1. 中药贴敷法

（1）复方雄黄酊

制法：雄黄 50g，冰片 2g，用 75% 的酒精浸泡。

用法：以医用棉签蘸取药液涂抹患处，每日 3 ～ 5 次。

（2）蜈黄散

制法：蜈蚣 8 条，大黄 15g，黄连 15g，黄柏 20g，没药 10g，乳香 10g，研末。

用法：以清水将上药调为糊状，均匀涂抹皮损，每日 1 次。

（3）二味拔毒散

制法：白矾、明雄黄等分为末。

用法：以茶水将上药调为糊状，均匀涂抹患处，每日 1 ～ 2 次。

（4）四黄散

制法：黄连、黄柏、黄芩、大黄、乳香、没药各 10g，共研细末。

用法：以清水或金银花露调成糊状，均匀涂抹于皮损区，或作围药敷。每日 1 次。

（5）地龙液

组成：鲜地龙 10 条，白糖 50g。

用法：取鲜地龙 10 条，洗净放于碗内，将碗盖好，约半日即化为水，用干净瓶收贮备用。用时将 6 ～ 8 层纱布浸润药液后敷于患处。每 3 ～ 5 小时涂 1 次。

2. 中药擦涂法

（1）玉露膏

组成：芙蓉叶 1000g，凡士林 500g。

用法：将芙蓉叶放于熔开的凡士林中，小火煎熬至焦黑为度，滤去渣，加黄蜡适量，冷却后成膏。用时将膏薄敷皮损区，每日 1 次，适用于本病初期。

（2）中药 1 号泥膏

组成：五倍子、生黄柏、伸筋草、生半夏粉各 20g，食用面粉适量。

制法：将五倍子与面粉炒至热后放冷，然后与黄柏、生半夏、伸筋草共研细末，过箩成粉即为外敷中药 1 号粉。

用法：将药粉用醋调成糊状泥膏，大火煮熟，冷却后用泥膏外敷皮损区，用白麻纸外封，再用胶布或布带固定。每日 1 次。

3. 针刺疗法

取皮损区阿是穴、内关、阴陵泉、足三里、内庭。局部阿是穴以毫针平刺，余穴用毫针直刺 1 ～ 1.5 寸，泻法。留针 30 分钟，每日 1 次。若水疱不破或疼痛较重者，可用三棱针点刺，继而拔罐将疱液与瘀血拔出，以减轻刺痛不适感。疼痛日久者可加用耳针。

4. 透皮给药疗法

先用长泰灵Ⅰ型洗剂喷洗患处，再用长泰灵Ⅲ型洗剂喷洗患处并均匀涂抹，缓慢搓揉，每日 2 次，每次 2 ～ 3 遍。

三、湿疹

【概述】

湿疹是一种过敏性炎症性皮肤病。本病依据病程可分为急性期、亚急性期及慢性期，无明确发病人群及发病季节，体质虚弱者较易发病。中医学根据皮损部位对湿疹有诸多定名，如“恋眉疮”“绣球风”“旋耳疮”等。

本病多局限于某一局部且境界清楚；可表现为明显的肥厚浸润及表面粗糙，可呈苔藓样变，皮损呈红褐或褐色；一般伴有丘疱疹、脱屑及抓痕；皮损改变多有湿润变化倾向，常反复发作，时轻时重，呈阵发性瘙痒。

本病急性期起病较快，皮损常呈原发性、对称性及多形性。可发于身体任何部位，亦可以泛发全身。病变常为片状，无明显边界，中心较重，四周较轻。皮损为多数密集的丘疱疹或丘疹，形如粟米，基底潮红。抓破后可有出血、糜烂、结痂。患者自觉瘙痒难耐，昼夜不宁。

亚急性期常由急性期未能及时治疗，病情迁延所致。皮损较急性期轻，仅有少量水疱或糜烂，以丘疹或结痂为主。自觉瘙痒难耐，夜间尤甚。

慢性湿疹常因急性或亚急性湿疹长期不愈，或反复发作所致。皮损多局限于四肢、躯干或头面某一部位，皮损呈明显苔藓样改变，并且伴有抓痕、血痂、色素沉着。瘙痒呈阵发性，夜间、精神紧张或饮酒后加重明显。慢性湿疹病程较长，容易反复发作，时轻时重。

【病因病机】

湿疹的发病内因是心、肺、肝、胆、脾、肾等脏腑功能发生变化，病位主要责之于心、脾两脏；湿、热、风三种邪气为发病的主要外因。

【治疗】

1. 中药药浴法

本法多用于急性湿疹，可用以下方剂：

（1）三黄洗剂

组成：大黄、黄柏、黄芩、苦参等分研末。

用法：上药用清水煎汤，反复清洗皮损区，每日 1 ～ 2 次。如皮损区瘙痒剧烈者，可加入薄荷脑 1g。

（2）徐长卿洗方

组成：徐长卿 50 ～ 100g，生白矾 10 ～ 15g。

制法：取徐长卿加水 1 ～ 2kg 煎汤去渣，加入生白矾溶化即得。

用法：用棉垫或无菌纱布浸湿药液，洗涤及湿敷患处，保持干湿适度，每日 3 ～ 5 次，每日换 1 次药液。

2. 中药箍围法

本法多用于亚急性湿疹，可用柏倍湿疹散。

制法：黄柏 20g，苦参、五倍子、蛇床子各 10g。共研细末，麻油适量调和。

用法：将上药调为糊状，均匀涂抹患处，用弹力帽或纱布包扎，每日 3 ～ 4 次。

3. 针刺疗法

取皮损区阿是穴、内关、阴陵泉、内庭。局部阿是穴以毫针平刺，余穴毫针直刺 1 ～ 1.5 寸，泻法。留针 30 分钟，每日 1 次。急性期可在皮疹局部刺络放血，再用拔罐将疱液与瘀血拔出，可明显减轻瘙痒。病程较长者可在皮损局部加用梅花针叩刺，以皮损局部微微出血为度。

4. 透皮给药疗法

用长泰灵Ⅱ型洗剂喷洗患处，均匀涂抹，缓慢搓揉，每日2次，每次2～3遍。

四、风瘙痒

【概述】

风瘙痒是指无原发性皮肤损害而以瘙痒为主要症状的皮肤感觉异常性皮肤病。中医文献中又称之为风痒、血风疮、痒风、谷道痒、阴痒等。《诸病源候论》云："风瘙痒者，是体虚受风，风入腠理，与气血相搏而俱往来于皮肤之间。邪气微，不能冲击为痛，故但瘙痒也。"本病相当于西医学的皮肤瘙痒症。

瘙痒为本病的主要症状，可为阵发性，白天轻，夜间重，可因饮酒、情绪变化、受热、搔抓、摩擦后发作或加重。无原发性皮损，由于连续反复搔抓，可引起抓痕、表皮剥脱和血痂，日久皮肤可出现肥厚、苔藓样变、色素沉着以及湿疹样变。

患者常因瘙痒而失眠或夜寐不安，白天精神不振，甚至影响食欲。

发生在秋末及冬季，因气温骤冷所诱发者常因瘙痒而失眠或夜寐不安，称冬季风瘙痒，一般春暖可愈；发于夏季由温热所诱发者称夏季风瘙痒，入冬则轻。

【病因病机】

风瘙痒多为禀赋不耐，血热内蕴，外邪侵袭，致血热生风而痒；或因病久、年老体弱，气血亏虚，风邪乘虚外袭，血虚生风，肌肤失养而痒；或为饮食不节，损伤脾胃，湿热内生，日久化热生风，郁于肌肤而发为痒；或由情志内伤，五志化火，血热内蕴，化热动风而痒。

【治疗】

1. 中药熏洗法

（1）瘙痒洗药1号

组成：蛇床子30g，地肤子30g，百部15g，苦参30g，花椒15g，明矾15g。

制法及用法：上药加水1500mL，煮沸后过滤去渣，趁热先熏后洗，早晚各1次。适用于局部瘙痒。

（2）瘙痒洗药2号

组成：千里光30g，金银花30g，蛇床子30g，茵陈20g，白鲜皮20g，苦参30g。

制法及用法：上药加水1500mL，煮沸后过滤去渣，趁热先熏后洗，早晚各1次。

（3）苦胆汁

组成：苦参250g，猪胆汁4枚。

制法及用法：取苦参250g加水适量煎沸，过滤去渣，临用前加猪胆汁4枚搅匀，温洗患处。

2. 药浴疗法

组成：枯矾120g，黄柏120g，朴硝500g，野菊花25朵。

制法及用法：上药加水15～20L，煎煮片刻，滤过后趁温洗浴，至微出汗为度，每天1次。

3. 针刺疗法

取曲池、合谷、足三里、三阴交、血海，毫针刺1～1.5寸，泻法为主，留针30分钟。急性期每日1次，慢性期隔日1次。

4. 透皮给药疗法

先在瘙痒局部应用长泰灵Ⅰ型洗剂喷药3～4遍后均匀涂抹，再于喷涂长泰灵Ⅱ型洗剂3～4遍。皮肤松软部位在每次用药后需用手按揉；皮肤紧实部位用药后需用空拳击打局部。如此反复，每次3～4遍，每日2次。

五、荨麻疹

【概述】

荨麻疹是一种以皮肤出现苍白色或淡红色风团，皮损时隐时现，伴有局部瘙痒为主要表现的过敏性皮肤病。《诸病源候论·风瘙身体瘾疹候》中曰："邪气客于皮肤，复逢风寒相折，则起风瘙瘾疹。"本病皮损具有时隐时现的特点，故称之为瘾疹。

本病可发于任何年龄及季节。

本病发病突然，皮损可出现于任何部位。皮损为大小不等、形态不一的淡红色或苍白色风团，边界清楚，消退迅速，消后不留痕迹。患者自觉灼热、瘙痒明显；部分患者可伴有发热、恶寒等外感症状；如变应原侵犯消化道黏膜，患者可伴有恶心呕吐、腹泻等症状；侵犯咽喉或支气管时，患者常伴有喉头水肿及呼吸困难，严重者可发生晕厥。

本病根据病程长短可分为急性与慢性两种。病程在 1 ～ 2 周内者为急性；慢性荨麻疹可反复发作，经年不愈。本病患者血液检查嗜酸性粒细胞比例常升高。

【病因病机】

荨麻疹的病因病机较为复杂，主要包括六淫侵袭，其中以风邪为首；或脏腑失调、七情内伤；或禀赋异常，内外合邪所致。外感邪气、某些药物、食物常是发病诱因。风邪是本病发病的关键因素，或感受风邪而发，或风邪与内在病理因素搏结而发，或郁热生风而发。

【治疗】

1. 中药熏洗法

（1）香砂洗剂

组成：香樟木、蚕砂、苏叶、威灵仙各 30g。

用法：上药加水适量，煮沸过滤去渣即得。熏洗患处。

（2）苍耳洗剂

组成：苍耳草、冬瓜皮、凌霄花、楮桃叶各 30g。

用法：上药加水适量，煮沸过滤去渣即得。熏洗患处。

（3）浮萍洗剂

组成：浮萍、樟树叶、金银花、苦参各 30g。

用法：上药加水适量，煮沸过滤去渣。熏洗患处。

（4）地肤子洗剂

组成：地肤子 12g，白鲜皮 9g，防风 9g，川断 9g，赤芍 9g，透骨草 9g，一枝篙 9g，独活 9g，荆芥 9g。

用法：上药加水 1.5L 煎煮后熏洗全身，洗时应避风。

2. 中药外涂法

组成：百部、白酒（或 75% 的酒精）。

用法：以 10% ～ 25% 的浓度配方，夏天浸泡 3 ～ 5 天，冬天浸泡 5 ～ 7 天。滤过去渣，外搽皮损区，每日 3 ～ 5 次。

3. 针刺疗法

（1）邻近取穴：皮疹以头部为主者，以针刺丝竹空、迎香、风池为主；皮疹以腰部为主者，针刺肝俞、肾俞；皮疹以腹部为主者，针刺中脘；皮疹以下肢为主者，针刺伏兔、风市、足三里、委中。

（2）循经取穴：风邪侵犯阳经者，针刺大椎、血海、足三里；血燥生风者易侵及肝经，针刺三阴交、血海、曲池。

（3）按病因取穴：由肠胃不和所致者，取大肠俞、中脘、合谷、委中；由风热之邪所致者，取大椎、风池、百会、委中。

毫针浅刺，留针 30 分钟。急性发作期每日 1 次，缓解期隔日 1 次。

4. 耳针疗法

取穴：神门、肺区、枕部、麻疹区、肾上腺、内分泌等。

方法：每次选 2 ～ 3 穴，强刺激，针刺后留针 30 分钟，每日 1 次。也可采用耳环针埋藏，2 ～ 3 天取换 1 次，两耳交替。

5. 穴位注射

取穴：肺俞、曲池、三阴交。

方法：每次取 2 穴，各注入中药注射液 0.5mL，每日 1 次。

6. 拔罐疗法

在神阙穴区拔火罐，留罐 3 ～ 5 分钟后取罐再拔，连续 3 次，每日治疗 1 次，3 次为 1 个疗程，一般需要 2 ～ 3 个疗程。适用于顽固性病例。

7. 透皮给药疗法

用长泰灵Ⅱ型洗剂喷洗患处，均匀涂抹，缓慢搓揉，每日 2 次，每次 10 ～ 20 分钟。或将长泰灵Ⅱ型洗剂喷于曲池、血海两穴，再缓慢搓揉，每日 2 次，每次 30 分钟。本法多用于泛发性荨麻疹。

六、漆疮

【概述】

漆疮是指因皮肤或黏膜接触某些外界致病物质后所引起的皮肤急性炎症反应。本病有一定自限性，除去病因后可自行痊愈。中医文献中根据接触物质的不同及其引起的症状特点而有不同的名称，如“漆疮”“膏药风”“马桶癣”等。

本病发病前有明确的接触史。除强酸、强碱等一些强烈的刺激物立即引起皮损而无潜伏期外，大多需经过一定的潜伏期才发病。第一次接触某种物质，潜伏期在 4 ～ 5 天以上，再次接触发病时间则缩短。

本病一般起病较急，皮损主要表现为红斑、丘疹、丘疱疹、水疱甚至大疱，破后糜烂、渗液，严重者则可有表皮松解，甚至坏死、溃疡。发生于口唇、眼睑、包皮、阴囊等皮肤组织疏松部位者皮肤肿胀明显，呈局限性水肿而无明显边界，皮肤光亮，皮纹消失。自觉灼热、瘙痒，严重者感觉灼痒疼痛，少数患者伴畏寒发热、恶心呕吐、头晕头痛。

皮损的形态、范围、严重程度取决于接触物质种类、性质、浓度、接触时间的久暂、接触部位和面积大小，以及机体对刺激物的反应程度。皮损形状与接触物大抵一致，一般仅局限于刺激物接触部位，尤以面颈、四肢等暴露部位为多，但亦可因搔抓或其他原因将接触物带至身体其他部位使皮损播散，甚至泛发全身。

本病一定有自限性，一般去除病因后如处理得当，1 ～ 2 周内可痊愈。若反复接触刺激物或处理不当，病情迁延而转变为亚急性或慢性，表现为轻度红斑、丘疹、境界不清，或为皮肤轻度增厚及苔藓样变。

【病因病机】

由于禀赋不耐，皮肤腠理不密，接触某些物质如漆、药物、塑料、橡胶制品、染料和某些植物的花粉、叶、茎等，使毒邪侵入皮肤，蕴郁化热，邪热与气血相搏而发病。

【治疗】

1. 透皮给药疗法

先在皮损瘙痒局部应用长泰灵Ⅰ型洗剂喷 3 ～ 4 遍后均匀涂抹，再于皮损区喷涂长泰灵Ⅱ型洗剂 3 ～ 4 遍。对皮肤松软部位每次用药后需用手按揉。

2. 其他疗法

皮损以肥厚粗糙为主，或有鳞屑，或呈苔藓样变者，可选用软膏剂如 3% 黑豆馏油、糠馏油或皮质类固醇激素类软膏外涂。

七、粉刺

【概述】

粉刺，西医学称之为痤疮，是一种以颜面、胸、背等处生丘疹，可挤出白色碎米样粉汁为主要表现的皮肤病，为皮脂腺及毛囊的慢性炎症。《医宗金鉴·外科心法要诀》记载："此证由肺经血热而成，每发于面鼻，起碎疙瘩，形如黍屑，色赤肿痛，破出白粉汁。"

本病好发于颜面、胸背部及臀部，多发于青春期，皮损常因情志不畅或月经前后明显加重。皮损初起为针头大小的红色丘疹，上有白色脓头，可挤出白色或淡黄色脂栓。因感染而形成的小丘疹，顶端可出现脓疱，丘疹消退后可短期残留色素沉着或凹陷样疤痕。本病严重者称为聚合型痤疮，可同时出现紫红色结节、脓肿、囊肿及疤痕，常伴有皮脂分泌增多。患者常伴有轻度瘙痒或疼痛。本病病程长短不一，青春期后多痊愈。

【病因病机】

本病可由素体阳热偏胜，肺经蕴热，复感风邪，上熏头面而发；或平素过食辛辣油腻，湿热互结，上蒸颜面而致；或脾气不足，失于运化，痰湿内停，日久化热，湿热瘀痰凝结于肌肤所致。

【治疗】

1. 中药外涂法

组成：白蔹、白石脂、杏仁各 15g。

用法：将杏仁用热水浸泡去皮尖后与其他药共研末，过箩成极细粉，装瓶备用。每次使用时取适量药粉，加鸡蛋清调和，睡前涂于面部，早上起床后洗去。

2. 针刺疗法

取穴：局部阿是穴、曲池、血海、丰隆、内庭。

方法：局部阿是穴毫针浅刺，余穴毫针刺 1 ～ 1.5 寸，泻法为主。1 ～ 2 日 1 次。

3. 透皮给药疗法

用长泰灵Ⅱ型洗剂喷洗患处后均匀涂抹，缓慢搓揉，每日 2 次，每次 2 ～ 3 遍。或将长泰灵Ⅱ型洗剂喷于曲池、血海、阴陵泉等穴，再缓慢搓揉，每日 2

次，每次 2 ～ 3 遍。

八、油风

【概述】

油风为一种头部毛发突然发生斑块状脱落的慢性皮肤病。《医宗金鉴 · 外科心法要诀》云：“此证毛发干焦，成片脱落，皮红光亮，痒如虫行，俗名鬼剃头。由毛孔开张，邪风乘虚袭入，以致风盛燥血，不能荣养毛发。”本病相当于西医学的斑秃。

本病表现为头发突然成片迅速脱落，脱发区皮肤光滑，边缘的头发松动，很容易拔出，拔出时可见发干近端萎缩，呈上粗下细的“感叹号”样。脱发区呈圆形、椭圆形或不规则形，数目不等，大小不一，可相互连接成片，或头发全部脱光而呈全秃。严重者眉毛、胡须、腋毛、阴毛甚至毳毛等全身毛发脱落而呈普秃。

一般无自觉症状，多在无意中发现。常在过度劳累、睡眠不足、精神紧张或受刺激后发生。本病病程较长，可持续数月或数年，多数能自愈，但也有反复发作或边长边脱者。开始长新发时往往纤细柔软，呈灰白色，类似毫毛，以后逐渐变粗变黑，最后恢复正常。

【病因病机】

本病多因过食辛辣炙煿，或情志抑郁化火，损阴耗血，血热生风，风热上窜巅顶，毛发失于阴血濡养而突然脱落；或跌仆损伤，瘀血阻络，清窍失养，发脱不生；或久病致气血两虚，肝肾不足，血不养发，肌腠失润，发无生长之源，毛根空虚而发落成片。

【治疗】

1. 中药熏洗法

组成：雄黄 15g，硫黄 15g，凤凰衣 15g，穿山甲（炮）9g，滑石粉 30g，生猪板油 30g，鲜猪苦胆汁 1 个。

制法：以上前 5 味中药共研细末，用猪板油、猪苦胆汁调和药末，捣如泥即成。

用法：用时以纱布包好，轻轻用力搽抹患处，每日 2 次。

2. 针刺疗法

主穴：风池、胆俞、太冲、太溪。

配穴：风门、肝俞、肾俞、支沟、足三里。

手法：强刺激，交替使用。

3. 耳针疗法

取穴：肺、肾、交感等。

手法：每次选 2 ～ 3 穴，留针 20 ～ 30 分钟，每日 1 次。

4. 透皮给药疗法

在病变局部应用长泰灵Ⅰ型洗剂，喷药 1～2 遍后均匀涂抹，每次 3～4 遍，每日 2 次。

九、牛皮癣

【概述】

牛皮癣，西医学称之为神经性皮炎，是一种皮肤状如牛项之皮、厚且坚硬的慢性瘙痒性皮肤病。在中医古代文献中，因其好发于颈项部，且病程迁延，又称为“摄领疮”“顽癣”。

本病多见于青壮年人，呈慢性病程，时轻时重，常于夏季加重。本病多发于颈项部及额部，其次为尾骶部、肘窝、腘窝，亦可见于腰背部、髋部、外阴或肛周等部位。皮损常呈对称分布，亦可沿皮肤皱褶或皮神经分布而呈线状分布。皮损初起为有聚集倾向的扁平丘疹，皮肤干燥，皮色呈淡褐色，表面光滑。病程日久，皮损融合成片，且逐渐扩大，表面干燥、脱屑。长期搔抓可导致皮损浸润增厚，嵴沟明显，呈苔藓样改变。患者自觉皮损区奇痒难耐，入夜尤甚。本病常因情绪激动或睡眠欠佳而加重。本病病程长，多经年不愈，易反复发作。

【病因病机】

内因多为情绪刺激导致肝气郁滞，郁久化热，热伏营血而生风化燥，发为皮肤瘙痒；外因为风、湿、热邪客于肺、脾二经所引起；外界物理摩擦刺激亦是本病的重要诱发因素之一。

【治疗】

1. 中药熏洗法

（1）七味葱根洗方

组成：当归 6g，独活 6g，白蔹 6g，生草乌 6g，生蒲黄 6g，生半夏 6g，葱根 7 个。

制法及用法：取生草乌、生半夏加水适量先煎，然后加其余五味煎汤，去渣即得。用时趁热先熏后洗，每日 2 ～ 3 次，药液每天换 1 次。

（2）苍肤子洗剂

组成：苍耳子、地肤子、威灵仙、艾叶、吴茱萸各 15g。

制法及用法：上药加水适量，浓煎取汁，外洗患处，每日 2 ～ 3 次。

2. 中药药浴法

（1）千里光藏青果药浴方

组成：千里光 500g，藏青果（捣）150g。

制法及用法：上药加水煎汤，去渣即得。外用沐浴，每日 1 次。

（2）野菊花四味药浴方

组成：野菊花 25g，花椒 200g，白矾 100g，芒硝 250g。

制法及用法：先将花椒加 20 倍水煮沸 10 分钟，加野菊花微煮，去渣，加入白矾、芒硝溶化即得。用时以温水稀释，外用沐浴，每日 1 次。

3. 中药擦涂法

（1）复方黄升软膏

组成：黄升 3g，黄柏 6g，枯矾少许，凡士林适量。

制法及用法：将黄升、黄柏、枯矾研为细末，用凡士林调制成 30% 软膏备用。用时局部外敷，每日 1 ～ 2 次。

（2）铜绿软膏

组成：铜绿、官粉、密陀罗、松香、黄蜡各 30g，香油 500g。

制法及用法：将香油煮开离火，然后放入黄蜡及松香，待药冷却时加入官粉、密陀罗及铜绿，快速搅拌（避免沉淀）制成软膏。用时先将病变周围涂抹一层凡士林以保护正常皮肤，然后在病变处涂一层 1 ～ 1.5mm 厚的铜绿软膏，再用纱布包好，每日 1 次。

4. 针刺疗法

主穴：曲池、合谷、血海、三阴交。

配穴：天柱、内关、委中、足三里。

手法：中强刺激，每日 1 次或隔日 1 次。

5. 灸疗法

用艾卷温和灸患处，每次 15 ～ 30 分钟，每日 1 ～ 2 次。适用于小块肥厚性皮损。

6. 穴位注射法

取穴：心俞、膈俞、肝俞、肺俞等。

方法：每穴注入维生素 B_6 注射液 0.2 ～ 0.3mL，隔日治疗 1 次，5 ～ 7 次为 1 个疗程。

7. 孟氏透皮疗法

用长泰灵Ⅱ型洗剂喷洗患处，均匀涂抹，缓慢搓揉，每日 2 次，每次 2 ～ 3 遍。

十、白疕

【概述】

白疕是一种易于复发的慢性红斑鳞屑性皮肤病，相当于西医的银屑病。《外科大成》云："白疕，肤如疹疥，色白而痒，搔起白疕，俗称蛇虱，由风邪客于皮肤，血燥不能荣养所致。"本病发病男性多于女性，北方多于南方，春冬季易发或加重，夏秋季多缓解，在自然人群中的发病率为 0.1% ～ 3%。

本病根据临床表现一般分为寻常型、脓疱型、关节型和红皮型 4 种类型。

1. 寻常型

临床最多见，发病较急。皮损初起为红斑、丘疹，逐渐扩大融合成片，边缘清楚，上覆以多层银白色糠秕状鳞屑，轻轻刮去鳞屑可见一层淡红色发亮的薄膜，称薄膜现象；刮除薄膜后可见小出血点，称为点状出血现象，为本病特征性皮损；在进行期皮肤外伤或注射针孔处常出现相同损害，称为同形反应；皮损发生在皱褶部位则易造成浸渍、皲裂。皮损可累及全身，但以头皮、躯干、四肢伸侧多见。多数患者冬重夏轻，病程较长，常反复发作。

2. 脓疱型

临床少见，可继发于寻常型，亦可为原发性。临床上可分为泛发性和掌跖脓疱型两种。

（1）泛发性脓疱型：皮损特点为在红斑上出现群集性浅表的无菌性脓疱，脓疱如粟粒，可融合成脓湖。皮损可泛发躯干及四肢，口腔黏膜亦可受累，常见沟纹舌。可伴高热、关节肿痛等全身症状。病情好转后可出现典型白疕的皮损，病程长达数月或更久，常易复发，预后较差。

（2）掌跖脓疱型：皮损好发于掌跖部，皮损为在红斑基础上出现的多数粟粒大小的脓疱，1～2周后自行干涸，形成黄色痂屑或小鳞屑，以后又在鳞屑下出现小脓疱，反复发作，逐渐向周围扩展。一般情况良好。

3. 关节炎型

除有红斑、鳞屑外，还伴有关节炎的表现，以侵犯远端指、趾关节为主，常不对称，亦可侵犯大关节和脊柱。受累关节红肿、疼痛，重者可有关节腔积液、强直、关节畸形。

4. 红皮病型

常由寻常型治疗不当或脓疱型消退过程中转变而成，表现为全身皮肤弥漫性潮红、肿胀和脱屑，在潮红的皮肤中可见片状正常的“皮岛”。可伴有发热、畏寒、头痛及关节痛、淋巴结肿大等全身症状。病程较长，可数月或数年不愈，治愈后可有典型的白疕皮损。

【病因病机】

本病总因营血亏损，化燥生风，肌肤失养所致。初起多为风寒或风热之邪侵袭肌肤，以致气血不畅，阻于肌表而发；或兼湿热蕴积，外不能宣泄，阻于肌表而发。病久则气血耗伤，血虚风燥，病情更为加重；或因营血不足，以致瘀阻肌表而成；或禀赋不足，肝肾亏虚，冲任失调，更使营血亏损。

【治疗】

1. 中药熏洗法

（1）金萹水洗剂

组成：金钱草45g，萹蓄30g，楮桃叶60g。

制法及用法：上药加水适量，浓煎过滤去渣取汁，外洗患部，每日2～

3 次。

（2）止痒洗药

组成：蛇床子、地肤子、苦参、黄柏、鹤虱各 15g，蜂房、生大黄、生杏仁、枯矾、大枫子、朴硝、蝉蜕、丹皮各 9g。

制法及用法：上药加水适量，煮沸过滤去渣取汁，趁热熏洗患处，每日 1 次，每次约 30 分钟。

2. 中药擦涂法

组成：苦参 30g，百部、野菊花、猫眼草各 9g，白酒 50mL。

制法及用法：将上药共研粗末，加白酒浸泡 5 ～ 7 天，过滤即得。用于涂搽患处，每日 2 ～ 3 次。

3. 放血疗法

先在委中穴按摩 10 余下，消毒皮肤后用毫针刺委中穴，以出现强烈的酸麻胀痛感为度，行针 10 ～ 15 分钟。

4. 透皮给药疗法

用长泰灵Ⅰ型洗剂涂抹病变局部，重点在肺俞穴，每天 1 ～ 2 次，每次 2 ～ 3 遍。保持足够的药液浓度，根据病情不同涂抹遍数随之加减。

第六章 外科病证

一、冻疮

【概述】

冻疮是指人体受寒邪侵袭所引起的全身性或局部性损伤，相当于西医的冻伤。局部性冻伤者病情较轻，以局部肿胀、麻木、痛痒、青紫，甚则破溃成疮为主症；全身性冻伤者病情较重，以体温下降、四肢僵硬为主要特征。

局部性冻疮主要发于手背、足跟、耳郭等暴露部位，多呈对称性。轻者受冻部位皮肤先苍白，继而红肿，或有硬结、斑块，边缘焮红，中央青紫，自觉灼痛、麻木，暖热时自觉灼热、痒痛。重者则有大小不等的水疱或肿块，皮肤淡白或暗红，或转紫色，疼痛剧烈，或感觉消失，局部出现暗红色血疱，血疱破溃后渗流脓血水，收口缓慢，常需 1 ～ 2 个月或更长时间。

全身性冻疮初起出现寒战，继则感觉迟钝，疲乏无力，出现视物模糊、幻觉、嗜睡、不省人事，体温逐渐降低，瞳孔散大，对光反射迟钝，呼吸变浅，脉搏细弱，甚至呼吸、心跳停止而死亡。

【病因病机】

本病多发于冬令时节或寒冷潮湿环境，加之平素气血虚弱，或因静坐少动，寒邪侵袭过久，耗伤阳气，以致气血运行不畅而成冻疮，重则肌肤腐烂。此外，暴冷着热或暴热着冷也可导致气血瘀滞而腐烂成疮。

【治疗】

1. 中药外洗法

中药外洗法适用于小面积冻伤且病情较轻者。选用干红辣椒面 90g、干姜（研面）30g、生大蒜头（切细）30g，加酒精 0.5kg 浸泡 1 周后滤液，药渣再加酒精半斤浸泡数天，过滤去渣，两次滤液混合，加樟脑 9g 备用。洗涤患处，每日

3～4次。

2. 中药外敷法

（1）紫珠膏：紫珠草叶研粉过筛，高压灭菌后与凡士林或适量的冻疮膏调配成软膏即为紫珠膏。将冻疮溃疡面清洁后涂紫珠膏，消毒纱布覆盖，每日1～2次。

（2）生肌玉红膏：白芷、甘草、当归各60g，生甘草30g，白及、血竭、紫草、轻粉各1.5kg，麻油0.5kg。先将当归、甘草、紫草、白芷入油中煎枯，去渣后加白蜡熔化后离火，待药膏将冷时加轻粉、血竭调匀即成。将冻疮清洗干净后涂此膏，每日1～2次。

3. 透皮给药疗法

透皮给药疗法适用于小面积冻伤且病情较轻者。用长泰灵Ⅱ型洗剂喷洗患处，均匀涂抹，缓慢搓揉，每日2次，每次2～3遍。

二、烧烫伤

【概述】

烧烫伤是因热力（火焰、灼热气体、液体、固体）、化学物质、放射性物质及电引起的损伤。早在《肘后备急方》中就有汤火灼伤“用年久石灰敷之或加油调”和“猪脂煎柳白皮成膏外敷”的记载。烧伤后轻则局部出现红斑，次则出现水疱，重则出现皮肉焦黑或筋骨外露，损及脏腑。

【病因病机】

由于强热作用于人体，热毒入侵，伤及气血，气血瘀滞，轻者皮肉腐烂，重者热毒炽盛，伤及体内阴液，或热毒内攻脏腑，以致脏腑失和、阴阳失调。

【治疗】

1. 中药外敷法

（1）清凉膏

组成：风化石灰0.5kg，清水2kg。

用法：将石灰加水搅拌至混浊，澄清后取水1份加麻油1份充分搅匀，使之呈蛋白状。涂患处，不包扎。

（2）地榆膏：地榆研粉（用或炒碳），用麻油调敷患处。也可加入等量大黄使用。

以上两方用于轻度烧烫伤。

2. 中药湿敷法

用于脓液较多的创面，以及肉芽创面以准备植皮，目的在于清除渗液及坏死组织，减轻感染，使之迅速脱痂，保护肉芽组织。可用 3% 的黄柏溶液浸湿纱布 4 ～ 8 层湿敷创面，每日更换 3 ～ 4 次；或用 0.75% 的枯矾混悬液（枯矾 7.5g，冰片 2.5g，羧甲基纤维素钠 3g，生理盐水 1000mL）浸湿纱布进行创面湿敷。临床观察发现，0.75% 的枯矾混悬液用于烧烫伤创面对绿脓杆菌有明显的抑制作用，对霉菌也有一定的抑制作用。

3. 中药药浴法

用于四肢感染的创面焦痂分离期，严重烧烫伤残留小创面有严重感染者，目的在于清洁创面，减少创面细菌繁殖，促进焦痂分离，引流痂下积脓，对感染重的肉芽创面亦可作植皮前的准备。

用温热生理盐水或虎地煎液（虎杖、地榆）等进行局部浸泡或全身浸泡。水温高于病人体温 1℃，浸泡时间为 0.5 ～ 1 小时，浴后需用无菌巾吸干身上多余的水。严重烧烫伤患者全身浸泡后一般都会出现体温升高、脉搏加快、感觉疲乏等，休息数小时后可逐步复原。

4. 透皮给药疗法

透皮给药疗法适用于小面积烧伤且病情较轻者。用长泰灵 1 型洗剂喷洗患处，均匀涂抹，缓慢搓揉，每日 2 ～ 4 次，每次 2 ～ 3 遍。

三、痔疮

【概述】

痔疮是直肠末端黏膜下和肛管皮肤下的直肠静脉丛发生扩大、曲张所形成的柔软静脉团，或肛缘皮肤结缔组织增生或肛管皮下静脉曲张破裂形成的隆起物。根据发病部位不同，痔可分为内痔、外痔及混合痔，以内痔为多见。

内痔多发于成年人，初发常以无痛性便血为主要症状，血液与大便不相混，多在排便时滴血或射血。出血呈间歇性，每因饮酒、过劳、便秘或腹泻时便血复发和加重，出血严重时可引起贫血。肛门检查时见齿线上黏膜呈半球状隆起，色鲜红、暗红或灰白。随着痔核增大，在排便时或咳嗽时可脱出肛外，若不及时回纳，可形成内痔嵌顿，并有分泌物溢出，肛门坠胀。根据病情轻重程度不同，内痔可分为三期：

Ⅰ期：痔核较小，如黄豆或蚕豆大，色鲜红，质柔软，不脱出肛外，大便带血或滴血。

Ⅱ期：痔核较大，形似红枣，色暗红，大便时脱出肛外，便后能自行还纳，大便滴血较多或射血一线如箭。

Ⅲ期：痔核如鸡蛋或更大，色灰白，大便时或行走时脱出肛外，不能自行还纳；一般不出血，一旦出血则呈喷射状；痔核脱出后如不尽快还纳，则易嵌顿绞窄而发生肿胀，甚至糜烂坏死。

【病因病机】

本病多因脏腑本虚，静脉壁薄弱，兼因久坐、负重远行，或长期便秘，或泻痢日久，导致脏腑功能失调，风燥湿热下迫，气血瘀滞不行，阻于魄门，筋脉横解而生痔。或因气血亏虚，摄纳无力，气虚下陷，则痔核脱出。

【治疗】

1. 中药熏洗法

（1）苦参汤

组成：苦参60g，蛇床子30g，白芍15g，金银花30g，菊花8g，黄柏15g，地肤子15g，石菖蒲9g。

用法：上药加水适量，煮沸，过滤去渣，趁热倒入盆内，盆上放置带孔的木架，患者臀部坐在木架上，待药汤水温在40℃左右拿掉木架，臀部进入盆中坐浴，每日2～3次，每次20～30分钟。或用毛巾蘸药汁趁热敷患处，冷则更换。

适应证：内痔及内痔嵌顿水肿者。

（2）硝矾洗剂

组成：朴硝20g，明矾15g。

用法：上药混合后用开水冲溶，然后先熏后洗，每次20～30分钟，每日1～2次。

适应证：内痔及内痔嵌顿水肿者。

（3）硝黄洗剂

组成：苦硝30g，大黄15g，金银花30g，蒲公英3g，马齿苋30g，苦参

30g。

用法：上药加水适量，文火煎煮约 30 分钟，过滤去渣，趁热先熏后洗，隔日 1 ～ 2 次，每次约 20 分钟。

适应证：炎性外痔。

（4）五倍子汤

组成：五倍子、朴硝、桑寄生、蜂房、荆芥各 30g。

用法：上药加水适量，如痒甚可加花椒 30g，水煎外洗。

适应证：内、外痔及内痔嵌顿者。

2. 中药贴敷法

组成：飞炉甘石 20g，乳香、没药各 3g，大黄 30g，冰片 1g，儿茶 15g，轻粉 10g，枯矾 10g，黄连 15g，黄柏 15g，血竭 15g，水龙骨 30g。

用法：上药共粉碎后用茶油（或凡士林）调成糊状，外敷患处。

适应证：混合痔及内痔嵌顿者。

3. 针刺疗法

适用于内、外痔急性期，慢性期效果差。

（1）方案一

取穴：命门、肾俞、次髎、长强、会阴、承山、飞扬、委中、承扶、承筋。

方法：用毫针行泻法，行针 20 ～ 30 分钟，每日治疗 1 次。

（2）方案二

主穴：长强、承山。

配穴：大肠俞、白环俞、次髎、二白穴。

方法：每次主穴全取，先刺长强穴，直刺进针，强刺激，使针感扩散至肛门周围。配穴取 1 ～ 2 个，白环俞向内下方刺入，使针感扩散至肛门。均用强刺激，留针 30 分钟，每日 1 次。

4. 火针疗法

病人取侧卧位，局部消毒后，左手持酒精灯，右手持火针在酒精灯上烧至针尖发红时，快速在痔核上由里向外针刺。如痔核大可刺 2 ～ 3 行，深度可达痔的基底部。如为血栓外痔，在痔的外侧扎一针后可将血栓挤出，再从原针孔扎一针以止血。

5. 提肛锻炼

呼气时用全力提肛，意念引气上行，尽量使会阴和丹田相接；吸气时松肛，肛门与丹田一起松弛。如此一紧一弛，反复做20次。

6. 透皮给药疗法

用长泰灵Ⅰ型洗剂均匀涂抹患处、腰骶脊柱局部、小腹部及肚脐，尤应以骶骨、尾骨区及小腹部为主，继而在用药局部施以轻柔缓慢的摩法或揉法，每次2～3遍，每日2次。

四、筋瘤

【概述】

筋瘤是以筋脉色紫、盘曲突起如蚯蚓状、形成团块为主要表现的浅表静脉病变。筋瘤好发于下肢，相当于西医学的下肢静脉曲张交错所形成的静脉团块。

本病早期感觉患肢酸胀不适和疼痛，站立时明显，行走或平卧时消失。患肢静脉逐渐怒张，小腿静脉盘曲如条索状，色带青紫，甚则状如蚯蚓，瘤体质地柔软，抬高患肢或向远心方向挤压可缩小，但患肢下垂或放手可顷刻充盈回复。有的在肿胀处发生红肿、灼热、压痛等症状，经治疗后条索状肿胀较为坚韧。瘤体如被碰破可流出大量瘀血，经压迫或结扎后方能止血。病程久者皮肤萎缩，颜色褐黑，易伴发湿疮和臁疮（慢性溃疡）。

【病因病机】

由于长期从事站立负重工作，劳倦伤气，或多次妊娠，导致气滞血瘀，筋脉纵横，血壅于下而结成筋瘤；或骤受风寒，或涉水淋雨，寒湿侵袭，凝结筋脉，筋挛血瘀而成块成瘤；或因外伤筋脉，瘀血凝滞，阻滞筋脉络道而成。

【治疗】

1. 针刺疗法

局部穴可选用阿是穴；远端取穴可以选择阴陵泉、足三里。针刺1～1.5寸，泻法。

2. 放血疗法

用三棱针点刺局部静脉放血，或者点刺委中放血。

3. 透皮给药疗法

在局部涂抹长泰灵Ⅰ型或Ⅱ型洗剂，每次 1 ～ 2 遍，每日 2 次。

五、昆虫蜇伤

【概述】

昆虫蜇伤包括蜈蚣、蜂、蝎、蚂蟥、刺毛虫等蜇伤，轻者仅有局部红、肿、热、痛等症状，全身症状轻微，治疗上均可采用南通蛇药片化水局部涂擦；全身症状严重者可配合内科治疗。

1. 蜈蚣蜇伤

蜇伤处有一红血点，周围红、肿、发热、痒、剧痛，重者可伴有恶心、呕吐、头晕、浑身麻木等全身症状。

2. 蜂蜇伤

蜇伤处有红点，周围起红斑样丘疹，重者则出现潮红、肿胀，往往有水疱形成，瘙痒，剧烈疼痛，也可出现头晕、恶心等全身症状，严重者可造成过敏性休克。

3. 蝎蜇伤

蜇伤局部大片红肿，剧烈疼痛，并可发生恶心、呕吐、昏睡、寒战、高热等全身症状。

4. 蚂蟥蜇伤

受伤处微肿而流血水不易停止，自觉轻微疼痛，或伤处出现一个丘疹或风疹块样皮损，一般无自觉症状。

5. 刺毛虫蜇伤

局部发红、稍肿，瘙痒刺痛，久之可以外痒内痛并发生溃烂。

【治疗】

1. 蜈蚣蜇伤

伤口立即用肥皂水或苏打水擦洗并冷敷；或以甘草、雄黄各等分研面，用菜油调敷患处；或以鲜鱼腥草、鲜扁豆叶、鲜嫩桑叶、鲜瓦松等选一种捣烂外敷患处。

2. 蜂蜇伤

尽可能挑出蜂刺。蜜蜂蜇伤可用肥皂水、苏打水擦洗伤口；黄蜂蜇伤可用米醋洗伤口；或用青蒿一把捣烂外敷；或用夏枯草捣碎敷在伤口；亦可用鲜蒲公英折断后的白汁擦患处。

3. 蝎蜇伤

用大蜗牛一个捣烂涂之；或用明矾、米醋调敷患处。

4. 蚂蟥蜇伤

用手指按住伤口 1 ～ 2 分钟，使血止住，然后用 5% 的苏打水洗净伤口，涂碘酒或 2% 的龙胆紫溶液，并用干纱布包扎。如蚂蟥吸附在腿上，只要用手掌轻轻拍击叮咬周围，或用醋、酒、盐水、烟油、辣椒粉等涂在蚂蟥吸附部，蚂蟥即会放松吸盘而下落，切不可强行拉下。如患处红肿溃烂，可外用九一丹、红油膏。

5. 刺毛虫蜇伤

局部用豆豉、菜油捣烂敷痛处，稍后毛刺出现即可去掉毛刺，再用白芷酌量煎汤洗患处。初期可用膏药加热熔化后（或用胶布）粘贴患处，并立即取下，经多次反复可将部分毛刺带出。溃烂时按一般溃疡处理。

第七章 伤科病证

一、落枕

【概述】

落枕是以睡卧当风引起颈部疼痛、功能受限为特征的病证，又称为“失枕”。本病一年四季均可发生，但以秋、冬两季为最多；男女发病率基本一致。

本病的临床表现主要有以下几方面：

1. 颈部疼痛

多为剧烈疼痛，在睡眠后出现，多在一侧，亦可两侧疼痛。疼痛在颈部活动时明显加重，较重者向上可波及头部，向下可波及上肢。

2. 功能受限

颈部可出现不同程度的功能受限，各方向功能均可受限，但以向患侧旋转受限为主。

3. 阳性体征

颈部可因疼痛出现歪斜，也可见到“头向前冲”等现象。颈肩部肌肉痉挛、压痛。也可出现颈部棘突偏歪、颈椎生理曲度减小或反张，两侧有不对称感。

【病因病机】

本病常由睡姿不当或颈部受寒而致。睡姿不当可导致颈部肌肉、关节及韧带的损伤，是造成落枕的主要病因。颈部受到寒凉刺激可导致颈部血管收缩，进而肌肉缺血，产生疼痛、痉挛。颈部受寒是造成落枕的次要因素或者诱因。

【治疗】

1. 推拿疗法

以通经、松筋、整复、助动、温通为治疗原则。

（1）点穴止痛：先点按两侧合谷、外关和落枕穴以通经止痛。每穴点按半分钟至 1 分钟，强刺激；点穴的同时应嘱患者活动颈部。待疼痛缓解后再进行其他手法治疗。

（2）按揉松筋：在颈部施用一指禅推法、㨰法、点揉、拿法，使颈部及肩部肌肉放松。放松的重点是胸锁乳突肌和斜方肌。放松时应从上到下，从中央到两边，从健侧到患侧，力量从小到大，作用层次由浅至深，改善局部血液循环，从而缓解痉挛，达到止痛的目的。

（3）扳法复位：若有棘突偏歪可做颈椎定位旋转扳法。

（4）端提治乱：若有颈椎沿矢状轴或额状轴的旋转，可做颈部端提手法纠正错位，同时也可缓解颈部肌肉痉挛。

（5）摇法助动：针对颈部功能受限可做颈部摇法，以增加颈部活动范围，恢复其正常功能。

（6）侧扳助动：若有侧屈受限，可做颈椎侧扳法。

（7）擦法温通：在颈肩部做擦法，以透热为度，以改善局部血液循环，缓解肌肉痉挛，达到温通经络的作用。

2. 针刺疗法

采用局部取穴配合远端取穴，局部穴可选用阿是穴、风池、肩井，远端穴选合谷、后溪、养老、外关、阳陵泉、悬钟。诸穴毫针刺 1.5 ～ 2 寸，泻法为主。也可取经外奇穴落枕穴，毫针刺 1 ～ 1.5 寸，泻法，嘱患者活动头部，此法可明显缓解疼痛并改善颈部活动度。

3. 拔罐疗法

取颈部阿是穴、肩中俞、天宗、缺盆等穴，在局部涂少量长泰灵Ⅰ型洗剂或按摩乳后拔罐，可改善局部血液循环，缓解局部痉挛。

4. 透皮给药疗法

以大椎穴为中心，用长泰灵Ⅰ型洗剂均匀擦涂肩背疼痛区，并稍用力拍打或用空拳叩击，反复操作，使药液充分渗透。再以膻中穴为中心向胸部两侧均匀涂抹长泰灵Ⅰ型洗剂，继而以大鱼际向两侧稍用力搓摩。每次 20 ～ 30 分钟，每日 2 ～ 3 次，直至疼痛消失。

二、颈椎病

【概述】

颈椎病是由于颈椎及其之间的关节、关节囊、韧带、椎间盘发生退行性改变，出现颈椎失稳，产生骨质增生、韧带与关节囊肥厚或钙化等病理变化，刺激或压迫颈部神经根、椎动脉、脊髓、交感神经，从而产生一系列临床症状，又称颈椎退行性骨关节病、颈椎综合征。本病多发生在 30 ～ 60 岁人群，以长期伏案工作者多见。

本病多有慢性损伤史，呈慢性发病，主要临床表现为颈、肩背疼痛，头痛、头晕，颈部发板、发硬，上肢麻木，颈部运动功能受限，病变颈椎棘突、患侧肩胛骨内上角常有压痛，可摸到条索状硬结。

颈型颈椎病表现为枕颈部痛，颈部活动受限，颈肌僵硬，有相应压痛点，X 光片显示颈椎生理曲度在病变节段有改变。

神经根型颈椎病表现为颈肩部的不适，伴有上肢的疼痛或麻木，常波及手指。颈后伸时加重，受压神经根皮肤节段分布区感觉减弱，腱反射异常，肌肉萎缩，肌力减退，颈活动受限，臂丛牵拉试验、椎间孔挤压试验阳性。

脊髓型颈椎病表现为早期下肢发紧，行走不稳，如履沙滩；后期可出现一侧下肢或四肢瘫痪，二便失禁或尿潴留，受压脊髓节段以下感觉障碍，肌张力增高，腱反射亢进，锥体束征阳性。

椎动脉型颈椎病表现为颈性眩晕，即头部位于某一角度时出现眩晕、耳鸣、耳聋、视物不清，甚至猝倒，颈椎侧弯后伸时症状加重。

交感神经型颈椎病表现为眼睑无力，视力模糊，瞳孔扩大，眼窝胀痛，流泪，头痛，偏头痛，头晕，枕颈痛，心动过速或过缓，心前区痛，血压增高，四肢凉或手指发红发热，一侧肢体多汗或少汗等。

【病因病机】

1. 慢性损伤、退变

颈部慢性损伤可以导致颈椎退变，颈椎的退变是发生颈椎病的基础。椎间盘的退变使得椎间隙变窄，关节囊和前后纵韧带松弛，脊柱的稳定性下降；同时，脊柱可发生代偿性增生，增生可发生在钩椎关节、椎间关节和椎体。

2. 急性损伤

各种急性损伤，如扭伤、碰撞伤、挥鞭样损伤，都可造成椎间盘、韧带、后关节囊等组织不同程度的损伤，从而使脊柱稳定性下降或造成颈椎脱位。

3. 畸形

某些颈椎先天畸形也可导致颈椎病，如隐性颈椎裂、自发椎体融合、颈椎横突肥大等，这些畸形改变了颈椎受力状态。

由于颈椎发生关节增生、损伤或畸形，可刺激或压迫神经根、椎动脉、脊髓、交感神经，产生一系列症状。

【治疗】

1. 推拿疗法

以松筋、祛瘀、通经、整复、展筋、助动为治疗原则。

（1）按揉松筋：采用一指禅推法、㨰法、拿法、拨法，作用于颈部、后枕部、肩部，以缓解肌肉痉挛、改善颈部血液循环。治疗的顺序为从上到下，从中央到两边，从健侧到患侧，力量由小到大，层次由浅至深，使颈部、后枕部、肩部充分放松。

（2）点揉痛点：可在颈部、肩部痛点部位重点做点揉，以活血祛瘀、缓解痉挛、分解粘连。对于椎动脉型颈椎病的患者，在上颈段点揉的力量不宜太大。

2. 对症治疗

（1）神经根型颈椎病

①点穴通经：依次点揉、弹拨缺盆、肩井、天宗、肩中俞、肩贞、极泉、臂臑、曲池、手三里、小海、内关、外关、合谷、后溪。点穴的目的在于通经活络、调畅气血，治疗手指的麻木、疼痛。

②捻法疏通：在手指部做捻法，以疏通皮部，治疗手指麻木疼痛。

③牵拉展筋：医生将患肢肩关节上举，患者肘关节伸直，腕关节背伸，并使患指向后，以牵拉臂丛神经，可预防、缓解神经根处的粘连，有明显的缓解上肢麻木、疼痛的作用。

（2）颈型颈椎病：参考神经根型颈椎病的点穴治疗。

（3）椎动脉型颈椎病

①轻抹前额：医生坐在患者的头侧，用拇指的罗纹面自印堂至前发际交替施

用抹法。

②分推前额：医生以两手拇指末节的桡侧自前额正中向两旁推至太阳，并在太阳穴处稍做点揉。如此反复操作。

③点穴：点揉太阳、头维、角孙、百会、四神聪等穴。

④梳头栉发：两手十指屈曲，从前至后做梳头动作。

（4）脊髓型颈椎病：除颈肩部及上肢部手法以外，还应点揉下肢穴位，如涌泉、昆仑、太溪、绝骨、三阴交、承山、委中、委阳、阳陵泉、足三里、环跳、秩边等穴，以疏通下肢经脉、行气活血，治疗下肢麻木、无力。

（5）交感神经型颈椎病：因交感神经型颈椎病症状较多，涉及的部位也较广，因此应根据患者症状选择相应的手法，对症点穴并在局部做一些手法，如心率变快、心前区疼痛可点揉内关，并在胸部、心前区做摩法、分推法。

3. 针刺疗法

以局部取穴和循经取穴为主，局部取穴宣通局部气血，循经取穴疏通病变区域的经络。刺法采用平补平泻。主穴选颈部夹脊穴、风池、肩井。加用随症用穴，上肢症状用合谷、后溪、内关、曲池、少海、小海；下肢症状用内庭、足临泣、太溪、昆仑、委中、足三里、环跳；胸部症状用膻中；腹部症状用中脘、梁门、天枢、关元；头部症状用印堂、太阳、百会、四神聪、头维。

4. 中药外敷法

组成：当归、羌活、红花、白芷、防风、乳香、没药、骨碎补、续断、宣木瓜、透骨草、川椒、桂枝、葛根。

用法：上药加入清水煎煮后纱布包裹，热敷颈部，每日 1 次。

5. 康复疗法

（1）医疗体育：通过调整颈椎和周围软组织的关系，缓解脊髓、神经根的病理刺激，改善血液循环，放松痉挛的肌肉，增强肌力及颈椎稳定性以缓解症状。方法如下：患者取自然站立位或坐位，做颈充分前屈、后仰、左右旋转及左右侧屈运动，各做 2 ～ 3 次。双手交叉在一起，掌面放于枕部，向前用力推枕部，头颈向后用力做抵抗动作，早、晚各 20 次。仰卧床上，用力挺胸抬头，使头、颈、胸离开床面，早、晚各 20 次。上述动作可长期练习。

（2）颈功

①与项争力：站立位，两足分开与肩同宽，两手叉腰，抬头望天，还原；低头看地，还原。

②往后观瞻：站立位，两足分开与肩同宽，头颈向右后转，目视右方，还原；同法完成向左侧动作。

③前伸探海：站立位，两足分开与肩同宽，头颈前伸并转向右下方，双目向前下视，似向海底窥探，还原；同法完成向左侧动作。

④回头望月：站立位，两足分开与肩同宽，头颈向右后上方尽力转，双目转视右后上方，似向天空望月，还原；同法完成向左侧动作。

⑤金狮理头：站立位，两足分开与肩同宽，头颈做环绕运动，左右各 1 ～ 2 周。

6. 透皮给药疗法

以大椎穴为中心，应用长泰灵 I 型洗剂均匀擦涂各疼痛区，并稍用力拍打或用空拳叩击，使药液充分渗透，继而重复以上步骤 2 ～ 3 次。再以膻中穴为中心向胸部两侧均匀涂抹长泰灵 I 型洗剂，继而以大鱼际向两侧稍用力搓摩，每次 20 ～ 30 分钟，每日 2 ～ 3 次，直至疼痛消失。

三、肋软骨炎

【概述】

肋软骨炎是以肋软骨的非化脓性疼痛、局限肿胀为特征的病证，又称非化脓性肋软骨炎、肋软骨增生病。本病女性多见，多发于第 2 ～ 5 肋软骨，偶尔发生在肋弓部，且多为单侧发病。

本病好发于 40 岁以下的成年人，患病前多有病毒感染的病史；主要表现为间歇性胸痛，多为钝痛，或为锐痛，局部肿大隆起；局部可有压痛，位于肋软骨和肋骨的交接部，可因上肢活动、负重或咳嗽等牵拉胸大肌而使疼痛加剧；患者可有低热，极少有其他全身症状；胸部 X 光片检查多无异常发现。

【病因病机】

本病病因不明，因患者在发病前多有上呼吸道感染病史，因此认为本病与病毒感染有关。也有学者认为本病与胸肋关节、韧带的慢性损伤有关。

【治疗】

1. 推拿疗法

（1）点穴止痛：点按患侧内关、合谷，并嘱患者配合缓慢的深呼吸，直至疼痛缓解。

（2）指摩消肿：采用指摩法，以改善局部血液循环，消除局部肿胀。在做摩法时应在局部涂少量按摩乳或红花油，以加强手法的作用。

2. 透皮给药疗法

以患病肋软骨阿是穴或相应肋骨夹脊穴为中心，应用长泰灵Ⅰ型洗剂均匀擦涂各疼痛区，并稍用力拍打或用空拳叩击，使药液充分渗透，继而重复以上步骤2～3次。再以膻中穴为中心向胸部两侧均匀涂抹长泰灵Ⅰ型洗剂，继而以大鱼际向两侧稍用力搓摩，每次20～30分钟，每日2～3次，直至疼痛消失。

四、腰部软组织劳损

【概述】

腰部软组织劳损是一种腰部软组织长期受到慢性损害性刺激，造成腰部肌肉、韧带、筋膜等组织慢性损伤，出现缺血、变性、渗出、粘连等病理变化，并产生局部疼痛症状的病证，本病常被称为腰肌劳损。腰部软组织劳损除肌肉劳损外，还包括韧带劳损和筋膜劳损。本病好发于成年人，缺乏体育锻炼的人发病率更高。

本病的临床表现主要有以下特点：

1. 腰部酸痛

其特点为一侧或两侧广泛酸痛，以酸为主，痛为辅。疼痛反复发作，劳累后加重，休息后减轻；晨起轻，夜间重。患者常诉不能坚持弯腰工作，甚至不能洗脸，常被迫时时伸腰，或以拳击打腰部以缓解疼痛。

2. 腰部压痛

其特点为广泛压痛，以酸为主，痛为辅。压痛点位于脊柱两侧腰肌或韧带、筋膜起止点处。压痛点的位置常提示劳损部位，如竖脊肌压痛提示竖脊肌劳损。

3. 腰部功能正常

患者腰部功能多为正常，但活动时可能有不适感。在急性发作时，脊柱可有侧弯，可出现下肢牵涉痛。

【病因病机】

积累性损伤、陈旧性损伤、先天性脊柱畸形及下肢功能或结构缺陷均为引起腰部软组织损伤的主要病因。长期维持某种不平衡的体位，使得腰部肌肉、韧带长时间受到牵拉，不能得到足够的营养和充分休息，可造成腰部软组织积累性损伤；急性腰肌损伤后在急性期治疗不当或治疗不彻底，导致损伤组织修复不良，产生较多的瘢痕和粘连，使腰部功能下降且易出现疼痛；先天性脊柱畸形、下肢功能性或结构性缺陷都可导致腰背部软组织劳损，从而产生腰背痛。

【治疗】

1. 推拿疗法

以松筋、温通为治疗原则。

（1）理顺夹脊：采用掌推法疏通背部督脉、夹脊及足太阳膀胱经。患者取俯卧位，医生用掌推法从上至下分别推背部督脉（大椎至长强）及两侧夹脊、足太阳膀胱经（大杼至昆仑、附分至昆仑），每条经推 3 ～ 5 遍。

（2）㨰法舒筋：采用㨰法作用于腰骶部，以松解肌肉僵硬、改善局部血液循环。主要作用于患者背部及腰骶两侧肌肉，在㨰动时要求做到广泛、深透。

（3）拨法松筋：采用拨法作用于腰骶部软组织，以达到松解腰骶部软组织的目的。可用两手拇指拨法、掌指拨法，左右弹拨竖脊肌或其他肌肉，弹拨时要求垂直于肌腹，用力要深沉。

（4）擦法温通：采用擦法作用于腰骶部，以温通经脉。在患者腰骶部涂适量按摩乳，左右或上下施以擦法。擦时用力要深沉，以达到热向深层组织渗透的目的，即达到“透热”的效果。

（5）牵拉腰背肌：采用腰背肌牵拉法，以展筋并松解腰背部软组织。在牵拉腰背肌的同时，可左右环旋摇动患者腰部。

2. 针刺疗法

采用局部取穴配合远端选穴，局部取肾俞、气海俞、大肠俞、关元俞、小肠俞及同水平的夹脊穴；远端取委中、昆仑。毫针刺入，得气后留针 20 分钟。每日 1 次或隔日 1 次，10 次为 1 个疗程。

3. 透皮给药疗法

以命门穴或腰阳关为中心，应用长泰灵Ⅰ型洗剂均匀擦涂各疼痛区，并稍用力拍打或用空拳叩击，使药液充分渗透，继而重复以上步骤2～3次。

4. 拔罐疗法

取腰部阿是穴、肾俞、大肠俞、殷门、委中等穴，在局部涂少量长泰灵Ⅰ型洗剂或按摩乳后拔罐，可改善腰部血液循环，缓解局部痉挛。

五、急性腰部软组织损伤

【概述】

急性腰部软组织损伤是指由于腰部肌肉不协调地收缩，导致腰部肌肉、韧带、筋膜的急性损伤。急性腰部软组织损伤多见于成年人，以青壮年最多，以体力劳动者多见，平素缺乏体育锻炼者也常发生。本病通常称为急性腰扭伤。

部分患者在损伤时感到腰部有一响声或有撕裂感，损伤后即感腰部剧烈疼痛，呈刀割样或撕裂样疼痛；疼痛多在一侧，也有两侧均感疼痛者；疼痛多位于腰骶部，较重者可有臀部及下肢牵涉痛，其部位及疼痛性质较模糊。为减轻腰部疼痛，患者常以两手扶住腰部以固定。腰椎各方向活动均有可能受限。损伤后整个腰部肌肉痉挛，呈强直状，压痛点常在腰4～5、腰5～骶1旁、竖脊肌起点处、腰3横突处，按压时常为剧烈疼痛，痛点固定。

【病因病机】

本病致伤的方式较多，常见的有腰部用力时姿势不当，如膝关节伸直弯腰搬动重物；或走路时不慎失足滑倒；或一手过度用力提重物；或举、推、拉重物时用力过猛；或两人抬重物时配合不当等，均可引起腰部软组织损伤。在软组织损伤中，常见竖脊肌起点处骨膜撕裂、筋膜等组织附着点撕裂。

【治疗】

1. 推拿疗法

以通经、松筋、复位、助动为治疗原则。

（1）点穴止痛：采用点法，以达疏通经络、祛瘀止痛的目的。患者取俯卧位，医生双手拇指点按患者双侧委中、绝骨以止痛，点按的力量要大。在点按委中时，嘱患者双手支撑床面，由俯卧位改为跪坐位，再俯卧于床上，如此反复

5～10次。

（2）滚揉松筋：采用㨰法、揉法、拨法作用于腰骶部，以达舒筋通络、缓解肌肉痉挛的作用。对于本病，在腰部施用手法时力量应由小到大，应从健侧到患侧，从损伤的周围到损伤的局部。

（3）纠正错位：采用腰椎侧扳法、腰椎定位旋转扳法等，以达到调整腰椎椎间关节的目的。

（4）牵拉腰背肌：采用腰背肌牵拉法，以展筋并松解腰背部软组织。在牵拉腰背肌的同时，可左右环旋摇动患者腰部。

（5）背法助动：如果有后伸受限者，可采用后伸背法；如果为侧屈受限，可采用侧背法。

2. 针刺疗法

可选用人中、攒竹、后溪、委中、阳陵泉、绝骨、昆仑等。毫针刺入，得气后嘱患者活动腰部。也可选用阿是穴，得气后施用泻法。亦可采用委中和（或）阿是穴放血。或选取经外奇穴腰痛点，毫针刺后嘱患者主动活动腰部，对于腰部疼痛及活动受限可有明显改善。

3. 透皮给药疗法

以命门穴或腰阳关为中心，应用长泰灵Ⅰ型洗剂均匀擦涂各疼痛区，并稍用力拍打或用空拳叩击，使药液充分渗透，继而重复以上步骤2～3次。

4. 拔罐疗法

同腰部软组织劳损的拔罐治疗。

六、腰三横突综合征

【概述】

腰三横突综合征是指由于腰三横突过长，或因腰三横突周围软组织损伤，刺激神经而产生腰及臀部疼痛等一系列症状的病证。本病好发于青壮年人，大部分继发于腰部外伤及劳损，好发于左侧。

本病的主要症状是腰痛，可为一侧，也可为两侧；较重时疼痛可连及臀部、大腿外侧，但痛不过膝。腰痛多为酸痛或刺痛，出现腿痛多为隐痛，咳嗽、打喷嚏对疼痛无影响。压痛点位于腰三横突端部，并可触及条索状硬结。腰部功能一般正常，但症状较重时腰部各方向活动均可受限，以侧屈受限最为明显。

【病因病机】

腰部外伤及腰部劳损均为本病的直接病因。腰部外伤或腰部劳损使附着于第三腰椎横突上的肌肉受到牵拉而损伤，或在横突端局部形成无菌性炎症，进而刺激周围血管或神经，从而产生腰痛。腰部劳累及受凉可引起腰三横突局部肌肉痉挛或血管收缩，导致疼痛出现，为本病的发病诱因。

【治疗】

1. 推拿疗法

以祛瘀、松筋、助动为治疗原则。

（1）点揉痛点：采用指揉法作用于腰三横突端部，达到活血祛瘀、通经止痛的目的。医生以单手或双手拇指重叠，点揉患侧的腰三横突端部，并可左右弹拨。但无论是点揉还是弹拨，拇指轻触腰三横突即可，不可施以暴力点揉，以免加重损伤。

（2）对症治疗：可根据患者的疼痛部位，在腰骶部、下肢外侧施用掌揉法、㨰法等，以达到松筋、活血的目的。

（3）侧背法：若有侧屈功能受限，可施用侧背法。

2. 针刺疗法

可选用人中、攒竹、后溪、委中、阳陵泉、绝骨、昆仑等，毫针刺入，得气后嘱患者活动腰部。也可选用阿是穴，针刺得气后施用泻法。亦可采用委中和（或）阿是穴放血。或选取经外奇穴腰痛点，毫针刺后嘱患者主动活动腰部，对于腰部疼痛及活动受限可有明显改善。

3. 耳穴疗法

取患侧腰椎、骶椎、肾、神门，强刺激，嘱患者运动腰部，做举手、弯腰、转侧动作。

4. 中药外敷

可用伤科熥药（当归、羌活、红花、白芷、防风、乳香、没药、骨碎补、续断、宣木瓜、透骨草、川椒、牛膝、杜仲、桑寄生）热敷腰部。

5. 透皮给药疗法

以腰三横突阿是穴为中心，应用长泰灵Ⅰ型洗剂均匀擦涂各疼痛区，并稍用力拍打或用空拳叩击，使药液充分渗透，继而重复以上步骤 2 ～ 3 次。

七、梨状肌综合征

【概述】

梨状肌综合征是指梨状肌急性或慢性损伤时发生炎症反应，刺激或压迫坐骨神经而出现臀部及下肢放射痛的病证。本病也称梨状肌损伤、梨状肌狭窄综合征，是引起干性坐骨神经痛的常见原因。

本病可出现臀部剧烈疼痛，痛如刀割，夜间痛甚；疼痛可向大腿后侧、小腿后外侧、足背或足外缘放射；患侧髋关节处于外展外旋位时，或采用跪坐位，以足跟抵于臀部或以硬物抵于臀部时，疼痛可减轻。患者不能行走或走路呈跛行。疼痛多在损伤后数小时出现。梨状肌体表投影区有明显的压痛，并伴有下肢放射痛，用力按压时可触及痉挛的梨状肌。患肢直腿抬高前 60° 时臀部及下肢疼痛较重，但抬腿不受限；超过 60° 后疼痛反而减轻。损伤日久，失治误治时可出现臀部肌肉萎缩。

【病因病机】

髋关节外伤及受寒是引起本病的根本病因。髋关节扭伤或不协调运动可使梨状肌损伤，导致梨状肌出血、肿胀或痉挛，进而刺激坐骨神经产生臀部疼痛及下肢放射痛。本病还可继发于妇女盆腔炎、骶髂关节炎及椎间盘突出。

【治疗】

1. 推拿疗法

以通经、松筋为治疗原则。

（1）点穴止痛：采用点法以达通经止痛的目的。患者取俯卧位，医生用两拇指点按患者的两侧委中穴和绝骨穴，点穴的力量要大，时间大约为 3 分钟。

（2）揉法松筋：以前臂揉法作用于患侧臀部，力量由小到大，层次由浅到深，使得臀部肌肉放松。

（3）弹拨松筋：医生以尺骨鹰嘴（肘尖）着力，垂直于梨状肌肌腹做弹拨的动作，即从外上向内下方向弹拨，用以缓解梨状肌的痉挛。

（4）摇髋松筋：患者取仰卧位，医生站于患侧，一手扶膝，一手扶踝，环旋摇动髋关节，并重点在髋关节的内收内旋位摇动，用以牵拉梨状肌，使梨状肌被拉长，从而达到使梨状肌放松的目的。

2. 电针疗法

选用秩边、环跳、委中、承山、阳陵泉、昆仑，每次选 2 ～ 3 穴，毫针刺入，得气后接通电针仪，每次 10 ～ 15 分钟，每日 1 次，10 次为 1 个疗程。

3. 针刺疗法

局部选穴取阿是穴、秩边、环跳等穴，远端选穴可取委中、承山、阳陵泉、昆仑等足太阳膀胱经或足少阳胆经腧穴，每次留针 20 ～ 30 分钟，每日 1 次，10 次为 1 个疗程。

4. 透皮给药疗法

以环跳穴或梨状肌体表投影区阿是穴为中心，应用长泰灵Ⅰ型洗剂均匀擦涂各疼痛区，并稍用力拍打或用空拳叩击，使药液充分渗透，继而重复以上步骤 2 ～ 3 次，每次 20 ～ 30 分钟，每日 2 ～ 3 次，直至疼痛消失。

八、腰椎间盘突出症

【概述】

腰椎间盘突出症是由于腰椎间盘变性，纤维环失去弹性，产生裂隙，在外力作用下造成椎间盘膨出、突出或纤维环破裂后髓核脱出，压迫神经根而产生腰腿痛等症状。本病好发于 20 ～ 50 岁的中青年人，男多于女，以 L_4 ～ L_5 椎间盘突出最多。

本病临床表现为腰痛，伴有下肢放射痛或麻木、发凉，常波及足。多数患者先有数周或数月的腰痛史，多为酸痛或剧痛；其后出现沿坐骨神经支配区一侧的下肢放射痛，麻木感多在疼痛减轻或消失后出现。当站立、行走、久坐、咳嗽、打喷嚏、用力排便甚至呼吸时症状明显加重。若为高位椎间盘突出，则出现沿股神经和闭孔神经支配区的放射痛。若为中央型椎间盘突出，则有马尾神经受压症状、鞍区麻痹。若突出发生在同一间隙的两侧，开始时放射痛可两侧交替出现，其后两侧均有症状，但无马尾神经受压症状。

腰椎生理曲度可减小、消失甚至反张。还可发生脊柱侧凸，若突出物在神经根内侧，患者向健侧侧屈时疼痛加重，若向患侧侧屈则无疼痛；当突出物位于神经根的外侧，脊柱向健侧侧屈时无疼痛，向患侧侧屈时则疼痛加重；若突出物顶起神经根或两者之间有粘连，则无论向哪一侧侧屈均有疼痛。中央型椎间盘突出脊柱侧凸不明显。

腰部各方向运动（屈伸、侧屈、旋转）均可受限，尤以后伸和向患侧侧屈受限最为明显。可在压痛的同时伴有放射痛、叩击痛。

可出现受累神经支配区域的感觉改变，痛觉、温度觉和触觉的改变多为减退，也有过敏者。

在椎间盘突出 1 ～ 2 个月后即可出现患侧臀部、大腿、小腿肌肉明显萎缩，萎缩程度与神经受压程度、病理变化有关。

【病因病机】

椎间盘退行性病变是本病的内因，损伤是本病的外因。腰部劳损及轻微损伤是造成椎间盘退行性病变的主要因素。30 岁之后，椎间盘水分和营养成分减少，弹性下降，胶原纤维增多，随之椎间隙逐渐变窄，使其周围的韧带松弛，椎体间过度活动。在原有损伤、退变的基础上，如腰部、足部受凉，肌肉紧张，可增加对腰椎间盘的挤压力。

椎间盘突出的病理主要表现在 3 个方面：①纤维环后部断裂，整个纤维环出现横行、纵行的裂隙，一部分纤维变粗或钙化。②髓核已不明显，其中有一些细胞无核而膨大。③软骨板也有裂隙，一部分软骨细胞核消失。

【治疗】

1. 推拿疗法

以松筋、祛瘀、通经、整复、展筋为治疗原则。

（1）理顺夹脊：采用掌推法疏通背部督脉、夹脊及足太阳膀胱经。患者取俯卧位，医生用掌推法从上至下分别推背部督脉及两侧夹脊、足太阳膀胱经。先做健侧，再做患侧，每条经推 3 ～ 5 遍。督脉从大椎推至长强；膀胱经从大杼、附分推至昆仑。

（2）手法松筋：采用掌揉法、按揉、𢶏法作用于脊柱两侧，以放松腰背部肌肉。重点作用于腰骶部，力量由小到大，层次由浅到深，先做健侧后做患侧，使脊柱两侧特别是腰骶部肌肉放松。

（3）弹拨痛点：采用拇指拨法弹拨痛点，以达到活血祛瘀、通经止痛的目的。弹拨时两手拇指重叠，左右弹拨，力量要大，位置要准，弹拨 1 分钟。

（4）点穴止痛：采用点法点按臀部及下肢穴位，以达到疏通经脉的目的。依次点按秩边、环跳、居髎、承扶、殷门、委中、委阳、承山、风市、阳陵泉、绝骨、昆仑、太溪、涌泉等穴。点穴力量要大，以局部出现酸、胀、热感为最佳。

（5）按压腰骶：采用按压法恢复腰椎生理曲度。一助手固定患者肩部，另一助手双手握住患者两踝关节，两助手相对用力牵引患者腰部，并使患者腹部略抬离床面；医生两掌重叠按于患者腰骶正中，用力向下有弹性地按压 5 ～ 10 次。若无助手，可将患者上腹部及小腹部垫起，使腹部抬离床面后操作。

（6）纠正错位：采用腰部三扳法纠正腰椎错位，使椎间盘还纳。腰部三扳法包括腰部后伸扳肩法、后伸扳腿法及侧扳法。除腰部三扳法以外，还可采用腰椎定位旋转扳法。在做扳法时要求定位准，使扳法产生的力量集中在突出的间隙。做扳法时出现弹响音最好，但不要强求弹响音。

（7）牵拉坐骨神经：患者取仰卧位，医生两手协调用力，使患者在伸直膝关节的情况下被动抬起患侧下肢，以牵拉坐骨神经。

（8）随症加减：可根据病情，酌情选用后伸背法、侧背法、腰部抖法，以恢复腰部功能。也可采用牵引疗法、自身重力悬吊牵引法加大椎间隙，减轻对神经根的压迫。

2. 针刺疗法

主穴：肾俞，气海俞，腰 3 ～ 5 夹脊，次髎，秩边，环跳，阿是穴。

配穴：太阳经痛加殷门、委中、承山；少阳经痛加阳陵泉、阳交、绝骨。

方法：针用泻法，或加灸法，或加拔罐法。

3. 透皮给药疗法

以命门穴或突出腰椎间盘棘突下为中心，应用长泰灵Ⅰ型洗剂均匀擦涂各疼痛区，并稍用力拍打或用空拳叩击，使药液充分渗透，继而重复以上步骤 2 ～ 3 次。

4. 穴位注射法

用 10% 葡萄糖注射液 10 ～ 20mL，加维生素 B_1、维生素 B_{12} 混合液，注射 L_2 ～ S_1 夹脊及秩边等穴，每穴注射 5 ～ 10mL，每次 2 ～ 3 穴。进针后在出现强烈放射感时稍向上提，再将药液推入，隔日 1 次。疼痛剧烈时亦可用 1% 普鲁卡因注射液 5 ～ 10mL 注射阿是穴或环跳穴。

5. 电针法

取 L_3 ～ S_1 夹脊、阳陵泉或委中施以电针，采用密波和疏密波，刺激量由弱到强，每日 1 次，每次 10 ～ 15 分钟。

6. 中药外敷法

组成：当归、羌活、红花、白芷、防风、乳香、没药、骨碎补、续断、宣木瓜、透骨草、川椒、桂枝、葛根各等分。

用法：上药加入清水煎煮后纱布包裹，热敷颈部，每日 1 次。

九、肩关节周围炎

【概述】

肩关节周围炎简称肩周炎，是因肩部广泛粘连，以肩部广泛疼痛和功能广泛受限为特点的疾病。本病好发于 50 岁左右的人群，故又称“五十肩”。女性患者较男性为多，左侧多于右侧。

本病肩关节疼痛的特点为肩关节广泛疼痛，夜间痛甚，受牵拉或受撞击时疼痛加重，疼痛较重者可向上肢和耳部放射，疼痛逐渐由轻至重。可出现肩关节功能受限，包括主动活动受限和被动活动受限，患者常诉梳头、穿衣、系腰带、叉腰困难。

可出现肩关节周围压痛，其特点为广泛压痛，压痛点常位于喙突、大结节、小结节、结节间沟、三角肌止点、肩峰、冈上肌、冈下肌、小圆肌、肩胛提肌。如肩关节粘连日久，功能受限，可发生肌萎缩，尤以三角肌和冈上肌明显。

【病因病机】

本病常继发于肩部外伤或肩部其他疾病，如肱二头肌长头腱鞘炎等；也可继发于肩部骨折、脱位；上肢手术后固定肩关节亦可造成肩关节粘连。本病与体质虚弱有关，大病久病以后体质虚弱，肩关节运动减少，亦可出现肩关节粘连。

【治疗】

1. 推拿疗法

以活血、祛瘀、助动、宣散为治疗原则。

（1）手法活血：患者取坐位，医生站于患者侧方，用前臂及身体侧方夹住患肢，另一手在肩前、肩上、肩后做广泛、深透的㨰法，以达到疏通经络、活血止痛的目的。也可配合患侧肩关节的前屈、外展、后伸运动在肩部做揉法、拿法。

（2）点揉痛点：医生用食、中指或拇指点揉、弹拨喙突、肩峰、大小结节、结节间沟、三角肌止点、秉风穴、天宗穴、肩贞穴等，力量由小到大，然后点按合谷、后溪、中渚，以达到活血祛瘀止痛的目的。

（3）摇法助动：医生站在患者健侧后方，做肩关节的摇法，以恢复肩关节的正常功能。在做摇法时应逐渐加大摇动范围，使其逐渐接近正常角度。

（4）内收助动：接上法。医生一手按揉患者的肩部，另一手托患侧肘关节，并逐渐加大肩关节内收角度，使患侧肘关节逐渐达到并且超过人体正中线。此法可恢复肩关节内收功能。

（5）外展助动：医生站在患侧，身体前屈，将患侧上肢置于医生肩上，医生双手置于患肩之上并向下按压；医生逐渐抬起上身，使患侧肩关节外展的角度逐渐加大。此法可恢复肩关节外展功能。

（6）提拉助动：医生站于患侧的侧前方，双手握住患侧腕关节（患者掌心对着患者的面部），逐渐向上拔伸，用以加大前屈和上举的角度。也可瞬间用力向上拔伸一次，瞬间拔伸后以手轻揉患肩以缓解疼痛。此法可恢复肩关节上举功能。

（7）外旋助动：在肩关节处于上举位时将肩关节外旋，用以恢复肩关节的外旋功能。此法可恢复肩关节外旋功能。

（8）后伸内旋助动：医生站于患侧，一手按揉患肩，另一手握患者腕部向后拔伸，并逐渐接近人体后侧正中线，然后逐渐将腕关节上提。此法可恢复肩关节后伸内旋功能。

（9）抖法松解：医生站于患侧，双手握住患者手指，先使患侧上肢外展，在牵引的情况下做连续、小幅度、均匀、快速的上下抖动，目的在于放松肌肉、缓解疼痛。在抖动过程中可以瞬间加大抖动的幅度一至数次，目的在于分解粘连，恢复肩关节外展功能。

（10）环揉宣散：医生两手分别置于患肩前后做环旋揉动，也可做搓法，以缓解疼痛、宣散气血，作为结束治疗的手法。

2. 针刺疗法

常用的局部穴位有阿是穴、肩髃、肩髎、肩贞、臑俞、臂臑；远端穴有曲池、合谷、三间、中渚、后溪、阳陵泉、条口等。针刺深度在1～2寸，局部穴位采用强刺激，远端穴位采用中等强度的刺激。留针时间为20～30分钟，留针过程中每5分钟捻针1次。

3. 电针法

取肩井、肩外俞、天宗、肩三针（即肩髃、位于腋前皱褶尽头上1寸的肩前穴、腋后皱褶尽头上1.5寸的肩后穴）曲池、外关、颈椎夹脊穴，采用毫针刺法，每次取2～4个穴位，进针得气后接通电针治疗仪，采用变频波，电流强度以患者能耐受为度，每天1次，10次为1个疗程。

4. 灸疗法

使用灸法治疗肩周炎时所选用的施灸部位与针刺治疗的局部穴位一致，包括经穴和阿是穴（压痛点）。可选用艾条灸、艾炷灸、温针灸的方法治疗。施灸后局部出现微红、灼热属正常现象，无需处理，但治疗部位应避免受凉、受风。

5. 耳针疗法

耳针治疗肩周炎常用肩、肩关节、锁骨、神门、肾上腺、肝、脾。肩、肩关节、锁骨为相应部位取穴，有活血通经止痛的作用；神门能消炎止痛；肾上腺有抗风湿、消肿止痛的作用；肝主筋、脾主肌肉，故取肝、脾可起到强筋生肌的作用。

6. 拔罐疗法

治疗部位可选用肩前、肩后、肩外、背部等。一般选用中罐或小罐即可。每次拔罐时间根据所拔罐的吸附程度而定，一般在5～10分钟。拔罐后可在局部轻轻按揉片刻。拔罐后应避免受凉、受风。

7. 中药外敷法

组成：当归、羌活、红花、白芷、防风、制乳香、制没药、骨碎补、续断、宣木瓜、透骨草、川椒、川芎、片姜黄。

用法：以上药物每种取10g，混合，称为1剂。取上述药物2剂，各加盐30g，分别放入两个布袋中缝好，放入蒸笼中蒸热。先取出一个药包，在药包上洒少量酒，然后敷于患肩上。以毛巾包裹另一药包（或者患肩与药包之间放一毛巾，以免烫伤皮肤），每日腾肩部1～2次，每次1小时。用后将药袋挂于阴凉处使其干燥，次日可继续使用。

8. 水针疗法

在压痛点处注射 10% 葡萄糖注射液 5mL，隔日 1 次，10 次为 1 个疗程。每次可选用 3 ～ 5 个压痛点。注射用药物也可以选用当归注射液 0.5mL。

9. 透皮给药疗法

肩前痛明显者以肩髃穴为中心，肩外痛明显者以肩髎穴为中心，肩后痛者以肩贞穴或天宗穴为中心，肩前疼痛牵连胸部疼痛者以中府或云门穴为中心，应用长泰灵 I 型洗剂均匀擦涂各疼痛区，并稍用力拍打或用空拳叩击，使药液充分渗透，继而重复以上步骤 2 ～ 3 次，每次 20 ～ 30 分钟，每日 2 ～ 3 次，直至疼痛消失。

十、冈上肌肌腱炎、冈上肌钙化性肌腱炎

【概述】

冈上肌肌腱炎是指在肩关节外展过程中，冈上肌肌腱在肩峰与肱骨头之间受到喙肩韧带和肩峰摩擦而产生的无菌性炎症。患病后肌腱组织内有钙盐沉着，形成无菌性炎症，即为冈上肌钙化性肌腱炎。本病好发于 40 ～ 60 岁者，男性多于女性。

本病主要表现为肩外侧疼痛，有疼痛弧存在，但肩关节活动受限者少见。肩部大结节外上方可有压痛。冈上肌腱钙化时，肩关节正位片于肱骨头外上方处有钙化影。

【病因病机】

冈上肌腱的慢性损伤与退行性病变是引起本病的主要病因。肩关节外展时冈上肌腱与肩峰相互摩擦、挤压，使局部遭受反复创伤而引起症状。肌腱本身随着年龄的增长可发生退行性病变，甚至钙化。中年以上者肩部的扭挫伤可加重冈上肌肌腱的退变，转变为冈上肌肌腱炎。

【治疗】

1. 推拿疗法

以舒筋、祛瘀、温通为治疗原则。

（1）㨰揉松筋：医生用一侧上肢和身体侧面夹住患肢，并使肩关节外展，另一手在肩关节周围做㨰法、揉法以舒筋通络，并可配合做肩关节小幅度的摇动。

（2）点揉局部：医生用拇指点揉、弹拨肱骨大结节处以活血祛瘀。

（3）擦法温通：在肩部做擦法，以透热为度，以温通经络。

2. 中药外敷法

可用消瘀止痛膏（羌活、干姜、栀子、乳香、没药）或三色敷药，也可使用熏洗药或熥药外敷。

3. 透皮给药疗法

以天宗穴或肩部阿是穴为中心，应用长泰灵Ⅰ型洗剂均匀擦涂各疼痛区，并稍用力拍打或用空拳叩击，使药液充分渗透，继而重复以上步骤2～3次，每次20～30分钟，每日2～3次，直至疼痛消失。

4. 针刺疗法

局部选取阿是穴、巨骨、天宗、肩井等穴，远端选取手三里、后溪、外关、合谷等手阳明大肠经及手太阳小肠经腧穴。毫针刺，留针20～30分钟，每日或隔日1次，直至疼痛消失。

十一、桡骨茎突部狭窄性腱鞘炎

【概述】

桡骨茎突部狭窄性腱鞘炎是桡骨茎突部拇长展肌与拇短伸肌腱鞘发生的狭窄性病变，好发于手工劳动者，一般有腕部劳损史，好发于女性及腕部长期用力者。

本病可出现桡骨茎突部疼痛、肿胀、压痛，腕部劳累后或寒冷刺激后疼痛加剧，握物无力，活动受限。

【病因病机】

本病常以长期摩擦、桡骨茎突部腱鞘解剖上的弱点、拇指运动较多较重为主要病因。肌腱与腱鞘产生炎症、水肿，腱鞘内外层逐渐增厚，使腱鞘变得狭窄，肌腱与腱鞘之间轻度粘连。当肌腱肿胀，鞘内张力增高时，即出现疼痛及功能受限。

【治疗】

1. 推拿疗法

以活血、疏通、助动为治疗原则。

（1）点揉活血：患者取坐位，医生一手托住患者腕部，以另一手的拇指、鱼际在桡骨茎突部施以揉法，力量宜小不宜大，以起到舒筋活血的作用。

（2）推捋消肿：在腕关节桡侧涂少量按摩乳，上下推捋拇长展肌与拇短伸肌两个肌腱，以消除腱鞘内肿胀。

（3）拔伸助动：医生一手拇指点揉痛点，另一手握住患侧拇指拔伸，并使腕关节及拇指尺偏、桡偏，以疏通狭窄，帮助拇指运动。

（4）擦以温通：沿腱鞘走行方向做擦法，以透热为度，以达到温通经络的目的。

2. 透皮给药疗法

以腕部阿是穴或阳溪穴为中心，应用长泰灵Ⅰ型洗剂均匀擦涂疼痛区，并稍用力搓摩，使药液充分渗透，继而重复以上步骤 2 ～ 3 次，每次 20 ～ 30 分钟，每日 2 ～ 3 次，直至疼痛消失。

3. 其他疗法

可应用消瘀止痛膏等中药外敷，还可配以毫针刺局部阿是穴及循经取穴。疼痛严重者可于局部用三棱针点刺放血治疗，以“急则治其标”。

十二、膝关节骨性关节炎

【概述】

骨性关节炎是指关节周围骨质增生，刺激周围组织产生相关症状的疾病。膝关节骨性关节炎在全身骨性关节炎中发病率最高，男女均可发病，但以闭经后的妇女多见。

本病的主要症状是膝关节疼痛，疼痛轻重不等，轻时可无痛或轻度疼痛，重时可剧烈疼痛。疼痛的特点是：①始动痛：膝关节处于某一位置较长时间后，开始运动时疼痛，活动片刻后疼痛缓解，活动过久再次出现疼痛。②负重痛：膝关节在负重时疼痛，如上下楼、上下坡时出现疼痛。③主动活动痛：主动活动时因肌肉收缩较被动活动（检查）时疼痛。④休息痛：膝关节在某一位置长时间不动时出现疼痛，也称静止痛，需要变换体位才可以缓解。⑤与天气变化有关。

可出现膝关节功能变化，功能受限程度轻重不一，负重功能及运动功能均可受限。重者可出现膝关节畸形，临床常见有“O”型腿、“X”型腿、“K”型腿，有时还可见膝关节屈曲挛缩、过伸畸形。

膝关节运动时关节内可发出摩擦音。摩擦音的有无、大小可因患者病程的长短、增生的轻重而不同。柔和的摩擦音常提示退变和增生较轻；粗糙的摩擦音常提示退变和增生较重。部分患者可有轻度肿胀，当增生的骨质刺激滑膜时也可使肿胀加重。

【病因病机】

膝关节骨性关节炎与年龄、职业、创伤、关节畸形、肥胖、寒冷和潮湿、遗传等因素有密切关系，这些因素均可引起关节内软骨及关节面的退变不断加重，关节稳定性下降，在这种情况下，增生的骨质起着代偿作用。

【治疗】

1. 推拿疗法

以舒筋、祛瘀、通经、助动为治疗原则。

（1）点揉痛处：患者取仰卧位，两下肢伸直。医生用拇指或其余四指点揉膝关节内侧、外侧及髌骨周围，重点点揉痛点，以发挥舒筋活血的作用。点揉力量不要太大，以不痛为度。

（2）点穴止痛：可分别点按血海、梁丘、膝阳关、犊鼻、阳陵泉、足三里、阴陵泉等穴，以达到疏通经络、活血止痛的作用。

（3）膝关节后侧手法：患者改为俯卧位，医生用㨰法作用于膝关节的后方及大腿后侧，以达到舒筋活血的作用。

（4）膝关节摇法：可采用仰卧位膝关节摇法、俯卧位膝关节摇法，目的在于恢复关节屈曲角度。摇动幅度由小到大。

（5）膝关节拔伸法：可采用膝关节拔伸法，目的在于恢复膝关节伸直功能。拔伸的力量应以患者能够忍受为度。

2. 针刺疗法

以局部穴为主，针上可加灸，每次留针20分钟，隔日1次。可交替使用下面两组穴：①血海、犊鼻、内犊鼻、委中、委阳；②梁丘、阴陵泉、阳陵泉、阴谷、合阳。

3. 透皮给药疗法

以膝关节阿是穴为中心，均匀涂抹长泰灵Ⅰ型洗剂，并用大鱼际搓揉

10～20分钟，再以热毛巾热敷20分钟；继而沿着患肢小腿足太阴脾经、足阳明胃经、足少阳胆经及足太阳膀胱经，循经从膝关节均匀涂抹药物至脚趾，并循经按揉，同时寻找皮下结节，在皮下结节处重力点按，直至结节疼痛减轻。每经按揉10分钟，每日2次。

十三、髌骨软化症

【概述】

髌骨软化症也称髌骨软骨软化症或髌骨软骨病，是由于膝关节外伤或劳损导致的髌骨下软骨的损伤。好发于15～40岁，女性较男性多；多双侧发病或两侧先后发病；尤以长期站立、反复屈伸膝关节者及运动员最多见。

本病起病缓慢，最初常感到膝部隐痛、下楼时疼痛，逐渐变为上、下楼梯都痛，下蹲后站起时疼痛无力。可以有“软腿”“假交锁”现象。可出现髌骨关节面、髌骨周围压痛，尤以髌骨内缘多见，有时膝眼处也可有压痛。

【病因病机】

关节生物力学的异常可导致髌骨软骨软化，其病理变化分为以下四期：

Ⅰ期：病灶直径为0.5～1cm，表面失去光泽，呈黄白色，弹性减弱，局部轻度纤维化，或软骨面有肿胀及软化。

Ⅱ期：在软化区域出现裂纹及碎片。

Ⅲ期：裂纹扩展，出现关节面碎裂现象，纤维化程度更重。

Ⅳ期：软骨面被继续侵蚀，甚至剥脱，暴露出软骨下骨。

【治疗】

1. 推拿疗法

以舒筋、祛瘀、通经、助动为治疗原则。

（1）按揉髌骨：患者仰卧，患肢伸直，股四头肌放松。医生用手掌轻轻按压髌骨做研磨动作，以不痛、微痛为度，以达到舒筋的目的。

（2）点揉痛点：医生以拇指或食、中指点揉髌骨周围及内外膝眼，以达到活血通经的目的。

（3）推捋髌骨：以拇、食两指扣住髌骨内外缘，做上下推捋动作，以达到舒筋的目的。

（4）点揉穴位：点揉膝关节周围的穴位，如血海、梁丘、犊鼻、阴陵泉、阳陵泉、委中、委阳等，以达到通经止痛的目的。

除上述手法外，还可在膝关节周围施以㨰法、揉法，并配合膝关节的屈伸、膝关节摇法，以达到舒筋活血、滑利关节、帮助膝关节运动的作用。

2. 针刺疗法

取穴以局部穴为主，如梁丘、血海、鹤顶、犊鼻、内庭、内膝眼、足三里、委中、阳陵泉、阴陵泉等穴。可以针上加灸，每日或隔日1次，10次为1个疗程。

3. 透皮给药疗法

以膝关节阿是穴为中心，均匀涂抹长泰灵Ⅰ型洗剂，并用大鱼际搓揉10～20分钟，再以热毛巾热敷20分钟；继而重点点按鹤顶及内外膝眼，每穴10分钟，每日2次。

十四、踝关节软组织损伤

【概述】

踝关节软组织损伤是指由于踝关节扭伤导致的踝关节周围韧带、关节囊的损伤，常被称为踝关节扭伤。踝关节容易在跖屈内翻位发生损伤。

本病主要有以下临床表现：

1. 踝关节疼痛

损伤后即感踝关节处疼痛，疼痛的程度依损伤的轻重不同而不同。内侧韧带损伤时踝关节内侧疼痛，外侧副韧带损伤时踝关节外侧疼痛。因踝关节多在跖屈内翻位时损伤，多损伤距腓前韧带和跟腓韧带，故多见踝关节前外侧、外侧疼痛。在外侧副韧带受到牵拉的同时，内踝可因距骨的挤压而产生疼痛。

2. 功能受限

损伤后踝关节各方向的主动活动受限，行走困难。

3. 踝关节肿胀、瘀斑

损伤后可出现不同程度的肿胀和瘀斑，多在损伤3～4小时以后出现并逐渐加重。内侧肿胀提示内侧损伤，外侧肿胀提示外侧损伤。瘀斑常出现在损伤部位的下方、远侧，瘀斑常为青色。如果在损伤后即刻出现较重的肿胀、瘀斑，应注意是否有骨折。

4. 踝关节压痛

压痛明显，压痛的部位即为损伤的部位。距腓前韧带损伤时压痛常在外踝前下方。

【病因病机】

踝关节软组织损伤多为间接暴力致伤，多出现在走高低不平的路时，或失足滑倒时。从解剖特点可知，踝关节在跖屈内翻位时损伤的机会最多。

【治疗】

1. 推拿疗法

手法治疗踝关节软组织损伤的适应证为：无骨折，且非Ⅲ度损伤（Ⅰ度损伤为韧带轻度断裂，Ⅱ度损伤为韧带断裂较重但没有完全断裂，Ⅲ度损伤为完全断裂）。

以祛瘀、消肿、止痛、助动为治疗原则。

急性期不宜手法治疗。若有跖跗关节错位时，可采用牵拉足趾使其复位的治疗方法，然后根据具体情况进行包扎固定或限制活动。损伤 72 小时后再做手法治疗。

恢复期具体治疗手法如下：

（1）揉散瘀血：患者坐于床上，患肢伸直。医生以拇指及大鱼际按揉伤足。按揉的力量宜小不宜大，按揉的顺序为从远端至近端，从损伤的周围至损伤的局部，以活血祛瘀。

（2）消肿止痛：在损伤的局部涂少量按摩乳，做指摩法，然后从远端向近端做推法，以促使肿胀消除。

（3）滑利关节：医生一手托患者足跟，另一手握其足背，进行环旋摇动，以不痛为度。本法不宜使用得太早，一般用于损伤 2 ～ 3 周以后仍有疼痛且功能受限者。在摇动时不可强力摇动，特别是在患者感到最痛的角度，以免刚修复的韧带再度损伤。

2. 针刺疗法

本病急性期取穴应以远端取穴为主，可循经取阳陵泉、足三里、悬钟等穴。针刺，急性期每日 1 次，每次留针 20 ～ 30 分钟。疼痛严重者可配合局部阿是穴点刺放血。

3. 透皮给药疗法

以踝关节阿是穴为中心，均匀涂抹长泰灵Ⅰ型洗剂，并用大鱼际搓揉10～20分钟，再以热毛巾热敷20分钟；继而沿着患肢小腿足阳明胃经及足少阳胆经，循经在疼痛区上下均匀涂抹药物，并循经按揉，同时寻找皮下结节，在皮下结节处重力点按，至结节疼痛减轻，每经按揉10分钟。

4. 中药外敷法

对于急性期患者疼痛、肿胀较重者，可采用中药外敷，以促使肿胀消退、功能恢复。常选用活血止痛、接骨续筋的中药，如归尾、赤芍、乳香、没药、桃仁、红花、桂枝、地龙、川乌、草乌、木瓜、伸筋草、透骨草、络石藤、海风藤、海桐皮、土鳖虫、自然铜等。

十五、跟痛症

【概述】

跟痛症是指足跟部跖侧的疼痛。依据病因的不同，还称为跟骨骨膜炎、跟骨骨刺、跖筋膜附丽区末端病。以40～60岁中老年人多见。

本病依类型不同，临床表现如下：

1. 跟骨结节骨刺及炎症

（1）足跟部疼痛：起病缓慢，足跟跖侧疼痛，晨起痛，休息以后开始行走时疼痛较重（初动痛），行走片刻后疼痛减轻，行走过久疼痛又可加重；开始休息时疼痛（休息痛），片刻后消失。

（2）足跟部压痛：跟骨结节处压痛，有时可触及骨性隆起。

（3）X光检查表现：跟骨侧位片可见跟骨结节前方的骨刺，但骨刺的大小往往与疼痛程度不成正比。

2. 跟骨滑囊炎

（1）足跟部疼痛：跟骨的跖侧疼痛，行走、站立过久或剧烈运动后疼痛加重。

（2）局部轻度肿胀。

（3）压痛：压痛较深，有时可触及捻发音。

3. 跟下脂肪垫炎

常因跟部被硬物硌伤或长期受压引起，出现跟下疼痛、肿胀，压痛较浅。

【病因病机】

由于跟骨结节附着部受到跖腱膜和趾短肌等长期反复牵拉，可发生无菌性炎症。如炎症长期存在，可逐渐发生纤维化、钙化，形成与跖腱膜方向一致的骨刺。本病也常见于运动员，超生理运动量的训练可导致急性损伤；也见于硌伤。

本病炎症可侵及滑囊、脂肪垫，形成跟部滑囊炎、跟下脂肪垫炎。在内踝尖端下方由足底外侧神经发出小趾展肌神经，紧贴跟骨表面的横沟分布于跟骨跖面骨膜和跖侧韧带，跟骨骨刺引起的跟痛与刺激此神经有关。

【治疗】

1. 推拿疗法

以祛瘀通经为治疗原则，采用点揉法以活血祛瘀。患者俯卧，两腿伸直，足垂于床缘。医生以一手掌按压患侧跟腱处，双手拇指重叠点按于痛处，着力按压，并左右拨动 3 ～ 5 分钟，2 ～ 3 次即可取得满意效果。但跟骨骨髓炎、跟骨结核引起的跟痛禁用手法治疗。

2. 针刺疗法

取昆仑、三阴交、太溪、仆参、水泉等穴，毫针刺，隔日 1 次。亦可在局部做灸法。

3. 透皮给药疗法

以足跟阿是穴为中心，均匀涂抹长泰灵 I 型洗剂，并用大鱼际搓揉 10 ～ 20 分钟，再以热毛巾热敷 20 分钟；继而在患肢太溪穴及昆仑穴涂抹长泰灵洗剂，每穴重力点按 10 分钟，每日 2 次。

第八章　妇科病证

一、痛经

【概述】

凡在经期或经行前后出现周期性小腹疼痛，或痛引腰骶，甚至剧痛晕厥者，称为痛经，亦称“经行腹痛”。

原发性痛经在青春期多见，常在初潮后1～2年内发病。疼痛多自月经来潮后开始，最早出现在经前12小时，以行经第1日疼痛最剧烈，持续2～3日后缓解。疼痛常呈痉挛性，位于下腹部耻骨上，可放射至腰骶部和大腿内侧。可伴有恶心、呕吐、腹泻、头晕、乏力等症状，严重时面色发白、出冷汗。妇科检查常无异常发现。

【病因病机】

本病的发生与冲任、胞宫的周期性生理变化密切相关，主要病机在于邪气内伏或精血素亏，更值经期前后冲任二脉气血的生理变化急骤，导致胞宫的气血运行不畅，“不通则痛”，或胞宫失于濡养，“不荣则痛”，故使痛经发作。常见的分型有肾气亏损、气血虚弱、气滞血瘀、寒凝血瘀和湿热蕴结。

【治疗】

1. 针灸疗法

（1）实证

证候：经行不畅，少腹疼痛。如腹痛拒按，经色紫而夹有血块，下血块后痛即缓解，脉沉涩，为血瘀；胀甚于痛，或胀连胸胁，胸闷泛恶，脉弦，为气滞。

治法：取任脉、足太阴经穴为主。毫针刺，用泻法，酌量用灸。

处方：中级、次髎、地机、三阴交。

（2）虚证

证候：腹痛多在经净后，痛势绵绵不休；少腹柔软喜按，经量减少；每伴腰酸肢倦、纳少、头晕、心悸；脉细弱，舌淡。

治法：取任脉、督脉、足少阴和足阳明经穴。毫针刺，用补法，并灸。

处方：命门、肾俞、关元、足三里、大赫。

2. 推拿疗法

以活血、通经、止痛、复位、祛瘀为治疗原则。

（1）腹部操作：患者取仰卧位，医生坐在患者的侧方，用掌摩法作用于患者的小腹部。操作时应稍用力，带动腹腔深层组织环旋运动，摩至小腹部有温热感为度。然后用一指禅推法作用于气海、关元、归来等穴。

（2）背部操作：患者取俯卧位，医生站在患者侧方，在腰骶部广泛地按揉，使局部温热舒适。然后点揉命门、肾俞、关元俞、次髎等穴，以酸胀为度。最后在腰骶部做擦法，可上下擦，也可左右横擦，以达到温暖下元的作用，擦时用力要均匀，以透热为度。

（3）点穴止痛：点按足三里、阴陵泉、三阴交、太溪等穴，以达到通经活络止痛的目的。

（4）扳法复位：部分痛经患者在腰 4 或骶髂关节的部位有压痛，个别患者可有腰 4 棘突偏歪，对于这种情况可采用腰部侧扳法调整腰椎及骶髂关节。

（5）拍法祛瘀：对于经血色暗有瘀块者，可在其腰骶部轻拍 20 ～ 30 次以活血祛瘀止痛。

3. 透皮给药疗法

嘱患者憋尿，在小腹部均匀涂抹长泰灵Ⅰ型洗剂，轻轻逆时针搓摩小腹部 10 分钟；再应用长泰灵Ⅱ型洗剂均匀涂抹腰骶部脊柱局部，尤应以骶骨、尾骨区为主，继而在局部施以轻柔缓慢的摩法或揉法 10 分钟，并在双侧次髎穴重力点按，每次 2 ～ 3 遍，每日 2 次。

二、月经不调

【概述】

月经不调又称月经失调，以月经的周期异常为主要特征，常伴月经量、质、色的异常，可分为月经先期、月经后期、月经先后不定期、月经过多、月经过少等。

月经不调主要表现为月经的周期、经量、经色、经质的异常。周期的紊乱表现为先期、后期、先后不定期、经期缩短、经期延长；经量的异常表现为月经过多、月经过少；经质的异常可表现为黏稠、清稀、有瘀块及气味臭秽等。除此之外，可兼有少腹不适、胀满疼痛、乳房或胁肋胀满疼痛，以及头痛、恶心、呕吐、二便失常等症。

1. 月经先期

月经先期而至，甚则一月经行两次。若量多，色紫黏稠，心胸烦闷，舌苔薄黄，脉浮数，为实热；量少，色红，颧赤，手心热，舌红苔黄，脉细数，为阴虚血热；若夹瘀块，胸胁、乳房、小腹胀痛，烦躁易怒，脉弦，为肝郁化热；若量少，色淡，质清稀，神疲气短，心悸，小腹空坠感，舌质淡，苔薄，脉虚，为气虚。

2. 月经后期

经期延后。若量少色黯红，小腹绞痛，得热痛减，面青肢冷，舌苔薄白，脉沉紧，为实寒；量少色淡，腹痛喜按喜暖，面色苍白，舌淡苔白，脉沉迟无力，为虚寒；若量少，小腹胀痛，精神郁闷，胸痞不舒，嗳气稍减，舌苔黄，脉弦涩，为气郁；若小腹空痛，面色萎黄，皮肤不润，眼花，心悸，舌淡苔薄，脉虚细，为血虚。

3. 月经先后无定期

经期或先或后。若行而不畅，胸胁、乳房、小腹胀痛，精神抑郁，胸闷不舒，常叹息，脉弦，为肝郁；若量少，色淡质清稀，面色晦暗，头晕耳鸣，腰膝酸软，夜尿多，舌淡苔薄，脉沉弱，为肾虚。

【病因病机】

1. 经行先期

血热或气虚导致血热妄行或冲任不固，导致经血先期而下。

2. 经行后期

血寒、血虚或气滞导致血海不能按时而满，进而导致经行后期。

3. 经行先后不定期

肝郁或肾虚导致血海蓄溢失常，则经行先后无定期。

【治疗】

1. 针刺疗法

（1）月经先期

治则：清热调经。

处方：关元、血海。

配穴：实热配太冲，虚热配三阴交、太溪，气虚配足三里、脾俞、气海，心烦配神门，月经过多配隐白。

操作：毫针刺，实证用泻法，虚证用补法，气虚者针后加灸或用温针灸。每日 1 次，每次留针 30 分钟，10 次为 1 个疗程。

（2）月经后期

治则：温经散寒，和血调经。

处方：气海、三阴交。

配穴：小腹冷痛配灸关元、归来，少腹胀痛、经血有块配血海，气郁者配太冲。

操作：毫针刺，寒证、虚证用针加灸，气滞者针刺平补平泻法。每日 1 次，每次留针 30 分钟，10 次为 1 个疗程。

（3）月经先后无定期

治则：调补肝肾。

处方：关元、三阴交、肝俞。

配穴：胸胁胀痛配支沟、阳陵泉，腰痛配次髎，肝郁气滞配太冲。

操作：毫针刺，虚证用补法，气郁用平补平泻法。每日 1 次，每次留针 20 ～ 30 分钟，10 次为 1 个疗程。

2. 透皮给药疗法

在小腹部均匀涂抹长泰灵Ⅰ型洗剂，轻轻逆时针搓摩小腹部 10 分钟。再用长泰灵Ⅱ型洗剂均匀涂抹腰骶部脊柱局部，尤应以骶骨、尾骨区为主，继而施以轻柔缓慢的摩法或揉法 10 分钟，并在双侧次髎穴重力点按，每次 2 ～ 3 遍，每日 2 次。

3. 耳针疗法

选穴：内生殖器、内分泌、肾、肝、脾。

方法：毫针刺，每次取 2 ～ 4 穴，捻转法，中等刺激，每日 1 次，每次留针 15 ～ 20 分钟。也可用王不留行籽贴压，每 3 ～ 5 日更换 1 次。

4. 推拿疗法

（1）腹部操作：患者取仰卧位，医生坐在患者的侧方，用掌摩法作用于患者的小腹部。操作时应稍用力，带动腹腔深层组织环旋运动，摩至小腹部有温热感为度。然后用一指禅推法作用于气海、关元、归来等穴。

（2）背部操作：患者取俯卧位，医生站在患者侧方，在腰骶部广泛地按揉，使局部温热舒适。然后点揉命门、肾俞、关元俞、次髎等穴，以酸胀为度。最后在腰骶部做擦法，可上下擦，也可左右横擦，以达到温暖下元的作用。擦时用力要均匀，以透热为度。

（3）拍法祛瘀：对于经血色暗有瘀块者，可在其腰骶部轻拍 20 ～ 30 次以活血祛瘀。

三、带下病

【概述】

带下的量明显增多，色、质、气味发生异常，或伴全身、局部症状者，称为带下病，又称“下白物”“流秽物”。本病相当于西医学的阴道炎、子宫颈炎、盆腔炎、妇科肿瘤等疾病引起的带下增多。

带下病的辨证主要根据带下的量、色、质、气味，其次根据伴随症状及舌脉辨其寒热虚实。如带下量多，色白或淡黄，质清稀，多属脾阳虚；色白质清稀如水，有冷感者，属肾阳虚；带下量不甚多，色黄或赤白相兼，质稠或有臭气，为阴虚挟湿；带下量多色黄，质黏稠，有臭气，或如泡沫状，或色白如豆渣状，为湿热下注；带下量多，色黄绿如脓，或浑浊如米泔水，质稠，恶臭难闻，属湿毒重证。

【病因病机】

本病的主要病因是湿邪，如《傅青主女科》说：“夫带下俱是湿症。”湿邪有内外之别，外湿指外感之湿邪，内湿指脾虚运化失职所致的水湿内停。总之，带下病主要是湿邪为患，而脾肾功能失常又是发病的内在条件；病位主要在前阴、胞宫；任脉损伤、带脉失约是带下病的病机核心。

【治疗】

1. 中药外洗

蛇床子、百部、土槿皮、川椒、枯矾各 20g，浓煎后熏洗患处。适用于阴道瘙痒带下多者。

2. 中药熏洗

蛇床子散（蛇床子、川椒、明矾、苦参、百部各 20g）煎汤，患处熏洗约 5 分钟后再坐浴。适用于带下过多、瘙痒剧烈者。阴部溃烂者去川椒。

3. 中药纳药

地榆、百部、川连、桔梗各 15g，煎成浓汁，用纱布裹棉花浸透药汁后塞入阴道内。适用于湿热下注型带下过多。

4. 透皮给药疗法

在腹部带脉循行路线均匀涂抹长泰灵Ⅰ型洗剂，轻轻逆时针搓摩小腹部 10 分钟；再用长泰灵Ⅱ型洗剂均匀涂抹腰骶部脊柱局部，尤应以骶骨、尾骨区为主；继而在局部施以轻柔缓慢的摩法或揉法 10 分钟，并在双侧次髎穴及阴陵泉穴重力点按，每次 2 ～ 3 遍，每日 2 次。

四、乳痈

【概述】

乳痈多因乳头破碎，风邪外袭，或乳汁瘀积，乳络阻滞，郁久化热而成，以乳房部结块肿胀疼痛、溃后脓出稠厚为特征。西医学称之为急性乳房炎。

本病多发于产后尚未满月的哺乳妇女，尤以乳头破碎或乳汁郁滞者多见。主要分为以下几期：

1. 郁乳期

病人感觉患侧乳房肿胀疼痛，并出现硬块（或无硬块），多在乳房外下象限；乳汁排出不畅；同时伴有发热、寒战、头痛骨楚、食欲不振等全身症状。经治疗后，若 2 ～ 3 日内寒热消退、肿消痛减，病将痊愈。

2. 成脓期

上述症状加重，硬块逐渐增大；继而皮肤发红灼热，疼痛呈搏动性，有压痛，患侧腋窝淋巴结肿大，并有高热不退，此为化脓的征象。若硬块中央渐软，按之有波动感者，表明脓肿已熟；但深部脓肿波动感不明显，须进行穿刺才能确定。

3. 溃脓期

自然破溃或切开排脓后一般肿消痛减，寒热渐退，逐渐向愈。若脓流不畅，肿热不消，疼痛不减，身热不退，可能形成袋脓；或脓液波及其他乳囊（腺叶），形成“传囊乳痈”，亦可形成败血症。若有乳汁从疮口溢出，久治不愈，则可形成乳漏。

【病因病机】

肝郁气滞、胃热壅滞及乳汁瘀滞均可导致乳络阻塞而发生痈肿。

【治疗】

1. 针刺疗法

取穴以局部穴为主，如膻中、乳根、期门、日月；也可取阳陵泉、足三里等穴。毫针刺，每日或隔日 1 次，10 次为 1 个疗程。

2. 透皮给药疗法

在乳房均匀涂抹长泰灵Ⅰ型洗剂，轻轻沿络脉分布从四周向中间搓摩乳房 10 分钟；再用长泰灵Ⅱ型洗剂均匀涂抹背部双侧肩胛区，尤应以双侧天宗穴为主；继而在局部按揉 10 分钟，每次 2 ～ 3 遍，每日 2 次。

五、乳癖

【概述】

乳癖是以乳房出现形状大小不一的肿块、疼痛且症状与月经周期相关为主要表现的乳腺组织的良性增生性疾病。好发于 30 ～ 50 岁妇女，约占全部乳腺疾病的 75%，是临床上最常见的乳房疾病。

本病患者常伴有月经失调、流产史，常同时或相继在两侧乳房内发生多个大小不一的肿块，其形态不规则，或圆或扁，质韧，分散于整个乳房，或局限在乳房的一处。肿块与周围组织分界不清，与皮肤和胸肌筋膜无粘连，推之可移动，腋下淋巴结不肿大。患者常感乳房胀痛，在月经前 3 ～ 4 天更甚，经后痛减或消失。有时乳头溢出黄绿色、棕色或血性液体。

本病病程较长，常达数年。肿块的生长和发展多为间歇性，常在经前加剧，也可出现一段较长时间的缓解。

【病因病机】

由于情志不遂，或受到精神刺激，导致肝气郁结，气机阻滞，思虑伤脾，脾失健运，痰浊内生，气血瘀滞，阻于乳络而发；或因冲任失调，上则乳房痰浊凝结而发病，下则经水逆乱而月经失调。

【治疗】

1. 透皮给药疗法

在乳房均匀涂抹长泰灵Ⅰ型洗剂，轻轻沿络脉分布从四周向中间搓摩乳房10分钟；再用长泰灵Ⅱ型洗剂均匀涂抹背部双侧肩胛区，尤应以双侧天宗穴为主；继而在局部按揉10分钟，每次2～3遍，每日2次。

2. 针刺疗法

取穴以局部穴为主，如膻中、乳根、期门、日月；也可取阳陵泉、足三里等穴。毫针刺，每日或隔日1次，10次为1个疗程。

第九章　男科病证

一、子痈

【概述】

子痈是指睾丸及附睾的感染性疾病。中医称睾丸和附睾为肾子，故以名之。子痈分急性子痈与慢性子痈，两者都有睾丸或附睾肿胀疼痛的特点。《外科全生集》云：“子痈，肾子作痛而不升上，外观红色者是也。迟则成患，溃烂致命；其未成脓者，用枸橘汤一服即愈。”

急性子痈表现为附睾或睾丸肿大疼痛，突然发作，疼痛程度不一，轻者仅有不适，重者痛如刀割，行动或站立时加重。痛域可为局限性，也可沿输精管放射至腹股沟、直肠及下腹部。伴有恶寒发热或寒热往来、食欲不振、口苦、口渴欲饮、尿黄、便秘等全身症状。附睾或睾丸拒按，触摸时痛觉敏锐，触痛常传导至患侧精索附近的下腹部。化脓性急性子痈溃脓后疼痛程度减轻，但脓毒波及阴囊可引起阴囊红肿，甚至化脓；脓肿自溃或切开引流后脓出毒泄，症状消退迅速，疮口容易愈合。

因外伤瘀血引起者有明显外伤史，初起肿痛较剧，但全身症状不明显；以后仅有睾丸、附睾肿硬隐痛；如继发感染，可出现阴囊红肿和全身发热。

痄腮（急性腮腺炎）并发的子痈（腮腺炎性睾丸炎）多在痄腮消退后又突然发热，同时睾丸肿痛，一般不会化脓，病程多为 7 ～ 10 天。

慢性子痈临床较多见，大部分慢性子痈无急性子痈病史，但常伴有邻近性腺的慢性感染，如慢性前列腺炎、慢性精囊炎。患者常有阴囊疼痛、发胀、下坠感，疼痛可放射到下腹部及同侧的大腿根部。检查时可触及附睾增大、变硬、有结节，伴轻度压痛，同侧输精管增粗。

【病因病机】

肝脉循会阴、络阴器，肾子属肾，子痈的发病与肝、肾有关。湿热下注、外感六淫、瘟毒下注、痄腮余毒未尽、情志不畅而气滞痰凝，可导致邪毒从胆经传入肝经，壅结肾子而发。

【治疗】

1. 针灸疗法

取穴以循经取穴为主，如太冲、行间、阳陵泉、足三里、期门、日月等穴。毫针刺，每日或隔日 1 次，10 次为 1 个疗程。

2. 推拿疗法

以食、中指点揉会阴、中极、次髎、太溪等穴，以达到通经络、调脏腑的目的。每穴均采用强刺激，刺激量应大、时间应长。除点揉以外还可弹拨、推擦腰骶部、摩腹，以达到调和脏腑、通经活血之目的。

3. 透皮给药疗法

用长泰灵 I 型洗剂清洗局部，每次 10 分钟，每日 1 次。

二、水疝

【概述】

水疝是睾丸或精索鞘膜积液引起的以阴囊或精索部囊形肿物为特征的一种疾病，其特点是阴囊无痛无热、皮色正常、内有囊性感的卵圆形肿物。《外科正宗》云："又有一种水疝，皮色光亮，无红无热，肿痛有时，内有聚水，宜用针从便处引去水气则安。"本病相当于西医学的睾丸鞘膜积液或精索鞘膜积液。

水疝多数为单侧性，表现为阴囊肿大，偏坠一侧；触之阴囊内有光滑的肿物，多数为卵圆形；肿胀严重时阴囊光亮如水晶，坠胀不适。先天性水疝在平卧时挤压积液可使之逐渐缩小，甚至完全消失；原发性水疝的阴囊皮肤正常，积液张力较大；继发性水疝积液张力不大，比较柔软；外伤引起者有明显的外伤史，伴有睾丸肿痛。

睾丸鞘膜积液因积水围绕睾丸，在患侧不能触及睾丸或附睾，只能摸到一个肿物；精索鞘膜积液时可触及睾丸，在睾丸之上只有肿物。

【病因病机】

先天肾气不足，或肾阳虚衰，水液不能蒸腾气化；或脾阳虚冷，运化乏力，水湿潴留，导致局部水液的正常分泌与吸收功能失调，是产生水疝的基本病因。

婴儿先天不足，或肾子下降后通道闭合不良，水液易于下趋集注睾丸而成先天性水疝。

【治疗】

1. 针灸疗法

以循经取穴为主，如太冲、太溪、行间、阳陵泉、中极、期门、日月等穴。毫针刺，每日或隔日 1 次，10 次为 1 个疗程。

2. 推拿疗法

以食、中指点揉会阴、中极、次髎、太溪等穴，以达到通经络、调脏腑的目的。每穴均采用强刺激，刺激量应大、时间应长。除点揉以外，还可弹拨、推擦腰骶部、摩腹，以达到调和脏腑、通经活血之目的。

3. 透皮给药疗法

用长泰灵Ⅰ型洗剂清洗局部，再配合Ⅱ型洗剂，每次使用约 10 分钟，每日 1 次。

三、精浊

【概述】

精浊是尿道口常有精液溢出的生殖系炎症性疾病，其特点是尿频、尿急、尿痛，尿道口常有精液溢出，并伴有会阴部、腰骶部、耻骨上区等部位隐痛不适等。本病相当于西医学的前列腺炎。

本病多见于青壮年人，急性者发病急骤，可出现寒战、高热、腰骶部及会阴部疼痛，常有尿频、尿痛及直肠刺激症状。形成脓肿时常发生尿潴留。直肠指检可发现前列腺饱满肿胀，压痛明显，局部温度增高。

慢性者包括慢性细菌性前列腺炎、非细菌性前列腺炎、前列腺痛。三者中除慢性细菌性前列腺炎可能有尿路感染症状外，其余临床症状几乎没有差异。主要症状为尿频，排尿后尿道口有白色分泌物溢出。此外，部分患者因病程过长而忧虑，常出现头昏目眩、神疲乏力、腰膝酸软、性功能障碍、早泄、阳痿等症状。

【病因病机】

急性者多由饮食不节，嗜食醇酒肥甘，酿生湿热，注于下焦；或因外感湿热之邪，壅聚于下焦而成。慢性者多由相火妄动，所愿不遂，或强忍不泄，或被阻中断，肾火郁而不散，离位之精化成白浊；或房劳过度，以竭其精，精室空虚，湿热从精道内侵，湿热壅滞、气血瘀滞而成。

【治疗】

1. 针灸疗法

以循经取穴为主，如太冲、太溪、行间、阳陵泉、中极、期门、日月等穴。毫针刺，每日或隔日 1 次，10 次为 1 个疗程。

2. 推拿疗法

以食、中指点揉会阴、中极、次髎、太溪等穴，以达到通经络、调脏腑的目的。每穴均采用强刺激，刺激量应大、时间应长。除点揉以外，还可弹拨、推擦腰骶部、摩腹，以达到调和脏腑、通经活血之目的。

3. 透皮给药疗法

在病变局部先使用长泰灵 I 型洗剂，重点在睾丸附近，10 分钟后可配合使用Ⅱ型洗剂，每日 2 次，每次 10 分钟。

四、精癃

【概述】

精癃是指精室肥大所引起的一种常见的老年男性泌尿生殖系疾病，其症状特点是排尿困难和尿潴留。本病相当于西医学的前列腺肥大，又称前列腺增生。

本病发病年龄大多在 50 ～ 70 岁，轻者并不引起尿路梗阻而发生小便障碍；重者开始时小便次数增多，以夜间为明显，逐渐小便排出困难，有尿意不尽之感，严重时要用力努挣才能排出。由于尿液长期不能排尽而发生慢性尿潴留，以致尿液自行溢出或夜间遗尿。在病变过程中常因受寒、劳累、房事过度、过食辛辣刺激等而突然发生排尿困难，甚至尿闭，膀胱胀痛，辗转不安。

【病因病机】

常见病因为年老肾气渐衰，中气虚弱，痰瘀互结水道，三焦气化失司。肺主治节，为水之上源，通调水道，下输膀胱。肺气失宣，不能输布，影响水道通调，可导致尿闭或尿出不畅。

【治疗】

1. 针灸疗法

以循经取穴为主，如太冲、太溪、行间、阳陵泉、中极、期门、日月等穴。毫针刺，每日或隔日 1 次，10 次为 1 个疗程。

2. 推拿疗法

以食、中指点揉会阴、中极、次髎、太溪等穴，以达到通经络、调脏腑的目的。每穴均采用强刺激，刺激量应大、时间应长。除点揉以外，还可弹拨、推擦腰骶部、摩腹，以达到调和脏腑、通经活血之目的。

3. 透皮给药疗法

在病变局部先使用长泰灵 I 型洗剂，重点在睾丸附近，配合肾俞、中极穴按摩，每日 2 次，每次 10 分钟。

第十章　儿科病证

一、肺炎喘嗽

【概述】

肺炎喘嗽是小儿时期常见的肺系疾病之一，以发热、咳嗽、痰壅、气急、鼻扇为主要症状，重者涕泪俱闭、面色苍白发绀。肺炎喘嗽的病名首见于《麻科活人全书》，本病全年皆有，冬春两季为多，好发于婴幼儿。

本病发病较急，轻证仅有发热咳嗽、喉间痰鸣，重证可出现呼吸急促、鼻翼扇动。病情严重时痰壅气逆，出现喘促不安，烦躁不宁，面色苍白，唇口青紫发绀。初生儿患本病时常见不乳、神萎、口吐白沫，可无上述典型证候。

肺部听诊可闻及细湿啰音，如病灶融合可闻及管状呼吸音。X 线检查见肺纹理增多、紊乱，肺部透亮度降低或增强，可见小片状、斑片状阴影，也可出现不均匀的大片状阴影。

肺炎喘嗽病初与感冒相似，均为表证，但肺炎喘嗽表证时间短暂，很快入里化热，主要特点为咳嗽、气喘。初起应分清风热还是风寒，风寒者多恶寒无汗，痰多清稀；风热者则表现为发热重，咳痰黏稠。

【病因病机】

肺炎喘嗽的病变主要在肺。肺为娇脏，性喜清肃，外合皮毛，开窍于鼻。感受风邪，首先侵犯肺卫，导致肺气郁闭，清肃之令不行，因而出现发热、咳嗽、痰壅、气促、鼻扇等症。痰热是其病理产物，常见痰热胶结，阻塞肺络，亦有痰湿阻肺者，肺闭可加重痰阻，痰阻又进一步加重肺闭，形成恶性循环而病情加重。

【治疗】

1. 小儿推拿

推攒竹，推坎宫，揉太阳，清肺经，清天河水。风寒者加掐揉二扇门、推三关、拿风池以发汗解表；风热者加推脊，多清天河水。

2. 透皮给药疗法

用长泰灵Ⅰ型洗剂涂抹胸前、咽喉处；用长泰灵Ⅱ型洗剂均匀涂抹脊柱，继而在局部施以轻柔缓慢的摩法或揉法，每次2～3遍，再捏脊4～5遍。再于患儿大椎、中府、肺俞、合谷、太渊等穴均匀涂抹长泰灵Ⅱ型洗剂，轻力按揉，每穴5分钟，每日2次。还可以在患者背部膀胱经均匀涂抹长泰灵Ⅱ型洗剂，继而拔罐，留罐5分钟，每日1次。

二、泄泻

【概述】

泄泻是以大便次数增多，粪质稀薄或如水样为特征的一种小儿常见病。西医学称泄泻为腹泻，发于婴幼儿者称婴幼儿腹泻。本病以2岁以下的小儿最为多见。虽一年四季均可发生，但以夏秋季节发病率为高，秋冬季节发生的泄泻容易引起流行。

本病主要表现为大便次数增多，每日超过3～5次，多者达10次以上；大便呈淡黄色，如蛋花汤样，或黄绿稀溏，或色褐而臭，可有少量黏液；或伴有恶心、呕吐、腹痛、发热、口渴等症。多有乳食不节、饮食不洁或感受时邪病史。

重症腹泻及呕吐严重者可见小便短少、体温升高和烦渴神疲、皮肤干瘪、囟门凹陷、目眶下陷、啼哭无泪等脱水征，以及口唇樱红、呼吸深长、腹胀等酸碱平衡失调和电解质紊乱的表现。

大便稀溏，夹乳凝块或食物残渣，气味酸臭，或如败卵，多由伤乳伤食所致。大便清稀多泡沫，色淡黄，臭气不甚，多由风寒引起。水样或蛋花汤样便，量多，色黄褐，气臭秽，或见少许黏液，腹痛时作，多是湿热所致。大便稀薄或烂糊，色淡不臭，多食后作泻，为脾虚所致。大便清稀，完谷不化，色淡无臭，多属脾肾两虚。

【病因病机】

1. 感受外邪

小儿脏腑娇嫩，肌肤薄弱，冷暖不知自调，易为外邪侵袭而发病。外感风、寒、暑、湿、热邪均可致泻，唯无燥邪致泻之说，盖因脾喜燥而恶湿。其他外邪则常与湿邪相合而致泻，故前人有“无湿不成泻”“湿多成五泻”之说。由于气候的因素，一般冬春多为风寒（湿）致泻，夏秋多暑湿（热）致泻。小儿暴泻以湿热泻最为多见。

2. 内伤饮食

小儿脾常不足，运化力弱，饮食不知自节。若调护失宜，乳哺不当，饮食失节或不洁，过食生冷瓜果或不消化食物，皆能损伤脾胃而发生泄泻。故《素问·痹论》说：“饮食自倍，肠胃乃伤。”

【治疗】

1. 小儿推拿疗法

（1）寒湿泻

治则：温中散寒，化湿止泻。

处方：补脾经，补大肠，揉外劳宫，推三关，揉脐，推上七节骨，揉龟尾，按揉足三里。

方义：推三关、揉外劳宫温阳散寒，配补脾经、揉脐与按揉足三里能健脾化湿、温中散寒；补大肠、推上七节骨、揉龟尾温中止泻。

（2）湿热泻

治则：清热利湿，调中止泻。

处方：清脾胃，清大肠，清小肠，退六腑，揉天枢，揉龟尾。

方义：清脾胃以清中焦湿热，清大肠、揉天枢清利肠腑湿热积滞；退六腑、清小肠清热利尿除湿；配揉龟尾以理肠止泻。

（3）伤食泻

治则：消食导滞，和中助运。

处方：补脾经，运内八卦，揉板门，清大肠，摩腹，揉中脘，揉天枢，揉龟尾。

方义：补脾经、揉中脘、运内八卦、揉板门、摩腹以健脾和胃、行滞消食；清大肠、揉天枢以疏调肠腑积滞；配揉龟尾以理肠止泻。

（4）脾虚泻

治则：健脾益气，温阳止泻。

处方：补脾经，补大肠，推三关，摩腹，揉脐，推上七节骨，揉龟尾，捏脊。

方义：补脾经、补大肠以健脾益气、固肠实便；推三关、摩腹、揉脐、捏脊以温阳补中；配推上七节骨、揉龟尾以温阳止泻。

2. 透皮给药疗法

用长泰灵Ⅱ型洗剂均匀涂抹脊柱，继而在局部施以轻柔缓慢的摩法或揉法，每次 2 ～ 3 遍，再捏脊 4 ～ 5 遍。再于患儿大肠俞、上巨虚、天枢及水分穴均匀涂抹长泰灵Ⅱ型洗剂，轻力按揉，每穴 5 分钟，每日 2 次。

三、厌食

【概述】

厌食以小儿较长时期不思进食、厌恶摄食为特征的一种病证。本病在儿科临床上发病率较高，尤以城市儿童为多见，好发于 1 ～ 6 岁的小儿。

本病表现为长期不思进食，厌恶摄食，食量显著少于同龄正常儿童。可出现嗳气、泛恶、脘痞、大便不调，或伴面色少华、形体偏瘦、口干喜饮等症，但患儿一般精神尚好，活动如常。

厌食患儿一般症状不多，辨证主要是区别以脾运失健为主还是以脾胃气阴不足为主。脾运失健证除厌食外，其他症状不多，无明显虚象；脾胃气虚证伴面色少华、形体偏瘦等气虚征象；脾胃阴虚证伴口舌干燥、食少饮多等阴虚征象。

【病因病机】

形成本病的病因较多。小儿时期脾常不足，加之饮食不知自调，挑食、偏食、好吃零食，或家长缺少正确的喂养知识，婴儿期喂养不当，均易损伤脾胃。因此，本病多由于饮食不节、喂养不当而导致，其他病因还有脾胃受损、先天不足、后天失养、暑湿熏蒸而脾阳失展、情志不畅、思虑伤脾等，均可以形成本病。

【治疗】

1. 小儿推拿疗法

（1）积滞伤脾证

治则：消积导滞，调理脾胃。

处方：揉板门，推四横纹，运内八卦，补脾经，分推腹阴阳，揉中脘，揉天枢，按揉足三里。

方义：揉板门、揉中脘、分推腹阴阳、揉天枢可消食导滞、疏调肠胃积滞；推四横纹、运内八卦可加强以上作用，并能理气调中；补脾经、按揉足三里以健脾开胃、消食和中。

（2）气血两亏证

治则：温中健脾，补益气血。

处方：补脾经，运内八卦，掐揉四横纹，揉外劳宫，推三关，揉中脘，按揉足三里，捏脊。

方义：补脾经、推三关、揉中脘、捏脊可温中健脾、补益气血以增进饮食；运内八卦、揉外劳宫可温阳助运、理气和血，并加强前四法的作用；掐揉四横纹主治疳积，配按揉足三里可调和气血、消导积滞。

五心烦热，盗汗，舌红光剥，阴液不足者，宜去推三关、揉外劳宫，加清肝经、补肾经、运内劳宫。烦躁不安、目赤多泪加清肝经。若有咳嗽痰喘，加推肺经，推揉膻中、肺俞。便溏者加补大肠。便秘者加清大肠、推下七节骨。

另外可单用捏脊配合针刺四横纹治疗。板门割治的效果也十分明显。

2. 透皮给药疗法

用长泰灵Ⅱ型洗剂均匀喷涂患儿脊柱两旁约15cm处，继而捏脊4～5遍。再于腹部均匀涂抹长泰灵Ⅱ型洗剂，按顺时针方向摩腹20分钟。再于双侧内关穴及足三里穴均匀涂抹长泰灵Ⅱ型洗剂，重力按揉，每穴5分钟，每日1次。

四、夜啼

【概述】

婴儿白天能安静入睡，入夜则啼哭不安，时哭时止，或每夜定时啼哭，甚则通宵达旦，称为夜啼。多见于新生儿及6个月内的婴儿。

本病主要表现为婴儿难以查明原因的入夜啼哭不安，时哭时止，或每夜定时啼哭，甚则通宵达旦，但白天如常。临证必须详细询问病史，仔细检查，必要时辅以有关实验室检查，排除外感发热、口疮、肠套叠、寒疝等疾病引起的啼哭，以免贻误患儿病情。

【病因病机】

本病主要因脾寒、心热、惊恐所致。寒则痛而啼，热则烦而啼，惊则神不安而啼，以寒、热、惊为本病之主要病因病机。

【治疗】

1. 中药外敷法

将艾叶、干姜粉炒热，用纱布包裹，熨小腹部，从上至下反复多次。或用丁香、肉桂、吴茱萸等量研细末，置于普通膏药上，贴于脐部。用于脾寒气滞证。

2. 透皮给药疗法

用长泰灵Ⅱ型洗剂均匀喷涂患儿脊柱两旁约15cm处，继而捏脊4～5遍。再于腹部均匀涂抹长泰灵Ⅱ型洗剂，按顺时针方向摩腹20分钟。再于百会、四神聪、风池、风府、内关、神门均匀涂抹长泰灵Ⅱ型洗剂，重力按揉，每穴5分钟，每日1次。

3. 针灸疗法

（1）灸神阙：将艾条燃着后在神阙周围温灸，不要触到皮肤，以皮肤潮红为度。每日1次，连灸7日，用于脾寒气滞证。

（2）针刺：取穴中冲，不留针，浅刺出血。用于心经积热证。

4. 小儿推拿疗法

分阴阳，运八卦，平肝木，揉百会、安眠（翳风与风池连线之中点）。惊恐者清肺金，揉印堂、太冲、内关；脾寒者补脾土，揉足三里、三阴交、关元；心热者泻小肠，揉小天心、内关、神门。

按摩百会、四神聪、脑门、风池（双），由轻到重，交替进行。患儿惊哭停止后继续按摩2～3分钟。用于惊恐引起者。

五、遗尿

【概述】

遗尿是指3岁以上的小儿不能自主控制排尿，经常睡中小便自遗，醒后方觉的一种病证。婴幼儿时期由于形体发育未全，脏腑娇嫩，“肾常虚”，智力未全，排尿的自控能力尚未形成；学龄儿童也常因白天游戏玩耍过度，夜晚熟睡不醒，偶然发生遗尿，均非病态。

【病因病机】

1. 肾气不固

是遗尿的主要病因，多由先天禀赋不足引起。元气失充，肾阳不足，下元虚冷，不能温养膀胱，膀胱气化功能失调，闭藏失职，不能制约尿液而发为遗尿。

2. 脾肺气虚

素体虚弱，屡患咳喘泻利，或大病之后，脾肺俱虚。脾虚运化失职，不能转输精微，肺虚治节不行，三焦气化失司，则膀胱失约而成遗尿。

3. 肝经湿热

肝之经络环阴器。平素性情急躁，肝经湿热蕴结，疏泄失常，影响三焦水道的正常通利，湿热迫注膀胱而致遗尿。

【治疗】

1. 小儿推拿疗法

治则：温补脾肾，固涩下元。

处方：揉百会，补脾经，补肺经，补肾经，推三关，揉丹田，推气海，揉关元，摩腹，推擦命门、肾俞，揉三阴交。

2. 中药贴敷

五倍子、何首乌各 3g，研末。用醋调敷于脐部，外用油纸、纱布覆盖，胶布固定。每晚 1 次，连用 3 ～ 5 次。用于遗尿虚证。

连须葱白 3 根，生硫黄末 30g。先将葱白捣烂，入硫黄末捣匀为膏，睡前置药膏于脐部，外用油纸、纱布覆盖，胶布固定。每晚 1 次，晨起除去，7 天为 1 个疗程。用于遗尿虚证。

3. 针刺疗法

针刺中极、关元、肾俞、太溪，配合针刺夜尿点（在小指掌面第二指关节横纹中点处），每次留针 15 ～ 20 分钟，每日或隔日 1 次，7 次为 1 个疗程。

4. 耳针疗法

选耳穴遗尿点（在肾点与内分泌点之间，食道点下方），配穴用肾点、皮质下。每次留针 30 分钟，每日或隔日 1 次。

5. 透皮给药疗法

用长泰灵Ⅱ型洗剂均匀涂抹在腰骶部脊柱局部、小腹部及肚脐，尤应以骶骨、尾骨区及小腹部为主，继而在局部施以轻柔缓慢的摩法或揉法，每次 2 ～ 3 遍。再于脊柱两侧均匀涂抹长泰灵Ⅱ型洗剂，行捏脊 4 ～ 5 遍，重点刺激腰骶部。再于患儿气海、关元、内关、涌泉等穴均匀涂抹长泰灵Ⅱ型洗剂，重力点揉，每穴 5 分钟，每日 2 次。

六、五迟五软

【概述】

五迟是指立迟、行迟、语迟、发迟、齿迟；五软是指头项软、口软、手软、足软、肌肉软，均属于小儿生长发育障碍病证。西医学的脑发育不全、智力低下、脑性瘫痪、佝偻病等均可见到五迟、五软证候。五迟以发育迟缓为特征，五软以萎软无力为主症。

小儿 2 ～ 3 岁还不能站立、行走，为立迟、行迟；初生无发或少发，随年龄增长头发仍稀疏难长，为发迟；牙齿届时未出或出之甚少，为齿迟；1 ～ 2 岁还不会说话，为语迟。

小儿周岁前后头项软弱下垂，为头项软；咀嚼无力，时流清涎，为口软；手臂不能握举，为手软；2 ～ 3 岁还不能站立、行走，为足软；皮宽，肌肉松软无力，为肌肉软。

五迟、五软之症不一定悉具，但见一二症者可分别作出诊断。可有母亲孕期患病用药不当史；产伤、窒息、早产史；养育不当史；或有家族史，或父母为近亲结婚者。

【病因病机】

五迟五软的病因主要为先天禀赋不足，亦有属后天失于调养者。五迟五软的病机总为五脏不足，气血虚弱，精髓不充，导致生长发育障碍。

【治疗】

1. 灸疗法

灸两侧足踝各 3 壮，每日 1 次，用于肝肾亏损证。灸心俞、脾俞各 3 壮，每日 1 次，用于心脾两虚证。

2. 耳针疗法

耳针取心、肾、肝、脾、皮质下、脑干，隔日 1 次，用于五迟五软。

3. 透皮给药疗法

用长泰灵Ⅱ型洗剂均匀喷涂患儿脊柱两旁约 15cm 处，继而捏脊 4 ～ 5 遍。再于腹部均匀涂抹长泰灵Ⅱ型洗剂，按顺时针方向摩腹 20 分钟。再于百会、四神聪、囟门、心俞、脾俞、肾俞、曲泽、合谷、髀关、足三里、涌泉均匀涂抹长泰灵Ⅱ型洗剂，重力按揉，每穴 2 ～ 3 分钟，每日 1 次。

第十一章　耳鼻喉科病证

一、变态反应性鼻炎

【概述】

变态反应性鼻炎分常年性与季节性两类，两者临床表现与发病机理基本相似，是吸入致敏原引起的速发型变态反应。常年性过敏性鼻炎的致敏物多为屋内尘土、螨、霉菌、动物脱屑、禽毛等；季节性变态反应性鼻炎的致敏原多为花粉、蒿类植物，故又称花粉病。本病无论年龄大小均可发病，除鼻和鼻窦受累外，部分病例还可引起哮喘。

本病症状多突然发生，反复发作，持续时间不等，主要表现为突发性鼻痒，喷嚏，流涕清稀量多，鼻塞；鼻黏膜苍白、灰蓝或淡红色，肿胀，有水样分泌物，通气差。

【病因病机】

本病主要由于肺气虚，卫气不固，腠理疏松，风寒乘虚而入，犯及鼻窍，邪正相搏，肺气不得通调，津液停聚，鼻窍壅塞，遂致喷嚏、流清涕。

肺气的充实有赖于脾气的输布，而气之根在肾，故本病的表现在肺，但病理变化与脾、肾亦有一定关系。

【治疗】

1. 针刺疗法

以局部取穴为主，如迎香、上迎香、印堂等穴。毫针刺，每日或隔日 1 次，10 次为 1 个疗程。

2. 耳针疗法

耳针取鼻、肺、皮质下、过敏点，隔日 1 次。

3. 透皮给药疗法

用长泰灵Ⅱ型洗剂均匀喷涂在肺俞穴上，再于腹部均匀涂抹长泰灵Ⅰ型洗剂，每日 2 ～ 3 次，每次 20 分钟。

二、慢性咽炎

【概述】

慢性咽炎属于中医学之“喉痹”“虚火喉痹”“郁证”的范畴。慢性咽炎为长期刺激或感染引起的咽部组织弥漫性病变，常因急性咽炎多次复发，鼻或鼻窦炎下行感染，烟、酒、粉尘和化学物长期刺激和全身疾病或过敏体质等而致病。

本病症状以咽部干燥、梗塞异物感为主，有痒、胀、灼热和疼痛感觉，空咽或多说话时症状明显；为减轻症状或欲吐出黏痰，常做用力“吭”“咯”清嗓动作，亦有反复吞咽或频频饮水试图消除不适者。

【病因病机】

本病的病因病机主要包括以下方面：

1. 情志所伤，肝气郁结，气滞痰凝。
2. 气郁日久化火伤阴，阴虚津涸，喉咙失于濡养。
3. 脾失健运，蕴湿生痰，气滞痰郁。
4. 气滞痰郁，日久化热，痰热郁结。

【治疗】

1. 针刺疗法

以远部取穴为主，可选天突、尺泽、鱼际、肺俞等穴。毫针刺，每日或隔日 1 次，10 次为 1 个疗程。

2. 透皮给药疗法

用长泰灵Ⅰ型洗剂对着张开的口腔喷涂，再沿手太阴肺经循行路线均匀涂抹长泰灵Ⅰ型洗剂，每日 2 ～ 3 次，每次 20 分钟。

3. 耳针疗法

耳针取喉、肺、鼻、过敏点，隔日 1 次。

三、耳鸣

【概述】

耳鸣是患者耳内有声音的主观感觉，可分为主观性和客观性两类，前者较常见，外耳、中耳、耳蜗、蜗后及中枢听觉径路病变，甚至全身性疾病或精神因素均可引起；后者较少见，耳鸣声他人及病人均能听到，为血管源性因素、肌源性因素、咽鼓管异常开放、颞颌关节病变等原因所致。

【病因病机】

耳为肾之窍，为肾所主，又与其他脏腑有着广泛的联系，因此五脏六腑、十二经脉之气血失调皆可导致耳鸣。其中由于外感邪气、脏腑内生痰湿瘀滞引起的耳鸣多为实证，由脏腑虚损、久病耗损所导致的耳鸣多为虚证。

【治疗】

1. 针灸疗法

取耳区及少阳经穴为主，如耳门、听宫、听会、翳风、中渚、外关、阳陵泉、足三里、三阴交等穴。每次选 2 ～ 3 穴，根据病情不同，分别采用补泻手法，虚寒者可用艾灸法。

2. 耳针疗法

针刺内耳、肾、肝、神门，中等刺激，留针 15 ～ 20 分钟，10 ～ 15 次为 1 个疗程。或用埋针法。

3. 穴位注射

选听宫、翳风、完骨、契脉等穴注入药液，如当归注射液、丹参注射液，每次 2mL，每天或隔日 1 次。

4. 推拿调养法

（1）咽鼓管自行吹张法：捏鼻、闭唇、鼓气，使气进入耳窍内，此时鼓膜可有向外膨胀的感觉；若鼓气吹张失败则无这种感觉。每日可行数次，一般 2 ～ 3 日耳鸣可除。若有鼻塞流涕者不宜行此治法。

（2）鸣天鼓：将两手掌心紧贴两耳，两手食指、中指、无名指、小指对称横按在枕部，两中指相接触到，再将两食指翘起重叠在中指上面，然后把食指从中指上用力滑下，重重地叩击脑后枕部，此时可闻及洪亮清晰之声如击鼓。先左手叩击 24 次，后右手叩击 24 次，最后两手同时叩击 48 次，每天可以多次施行。

5. 透皮给药疗法

用长泰灵 I 型洗剂均匀涂抹耳周，然后实证者在肝俞、胆俞穴重点按揉，虚证者在太溪穴按揉，每次 2 ～ 3 遍，每次 20 分钟。

附录　外治验案

一、长泰灵Ⅰ型治疗神经性皮炎临床观察

透皮疗法属于中医外治技术，它的最大优势是可将药物直接涂抹在皮肤表面，使药物直接到达病症部位，不经过口服，通过皮肤渗透及经络的传导产生整体效应，迅速将药物功效放大，见效更快，疗效更好，而且无任何刺激，具有使用范围广、费用经济等突出特点。长泰灵Ⅰ型对神经性皮炎的治疗具有较好的效果，经过临床使用统计，其对神经性皮炎的有效率达93%。现对其典型病例记录如下：

处方：长泰灵Ⅰ型。

方法：直接涂抹于病患部位，早晚各1次。

典型病例：杨某，47岁，济南市历下区人。脸部患有神经性皮炎半年左右，阵发性剧痒，夜晚尤甚，影响睡眠。皮肤出现粟粒至绿豆大小的扁平丘疹，皮纹加深、皮嵴隆起，皮损逐渐变为暗褐色，干燥，有细碎脱屑。曾使用西药治疗未见好转。经朋友介绍使用长泰灵Ⅰ型，每天早晚使用。使用1周后脸部开始不痒，脸部疙瘩明显减少并变小。使用1个月后皮肤干燥、脱屑现象明显改善，皮肤弹性有所恢复，达到满意效果。

二、痹证

痹证是因感受风寒湿热之邪引起的以肢体关节疼痛、酸楚、麻木、重着以及活动障碍为主要症状的病证，具有渐进性或反复发作的特点。其病机主要是气血痹阻不通，筋脉关节失于濡养。与西医学的风湿热、风湿性关节炎、类风湿性关节炎、坐骨神经痛、骨质增生性疾病相类似。

方药：长泰灵Ⅰ型。

用法：将长泰灵Ⅰ型直接涂抹于患病部位，早晚各1次。

主治：风湿骨痛、关节炎、颈椎病、腰痛、腿痛、肩周痛、肌肉酸痛、跌打损伤等。

典型病例：冷某，女，大连人，42岁。2006年11月开始大腿根疼痛，膝盖肿，最后发展为全身疼痛，小便黄。经医院理化检查诊断为类风湿病和脊柱炎，有脊柱变形。使用长泰灵Ⅰ型40多瓶以后，现在行走1小时左右除了膝盖轻微肿痛外，无其他症状，脊柱恢复直立。

三、阴痒治验

用中药外洗、坐浴、阴道纳药法治疗阴痒80例，取得满意疗效。现报道如下：

1. 临床资料

治疗组80例，对照组20例。病程最长8年，最短1周，平均1.5年；年龄最大者60岁，最小者12岁，平均年龄32岁；伴宫颈糜烂40例，未婚者12例。临床资料两组无明显差异。

2. 治疗方法

黄连40g、苦参30g、蛇床子30g、白鲜皮30g、赤石脂30g、百部20g，加水2500mL，煎取2000mL，熏洗，坐浴，每日2次，每次30分钟，每日1剂。洗完后用白及10g、白花蛇舌草10g研细末装入空心胶囊送入阴道深部，每晚1粒（未婚者禁用）。治疗期间禁止同房。对照组用传统的蛇床子散熏洗、坐浴，每日1剂。

3. 疗效评定及结果

痒消、味除、白带止为痊愈；瘙痒、臭味、白带均减轻为有效。治疗组治愈72例，有效7例，无效1例，总有效率98.75%；对照组治愈8例，有效5例，无效7例，总有效率65%。治疗组明显优于对照组，经统计学处理 $P < 0.01$。

4. 讨论

阴痒是妇科常见病，多由卫生不洁引起，西医称阴道炎，分霉菌性和滴虫性。其主要表现为阴道瘙痒不堪，红肿疼痛，白带色黄或咖啡色，臭味大。

中医学认为本病多由湿热下注引起，湿盛则痒，湿热则生虫，故本方重用黄连清热燥湿，现代药理研究表明，黄连对霉菌、滴虫有双重抑制作用；苦参、百部、蛇床子可燥湿杀虫；白鲜皮可祛湿止痒；赤石脂质重性收敛固涩，可使白带减少；白花蛇舌草可清热解毒，白及可收涩生肌以促使局部吸收。上方集清热解毒、燥湿杀虫、除带止痒、收敛固涩、消肿生肌于一体，故疗效显著。

四、王不留行籽贴穴治疗坐骨神经痛

王不留行籽穴位贴敷常规是用于耳穴上，对坐骨神经痛有一定治疗效果。笔者对 12 例坐骨神经痛患者在体穴针刺的基础上加用王不留行籽（适当炮制）、麝香止痛膏穴位贴敷以验之，确实有效。

典型病例：朱某，男，41 岁，农民。自诉近 1 周左侧腰部至臀部疼痛，延及股后、小腿外侧，并放射到足背部。腰椎 X 线检查无骨质异常，ESR、ASO 等亦正常，诊为坐骨神经痛。选患侧肾俞、大肠俞、环跳、风市、丘墟和局部敏感点，电针治疗 20 分钟（疏密波）。另选环跳、涌泉，放适量王不留行籽，用麝香止痛膏（7cm × 5cm）贴上（待电针完毕后），并加场效应治疗 20 分钟，每日一换。嘱其回家后脚掌着地，适量步行，并用热水袋热敷臀部。结果首次治疗后疼痛即缓解，治疗 5 次后症状消失，唯有痒感等不适。后又贴穴 2 次，半个月后于集市上相遇，询之腰腿痛未发，不适感于治疗后隔 1 日即失。

讨论：王不留行味苦性平，入肝、胃经，具有行气通经等功效，《神农本草经》载其能“除风痹内寒”，《药性论》言其可“通血脉”，何定杰之《本草纲目简编》称：“王不留行以善于行血而知名，‘虽有王命不能留其行’，故名”，陈育鸣的《药物与方剂》言其为“全身机能体质药”。其性走而不守，可以活血通经、除风寒，并能作用于全身。麝香止痛膏含有芳香通窍之品，能迅速渗透于皮下组织，使局部血管扩张，改善微循环。再加上热敷等，均可增强王不留行之走窜、活络功用，故而有效。在贴穴治疗过程中发现有烧灼感、痒感等不适，但停用后即消失，故无需特殊处理。

五、针刺治疗落枕 78 例

落枕多由睡眠姿势不当，枕头高低不适，使颈部骨节筋肉遭受长时间的过分牵拉而发生痉挛所致；亦有因颈部扭伤或感受风寒，以致局部经脉气血阻滞而颈项强痛者。一般在晨起后突感一侧颈项强直，不能俯仰转侧，患部酸楚疼痛，并可向同侧肩背及上臂扩散，局部肌肉痉挛，压痛明显。近年来笔者用针刺治疗78例，疗效满意。现报道如下：

1. 临床资料

本组78例患者中，男性32例，女性46例；年龄最小者8岁，最大者65岁；病程最短者3小时，最长者7天。单纯性落枕70例，兼有风湿病或颈椎病者8例。

2. 治疗方法

取穴：大椎，患侧风池，第4、5、6颈夹脊压痛明显点（阿是穴）。

操作：患者取俯坐位，上身前俯，屈肘，前臂支撑于桌上，肩部肌肉放松，头前倾置于前臂上。术者持28号1.5寸毫针，穴区皮肤常规消毒后，风池穴向对侧眼眶斜刺1.0寸，颈夹脊直刺0.5寸，大椎穴直刺0.5寸，行捻转手法，得气后留针15分钟，每5分钟行针1次，以捻转泻法为主，每穴持续15秒，刺激量以患者能忍受为度。

3. 疗效标准及治疗结果

针刺后颈部活动自如，颈部疼痛、挛急感消失，能从事正常工作和生活者为临床治愈。本组78例患者中，1次治愈62例，占79.5%；2次治愈12例，占15.4%；3次治愈4例，占5.1%。总治愈率为100%。

4. 典型病例

蓝某，女，26岁，本厂在职职工。于1992年5月16日来院就诊。主诉：右侧颈项疼痛不适1周。患者1周前早晨起床后无明显诱因突感颈项疼痛，转侧不利，行热敷及口服镇痛药物不效。诊见：右风池后痛（+），右侧颈部肌肉痉挛强直，颈第5夹脊压痛明显。遂按上述治疗方法治疗。起针后疼痛完全消失，颈项活动自如。

5. 体会

本治疗方法取大椎穴，是因为督脉为阳脉之海，大椎是督脉的要穴，为诸阳之会，能振奋阳气；颈肩部侧面为少阳经脉和少阳经筋所布，故刺少阳经穴风池可疏通少阳经气，以舒筋解痉；取夹脊是以痛为腧之意。三穴配伍，共奏温经通络、解痉止痛之效。兼有颈肩部风湿病或颈椎病者，本方法治疗亦有效果，但在颈部活动功能改善后应配合拔火罐、牵引、推拿等治疗。

六、糖尿病足外治验案二则

病案 1：糖尿病足

毕某，男，67 岁，有糖尿病史 20 年。2004 年 12 月夜间为足部取暖，用玻璃热水瓶放在被子内，第二天醒后发现右足背、足底烫伤，有数个大小不一的小泡，破溃后外用一擦灵、高锰酸钾、生理盐水、烧伤湿润膏、京万红等，至今未愈。查见足背有 4cm × 3cm、足底有 5cm × 4cm 的溃疡面，深达 2mm，内有黄白色黏液渗出，疮面暗红。

诊为糖尿病足部烫伤溃疡。治以清热除湿、生肌敛口。处方：土茯苓 30g，黄柏 30g，萆薢 30g，栀子 30g，薏苡仁 30g，地肤子 30g，苦参 30g，白及 50g，公英 30g，地丁 30g，银花 30g，连翘 30g。水煎适量，待温泡足，每日 2 ～ 3 次，每次 20 分钟，3 日 1 剂。另用炉甘石粉 10g、氧化锌粉 10g、白及粉 10g、凡士林 100g 调匀成膏，高压消毒后每晚 1 次涂敷。上述疗法共用 35 日，溃疡面全部愈合。

按语：本例素有糖尿病，右足部被热水瓶烫伤后形成溃疡，西药常规疗法疮面未愈。本法以较大剂量中药泡洗，方中土茯苓、黄柏、萆薢、薏苡仁、栀子、苦参、地肤子渗湿清热；白及生肌敛口；公英、地丁、银花、连翘解毒消炎，诸药相用，直至病所，功专力宏，因而收到较为理想的疗效。

病案 2：糖尿病肢端坏死

吴某，男，58 岁，患糖尿病 10 年。3 个月前左大趾趾背呈现黑褐色皮损，触之发硬，足背红肿，在某医院诊为糖尿病足坏死，予以截肢手术，但手术后虽用数种抗生素治疗，至今伤口未能愈合。查见患处仍有较多黏液及脓性分泌物渗出，疮面暗红，深达 2mm，痒痛俱作。诊为糖尿病肢端坏死术后伤口不愈。治以清热除湿、活血生肌敛口。处方：土茯苓 30g，薏苡仁 30g，黄柏 30g，苦参 30g，公英 30g，地丁 30g，银花 30g，萆薢 30g，穿心莲 30g，白鲜皮 30g，地肤子 30g，白及 30g，丹参 30g，赤芍 30g。水煎适量泡足，每次半小时，每日 2 次，3 日 1 剂。泡后撒生肌散（白及粉 50g、炉甘石粉 50g，混匀高压消毒），凡士林纱条覆盖。上药共用 40 天，溃疡面得以逐渐愈合。

按语：本例糖尿病肢端坏死术后伤口迁延不愈，用数种抗生素仍获效不著，患处仍有较多黏液及脓性分泌物渗出，痒痛俱作，辨证属湿热蕴结化毒所发。故取土茯苓、薏苡仁、黄柏、苦参、萆薢、白鲜皮、地肤子清热渗湿；公英、地丁、银花、穿心莲解毒消炎；丹参、赤芍活血消肿；白及、炉甘石生肌敛口，使伤口逐渐愈合。

七、外治医话二则

1. 涌泉贴敷起沉疴

涌泉是足少阴肾经井穴，位于足掌心第2、3跖骨间，屈趾凹陷处，为少阴肾经气所出之源头。肾为先天之本，受五脏六腑之精而藏之，肾中阴阳气血的灌注、运行从涌泉而出，状如泉涌，生生不息。现代研究认为，涌泉穴是人体心脏在足掌的反射带，取涌泉穴施治疑难重病为历代医家所重视。现将本人应用民间验方治疗重症风湿性心脏病病例介绍如下：

患者张某，女，教师，37岁，有风心病病史10余年，每于感冒或伏案劳累而加重病情。1979年春先后两次因并发心衰而住院，经抗心衰、抗感染治疗而缓解，出院半休在家。其家人深知其心脏病的危重和不良预后，遂采用一民间方药，姑且用之。来诊时患者心慌气短，两颧呈紫红色，口唇轻度紫绀，活动时诸症加重，双下肢浮肿，心前区搏动明显，虚里动甚。听诊心尖区可闻及二尖瓣狭窄和闭锁不全病理性杂音。除一般治疗外，取涌泉穴贴敷。

方药：木鳖3枚、杏仁7粒、巴豆7粒、白胡椒7粒。

治法：上药共为细末，取雄鸡苦胆3枚，用鸡蛋清适量共调成糊状，以男左女右涌泉穴贴敷，并用纱布固定。嘱患者静卧15小时肢不落地，每7天1次，连用3次即可。并禁食生冷、辛辣，戒烟酒及房事3个月。

患者经用上方治疗后，风心病逐渐好转，至今已16年，除间断服用一些中药如补心丹、炙甘草汤外，一直坚持完成教学工作，身体健康。真可谓多年宿疾成重病，涌泉一贴起沉疴。

2. 抗毒免疫取至阳

至阳为督脉经穴，在第7胸椎棘突下凹陷中，主治肝、胆、肺、胃疾病。在十四经脉中，督脉总督一身之阳，与诸阳脉相连，有阳脉之海的称谓。至阳穴又是督脉阳气最旺盛的脑穴。

取至阳这一特定穴位，配以麝香、斑蝥等适量贴敷，穴位表皮即有充血、刺痛和小水疱等类似“种牛痘”样效应。7 天贴敷 1 次，4 次为 1 个疗程。

本人在医疗实践中采用此法治疗中医辨证为正气虚损、阳气虚弱、机体免疫功能低下的一类疾病，如肿瘤、乙型肝炎、支气管哮喘等，多收到意想不到的临床效果。

已有研究表明在人体阳气最旺盛的至阳穴上贴敷，能起到穴位、经络、药理效应，并通过经络传递到机体相应部位，刺激免疫器官或激活有关细胞释放出类似肿瘤坏死因子样免疫物质；或激活巨噬细胞的吞噬能力，促进淋巴细胞的转化和诱发产生干扰素，从而提高和调整机体的免疫功能，扶正祛邪，抗毒免疫，达到治疗多种疾病的目的。